新编心内科疾病诊疗学

齐贵彬 等 主编

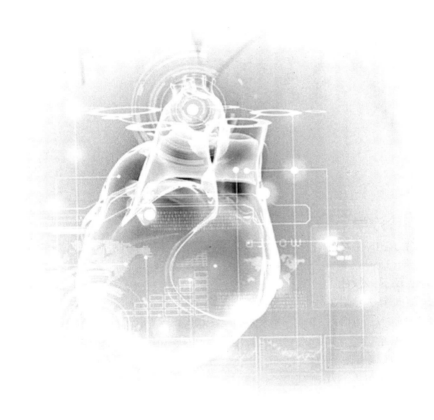

江西科学技术出版社

江西·南昌

图书在版编目（CIP）数据

新编心内科疾病诊疗学 / 齐贵彬等主编 . –– 南昌：
江西科学技术出版社，2020.11（2024.1 重印）
ISBN 978-7-5390-7521-1

Ⅰ . ①新… Ⅱ . ①齐… Ⅲ . ①心脏血管疾病 – 诊疗
Ⅳ . ① R54

中国版本图书馆 CIP 数据核字 (2020) 第 171672 号

选题序号：ZK2020080

责任编辑：王凯勋

新编心内科疾病诊疗学

XINBIAN XINNEIKE JIBING ZHENLIAOXUE

齐贵彬 等 主编

出版发行	江西科学技术出版社	
社　　址	南昌市蓼洲街 2 号附 1 号	
	邮编：330009　电话：（0791）86623491　　86639342（传真）	
经　　销	全国新华书店	
印　　刷	三河市华东印刷有限公司	
开　　本	880mm × 1230mm　　1/16	
字　　数	280 千字	
印　　张	9.25	
版　　次	2020 年 11 月第 1 版　　2024年1月第1版第2次印刷	
书　　号	ISBN 978-7-5390-7521-1	
定　　价	88.00 元	

赣版权登字：-03-2020-314

编　委　会

获取临床医生的在线小助手

开拓医生视野
提升医学素养

微信扫码

临床科研 〉介绍医学科研经验，提供专业理论。

医学前沿 〉生物医学前沿知识，指明发展方向。

临床资讯 〉整合临床医学资讯，展示医学动态。

临床笔记 〉记录读者学习感悟，助力职业成长。

医学交流圈 〉在线交流读书心得，精进提升自我。

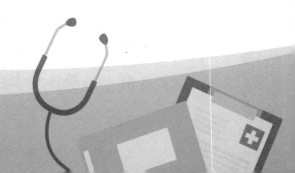

前　言

　　心血管疾病，又称为循环系统疾病，是一系列涉及循环系统的疾病，循环系统指人体内运送血液的器官和组织，主要包括心脏、血管（动脉、静脉、微血管），可以细分为急性和慢性，一般都是与动脉硬化有关，是一种严重威胁人类，也别是中老年人健康的常见病。随着社会的飞速发展和生活水平的日益提高，心血管疾病已成为威胁人类健康的主要疾病。为进一步提高心内科临床医师诊断心血管疾病的准确性，提高心血管疾病患者的治愈率，编者们根据自己丰富的临床经验，并参考国内外最新的心内科学研究成果，吐故纳新，倾力编写此书。

　　本书首先论述了心内科疾病基础内容，包括心血管系统的结构、心内科疾病的常见症状、心电图检查及心血管疾病药物治疗等；然后介绍了心内科常见疾病的治疗，包括心律失常、冠状动脉粥样硬化性心脏病、心脏瓣膜病及心肌病等；接着介绍了冠状动脉内支架置入术；最后论述了心血管疾病的预防。本书写作体例新颖、内容翔实、条理清楚、特点鲜明，适用于心血管内科医师及基层全科医师参考使用。

　　由于编者学识水平有限，加之医学更新速度太快，虽然在编写过程中力求尽善尽美，但疏漏与不足之处在所难免，恳请广大读者见谅，并给予批评指正，以便我们更好地总结经验，共同进步。

编　者
2020 年 11 月

目　录

第一章

心血管系统的结构

第一节 心血管系统组成

一、心血管系统的组成

心血管系统由心、动脉、静脉和连于动、静脉之间的毛细血管组成。

（一）心

心（heart）主要由心肌组成，是连接动、静脉的枢纽及心血管系统的"动力泵"。心腔被房间隔和室间隔分为互不相通的左、右两半，每半又经房室口分为心房和心室，故心有4个腔室：左心房、左心室，右心房和右心室。同侧的心房和心室之间借房室口相通。心房接受静脉，以引流血液回心；心室发出动脉，以输送血液出心。左、右房室口和动脉口处均有瓣膜，它们颇似泵的阀门，可顺血流而开放，逆血流而关闭，以保证血液定向流动。

（二）动脉

动脉（artery）是运送血液离心的血管。动脉由心室发出，在行程中不断分支，越分越细，最后移行为毛细血管。动脉内血液压力高，流速较快，因而动脉管壁较厚，富有弹性和收缩性等特点。在活体的某些部位还可扪到动脉随心跳而搏动。

（三）静脉

静脉（vein）是引导血液回心的血管。小静脉由毛细血管静脉端汇合而成，在向心回流过程中不断接受属支，越合越粗，最后注入心房。与相应动脉比，静脉管壁薄，管腔大，弹性小，容血量较大。

（四）毛细血管

毛细血管（capillary）是连接动、静脉的管道，彼此吻合成网。除软骨、角膜、晶状体、毛发、牙釉质和被覆上皮外，遍布全身各处。血液由其动脉端经毛细血管网流至静脉端。毛细血管数量多，管壁薄，通透性大，管内血流缓慢，是血液与组织液进行物质交换的场所。

二、血管壁的一般构造

血管的各级管道，其基本组织成分为内皮、肌组织、结缔组织，并具有共同的排列模式，即组织呈层状同心圆排列。

（一）动、静脉管壁的组织学结构

由于各段血管的功能不同，其管壁的微细结构也有所差异。除毛细血管外，动脉、静脉管壁有着共同的结构特点，从管腔面向外依次分为内膜、中膜和外膜（图1-1）。

1. 内膜

内膜（tunica intima）为血管壁的最内层，是3层中最薄的一层，由内皮、内皮下层和内弹性膜组成。

（1）内皮（endothelium）：是衬贴于血管腔面的一层单层扁平上皮。内皮细胞很薄，含核的部分略厚，细胞基底面附着在基膜上。内皮细胞长轴与血流方向一致，表面光滑，利于血液的流动。电镜观察内皮细胞具有下列结构特征。

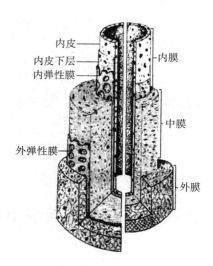

内皮
内皮下层
内弹性膜
内膜
中膜
外弹性膜
外膜

图 1-1 动、静脉管壁结构模式图

胞质突起：为内皮细胞游离面胞质向管腔伸出的突起，大小不等，形态多样，呈微绒毛状、片状、瓣状、细指状或圆柱状等，它们扩大了细胞的表面积，有助于内皮细胞的吸收作用及物质转运作用。此外，突起还能对血液的流体力学产生影响。

质膜小泡：质膜小泡（plasmalemmal vesicle）又称吞饮小泡（pinocytotic vesicle），是由细胞游离面或基底面的细胞膜内凹，然后与细胞膜脱离形成。质膜小泡可以互相连通，形成穿过内皮的暂时性孔道，称为穿内皮性管（transendothelial channel）。质膜小泡以胞吐的方式，完成血管内、外物质运输的作用；质膜小泡还可能作为膜储备，备用于血管的扩张或延长、窗孔、穿内皮性管、内皮细胞微绒毛的形成等。

Weibel-Palade 小体（W-P 小体）：又称细管小体（tubular body），是内皮细胞特有的细胞器，呈杆状，外包单位膜，长约 3 μm，直径 0.1 ~ 0.3 μm，内有许多直径约为 15 nm 的平行细管。其功能可能是参与凝血因子Ⅷ相关抗原的合成和储存。

其他：相邻内皮细胞间有紧密连接和缝隙连接（gap junction），胞质内有发达的高尔基复合体、粗面内质网、滑面内质网等细胞器。还可见微丝，其收缩可改变间隙的宽度和细胞连接紧密程度，影响和调节血管的通透性。

内皮细胞有复杂的酶系统，能合成与分泌多种生物活性物质，如血管紧张素Ⅰ转换酶、血管内皮生长因子（vascular endothelial growth factor，VEGF）、前列环素（prostacyclin，PGI_2）、内皮素（endothelin，ET）等。在维持正常的心血管功能方面起重要作用。

（2）内皮下层：内皮下层（subendothelial layer）是位于内皮和内弹性膜之间的薄层结缔组织，含有少量的胶原纤维和弹性纤维，有时有少许纵行平滑肌。

（3）内弹性膜：内弹性膜（internal elastic membrane）由弹性蛋白组成，膜上有许多小孔。在血管横切面上，由于血管壁收缩，内弹性膜常呈波浪状。通常以内弹性膜作为动脉内膜与中膜的分界。

2. 中膜

中膜（tunica media）位于内膜和外膜之间，其厚度及组成成分因血管种类不同而有很大差别。大动脉中膜以弹性膜为主，其间有少许平滑肌；中、小动脉以及静脉的中膜主要由平滑肌组成，肌间有弹性纤维和胶原纤维。

血管平滑肌细而有分支，肌纤维间有中间连接和缝隙连接。平滑肌细胞可与内皮细胞形成肌-内皮连接（myoendothelial junction），平滑肌通过该连接，与血液或内皮细胞进行化学信息交流。血管平滑肌可产生胶原纤维、弹性纤维和无定形基质。胶原纤维起维持张力的作用，具有支持功能；弹性纤维具有使扩张的血管回缩的作用；基质中含蛋白多糖，其成分和含水量因血管种类不同而略有不同。

3. 外膜

外膜（tunica adventitia）由疏松结缔组织组成，结缔组织细胞以成纤维细胞为主，当血管损伤时，成纤维细胞具有修复外膜的能力。纤维主要为螺旋状或纵向走行的胶原纤维和弹性纤维，并有小血管和神经分布。有的动脉在中膜和外膜交界处还有外弹性膜（external elastic membrane），也由弹性蛋白组成，但较内弹性膜薄。

（二）血管壁的营养血管和神经

管径 1 mm 以上的动脉和静脉管壁中，都有小血管分布，称为营养血管（vasa vasorum）。其进入外膜后分支形成毛细血管，分布到外膜和中膜。内膜一般无血管，营养由管腔内的血液直接渗透供给。

血管壁上有神经分布，主要分布于中膜与外膜的交界部位。一般而言，动脉神经分布密度较静脉高，以中、小动脉最为丰富。它们能够调节血管的收缩和舒张。毛细血管是否存在神经分布尚有争议。

三、血液循环

在神经体液调节下，血液在心血管系统中循环不息。

体循环（systemic circulation），又称大循环（greater circulation）。血液由左心室搏出，经主动脉及其分支到达全身毛细血管，血液通过毛细血管壁与周围的组织、细胞进行物质和气体交换，再通过各级静脉回流，最后经上、下腔静脉及心冠状窦回至右心房。体循环的路径：左心室→主动脉→各级动脉→毛细血管→各级静脉→上、下腔静脉→右心房（图1-2）。

肺循环（pulmonary circulation），又称小循环（lesser circulation）。血液由右心室搏出，经肺动脉干及其各级分支到达肺泡毛细血管进行气体交换，再经肺静脉回至左心房。肺循环路径：右心室→肺动脉干→各级肺动脉→肺内毛细血管→各级肺静脉→肺静脉→左心房（图1-2）。

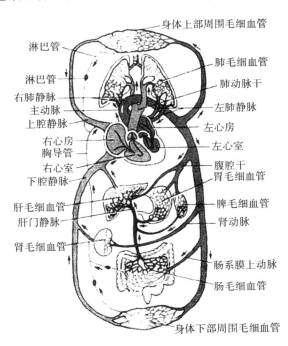

图 1-2 血液循环示意图

体循环和肺循环同时进行，体循环的路程长，流经范围广，以动脉血滋养全身各部器官，并将全身各部的代谢产物和二氧化碳运回心。肺循环路程较短，只通过肺，主要使静脉血转变成含氧饱和的动脉血。

两个循环途径通过左、右房室口互相衔接。因此两个循环虽路径不同，功能各异，但都是人体整个血液循环的一个组成部分。血液循环路径中任何一部分发生病变，如心瓣膜病、房室间隔缺损、肺疾病等都会影响血液循环的正常进行。

第二节 血管吻合及侧支循环

一、血管吻合

人体的血管除经动脉–毛细血管–静脉相通连外，在动脉与动脉、静脉与静脉、甚至动脉与静脉之间，也可凭借血管支（吻合管或交通支）彼此连接，形成血管吻合（图1–3a）。

（一）动脉 – 动脉吻合

在许多部位或器官的两动脉干之间借交通支相连所形成的吻合（如脑底动脉之间）。此类吻合多在经常活动或易受压部位，其邻近的多条动脉分支互相吻合成动脉网（如关节网），在经常改变形态的器官，两动脉末端或其分支可直接吻合形成动脉弓（如掌浅弓、掌深弓等）。这些吻合都有缩短循环时间和调节血流量的作用。

（二）静脉 – 静脉吻合

静脉与静脉之间的吻合数量更大，形式更多。除具有和动脉相似的吻合形式外，在某些部位，特别是容积变动大的器官的周围或器官壁内常形成静脉丛，以保证在器官扩大或腔壁受到挤压时局部血流依然畅通。

（三）动脉 – 静脉吻合

在体内的许多部位，如指尖、趾端、唇、鼻、外耳皮肤、生殖器勃起组织等处，小动脉和小静脉之间可借吻合支直接相连，形成小动静脉吻合。这种吻合具有缩短循环途径，调节局部血流量和体温的作用。

二、侧支循环

较大的动脉主干在行程中常发出侧支（collateral vessel），也称侧副管，它与主干血管平行，可与同一主干远侧所发的返支或另一主干的侧支相连而形成侧支吻合。正常状态下，侧支管径比较细小，但当主干阻塞时，侧支血管逐渐增粗，血流可经扩大的侧支吻合到达阻塞以下的血管主干，使血管受阻区的血液循环得到不同程度的代偿性恢复。这种通过侧支吻合重建的循环称为侧支循环（collateral circulation）或侧副循环。侧支循环的建立体现了血管的适应能力和可塑性，对于保证器官在病理状态下的血液供应具有重要意义（图1–3）。

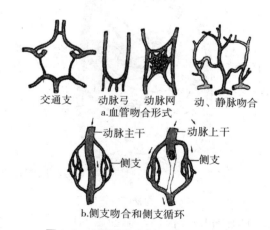

交通支　　动脉弓　动脉网　　动、静脉吻合
a.血管吻合形式

动脉主干　　　　　动脉上干
侧支　　　　　　　侧支
b.侧支吻合和侧支循环

图1-3　血管吻合和侧支循环示意图

体内少数器官内的相邻动脉之间无吻合，这种动脉称终动脉。终动脉的阻塞易导致其供血区的组织缺血甚至坏死。视网膜中央动脉被认为是典型的终动脉。如果某一动脉与邻近动脉虽有吻合，但当此动脉阻塞后，邻近动脉不足以代偿其血液供应，这种动脉称功能性终动脉，如脑、肾和脾内的一些动脉分支。

第三节 血管的配布规律及其变异和异常

人体每一大的区域都有一条动脉主干，如头颈部的颈总动脉等。动脉、静脉和神经多相互伴行，并被结缔组织鞘包绕，组成血管神经束。一般动脉的位置与静脉相比通常要更深一些，但也有几支表浅动脉，如颞浅动脉等。静脉按其功能又称为容量性血管。静脉具有分布范围广，属支多，容血量大，血压低等特点。静脉依据位置的深浅可分为浅静脉和深静脉。浅静脉位于皮下的浅筋膜内，不与动脉伴行，最后注入深静脉。临床上常经浅静脉注射、输液、输血、取血和插入导管等。深静脉位于深筋膜的深面或体腔内。大部分深静脉与同名动脉伴行，常为 2 条，如四肢远侧端的深静脉等。

胚胎时期，血管是在毛细血管网的基础上发展起来的。在发育过程中，由于功能需要以及血流动力因素的影响，有些血管扩大形成主干或分支，有些退化或消失，有的则以吻合管的形式存留下来。由于某种因素的影响，血管的起始或汇入、管径、数目和行程等常有不同变化。因此，血管的形态、数值，并非所有人一致，有时可出现血管的变异或畸形。

变异血管与正常血管的形态学改变不明显，一般不影响生理功能，这包括血管的来源、分支、数量、行程、管径及形状等。有的血管变异比较简单，如颈内动脉的迂曲；有的相对较复杂，如整条血管的缺如等。血管的异常或畸形则可能造成一定的功能障碍或存在一定的临床风险。而最常见的血管走行变异几乎具有无限的可能性，从微细的变化到巨大的改变，但对于某个血管而言，如髂内动脉的分支闭孔动脉（图1-4），其大多数的走行变异情况多局限于两、三种。

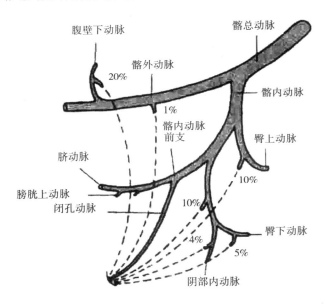

图 1-4 闭孔动脉的变异

第二章

心内科疾病的常见症状

第一节　心悸

心悸是一种患者自觉心慌、心跳的常见症状。当心率加快时多伴有心前区不适感，心率缓慢时则感搏动有力。心悸时心率可快、可慢也可有心律失常、心搏增强，部分患者心率和心律亦可正常。

一、发生机制

心悸发生机制尚未完全清楚，一般认为心脏活动过度是心悸发生的基础，常与心率及心搏出量改变有关。

在心动过速时，舒张期缩短、心室充盈不足，当心室收缩时心室肌与心瓣膜的紧张度突然增加，可引起心搏增强而感心悸。

心律失常如期前收缩，在一个较长的代偿期之后的心室收缩，往往强而有力，会出现心悸。心悸出现与心律失常出现及存在时间长短有关，如突然发生的阵发性心动过速，心悸往往较明显，而在慢性心律失常，如心房颤动可因逐渐适应而无明显心悸。

心悸的发生常与精神因素及注意力有关，焦虑、紧张及注意力集中时易于出现。心悸可见于心脏病者，但与心脏病不能完全等同，心悸不一定有心脏病，反之心脏病患者也可不发生心悸，如慢性心房颤动可因逐渐适应而无明显心悸。

二、病因

（一）心脏搏动增强

心脏收缩力增强引起的心悸，可为生理性或病理性。

（1）生理性者见于：①健康人在剧烈运动或精神过度紧张时；②饮酒、浓茶或咖啡后；③应用某些药物，如肾上腺素、麻黄碱、咖啡因、阿托品、甲状腺片等。

（2）病理性者见于下列情况：①心室肥大。如高血压心脏病、各种原因所致的主动脉瓣关闭不全、风湿性二尖瓣关闭不全等引起的左心室肥大，心脏收缩力增强。动脉导管未闭、室间隔缺损回流量增多，增加心脏的工作量，导致心室增大，也可引起心悸。此外脚气性心脏病，因微小动脉扩张，阻力降低，回心血流增多，心脏工作量增加，也可出现心悸。②其他引起心脏搏出量增加的疾病。甲状腺功能亢进，由于基础代谢与交感神经兴奋性增高，导致心率加快；贫血，以急性失血时心悸为明显。贫血时血液携氧量减少，器官及组织缺氧，机体为保证氧的供应，通过增加心率，提高排出量来代偿，于是心率加快导致心悸；发热时基础代谢率增高，心率加快，心排血量增加，也可引起心悸；低血糖症、嗜铬细胞瘤引起的肾上腺素增多，心率加快，也可发生心悸。

（二）心律失常

心动过速、过缓或心律不齐时，均可出现心悸。

（1）心动过速：各种原因引起的窦性心动过速、阵发性室上性或室性心动过速等，均可发生心悸。

（2）心动过缓：高度房室传导阻滞（二、三度房室传导阻滞）、窦性心动过缓或病态窦房结综合征，由于心率缓慢，舒张期延长，心室充盈度增加，心搏强而有力，引起心悸。

（3）心律失常：房性或室性的期前收缩、心房颤动，由于心脏跳动不规则或有一段间歇，使患者感到心悸甚至有停跳感觉。

（三）心脏神经官能症

心脏神经官能症由自主神经功能紊乱所引起，心脏本身并无器质性病变。多见于青年女性。临床表现除心悸外尚有心率加快、心前区或心尖部隐隐作痛以及疲乏、失眠、头晕、头痛、耳鸣、记忆力减退等神经衰弱表现，且在焦虑、情绪激动等情况下更易发生。肾上腺素能受体反应亢进综合征也与自主神经功能紊乱有关，易在紧张时发生，其表现除心悸、心动过速、胸闷、头晕外尚可有心电图的一些改变，出现窦性心动过速，轻度 ST 段下移及 T 波平坦或倒置，易与心脏器质性病变相混淆。本病进行普萘洛尔（心得安）试验可以鉴别肾上腺素受体能反应亢进综合征，在应用普萘洛尔后心电图可恢复正常，显示其改变为功能性。

三、伴随症状

（1）伴心前区痛：见于冠状动脉粥样硬化性心脏病（如心绞痛、心肌梗死）、心肌炎、心包炎，亦可见于心脏神经官能症等。

（2）伴发热：见于急性传染病、风湿热、心肌炎、心包炎、感染性心内膜炎等。

（3）伴晕厥或抽搐：见于高度房室传导阻滞、心室颤动或阵发性室性心动过速、病态窦房结综合征等。

（4）伴贫血：见于各种原因引起的急性失血，此时常有虚汗、脉搏微弱、血压下降或休克，慢性贫血则心悸多在劳累后较明显。

（5）伴呼吸困难：见于急性心肌梗死、心包炎、心肌炎、心力衰竭、重症贫血等。

（6）伴消瘦及出汗：见于甲状腺功能亢进。

第二节　胸痛

胸痛主要由胸部疾病引起，少数由其他部位的病变所致，心血管系统疾病是胸痛的常见原因，但其他部位的疾病亦可引起胸痛症状，如肝脓肿等。因痛阈个体差异性大，胸痛的程度与原发疾病的病情轻重并不完全一致。

一、病因

（1）胸壁疾病：肋软骨炎、带状疱疹、流行性肌炎、颈胸椎疾病、外伤，肋间神经痛和肋骨转移瘤。

（2）呼吸系统疾病：胸膜炎、肺炎、支气管肺癌和气胸。

（3）纵隔疾病：急性纵隔炎、纵隔肿瘤、纵隔气肿。

（4）心血管疾病：心绞痛、心肌梗死、心包炎、胸主动脉瘤、肺栓塞和夹层动脉瘤等。

（5）消化系统疾病：食管炎、胃十二指肠溃疡、胆囊炎、胰腺炎等。

（6）膈肌疾病：膈疝、膈下脓肿。

（7）其他：骨髓瘤、白血病胸骨浸润、心脏神经官能症等。

二、临床表现

（一）发病年龄

青壮年胸痛，应注意结核性胸膜炎、自发性气胸、心肌炎、心肌病、风湿性心瓣膜病；40 岁以上还应注意心绞痛、心肌梗死与肺癌。

（二）胸痛部位

（1）包括疼痛部位及其放射部位，胸壁疾病特点为疼痛部位局限。

（2）局部有压痛，炎症性疾病，尚伴有局部红、肿、热表现。

（3）带状疱疹是成簇水疱沿一侧肋间神经分布伴剧痛，疱疹不越过体表中线。

（4）非化脓性肋骨软骨炎多侵犯第1、2肋软骨，对称或非对称性，呈单个或多个肿胀隆起，局部皮色正常，有压痛，咳嗽、深呼吸或上肢大幅度活动时疼痛加重。

（5）食管及纵隔病变，胸痛多位于胸骨后，进食或吞咽时加重。

（6）心绞痛和心肌梗死的疼痛多在心前区与胸骨后或剑突下，疼痛常放散至左肩、左臂内侧，达环指与小指，亦可放散于左颈与面颊部，误认为牙痛。

（7）夹层动脉瘤疼痛位于胸背部，向下放散至下腹、腰部及两侧腹股沟和下肢。

（8）自发性气胸、胸膜炎和肺梗死的胸痛多位于患侧腋前线与腋中线附近，后二者如累及肺底、膈胸膜，则疼痛也可放散于同侧肩部。肺尖部肺癌（肺上沟癌、Pancoast癌）以肩部、腋下痛为主，向上肢内侧放射。

（三）胸痛性质

（1）带状疱疹呈刀割样痛或灼痛，剧烈难忍。

（2）食管炎则为烧灼痛。

（3）心绞痛呈绞窄性并有重压窒息感。

（4）心肌梗死则疼痛更为剧烈并有恐惧、濒死感。

（5）纤维素性胸膜炎常呈尖锐刺痛或撕裂痛。

（6）肺癌常为胸部闷痛，而Pancoast癌疼痛，则呈火灼样痛，夜间尤甚。

（7）夹层动脉瘤为突然发生胸背部难忍撕裂样剧痛。

（8）肺梗死亦为突然剧烈刺痛或绞痛。常伴呼吸困难及发绀。

（四）持续时间

（1）平滑肌痉挛或血管狭窄缺血所致疼痛为阵发性。

（2）炎症、肿瘤、栓塞或梗死所致疼痛呈持续性。如心绞痛发作时间短暂，而心肌梗死疼痛持续时间很长且不易缓解。

（五）影响疼痛因素

影响疼痛的因素包括发生诱因、加重与缓解因素。劳累、体力活动、精神紧张，可诱发心绞痛发作，休息、含服硝酸甘油或硝酸异山梨酯，可使绞痛缓解，而对心肌梗死疼痛则无效。胸膜炎和心包炎的胸痛则可因深呼吸与咳嗽而加剧。

反流性食管炎的胸骨后灼痛，饱餐后出现，仰卧或俯卧位加重，服用抗酸剂和促动力药多潘立酮或西沙必利后可减轻或消失。

三、伴随症状

（1）伴吞咽困难或咽下痛者，提示食管疾病，如反流性食管炎。

（2）伴呼吸困难者，提示较大范围病变，如大叶性肺炎、自发性气胸、渗出性胸膜炎和肺栓塞等。

（3）伴面色苍白、大汗、血压下降或休克表现时，多考虑心肌梗死、夹层动脉瘤、主动脉窦瘤破裂和大块肺栓塞等。

第三节　发绀

发绀是指血液中还原血红蛋白增多，使皮肤、黏膜呈青紫色的表现。广义的发绀还包括少数由于异常血红蛋白衍化物（高铁血红蛋白、硫化血红蛋白）所致皮肤黏膜青紫现象。发绀在皮肤较薄、色素较少和毛细血管丰富的部位，如口唇、鼻尖、颊部与甲床等处较为明显，易于观察。

一、发生机制

发绀是由于血液中还原血红蛋白绝对含量增多所致。还原血红蛋白浓度可用血氧的未饱和度表示。正常动脉血氧未饱和度为 5％，静脉内血氧未饱和度为 30％，毛细血管中血氧未饱和度约为前二者的平均数。每 1 g 血红蛋白约与 1.34 mL 氧结合。当毛细血管血液的还原血红蛋白量超过 50 g/L（5 g/dL）时，皮肤黏膜即可出现发绀。

临床实践表明，此学说不尽完全可靠，因为以正常血红蛋白浓度 150 g/L 计，50 g/L 为还原血红蛋白时，提示已有 1/3 血红蛋白不饱和。当动脉血氧饱和度为 66％时，相应动脉血氧分压已降低至 4.5 kPa（34 mmHg）的危险水平。

事实上，在血红蛋白浓度正常的患者，如动脉血氧饱和度 < 85％时，口腔黏膜和舌面的发绀已明确可辨。近来，观察分析发绀与动脉血氧饱和度的关系，发现轻度发绀者中，动脉血氧饱和度 > 85％者近 60％。此外，在红细胞增多症时，动脉血氧饱和度虽 > 85％，亦会有发绀出现；相反，重度贫血（血红蛋白 < 60 g/L）患者，即使动脉血氧饱和度有明显降低，亦难出现发绀。可见，临床所见发绀，有相当大部分不能确切反映动脉血氧下降情况。

二、病因与临床表现

由于病因不同，发绀可分为：血液中还原血红蛋白增多和血液中存在异常血红蛋白衍化物两大类。

（一）血液中还原血红蛋白增多

1. 中心性发绀

此类发绀是由于心、肺疾病导致动脉血氧饱和度降低引起。发绀的特点是全身性的，除四肢与面颊外，亦见于黏膜（包括舌及口腔黏膜）与躯干的皮肤，但皮肤温暖。

中心性发绀又可分为以下两种类型。

（1）肺性发绀：见于各种严重呼吸系统疾病，如呼吸道（喉、气管、支气管）阻塞、肺部疾病（肺炎、阻塞性肺气肿、弥漫性肺间质纤维化、肺瘀血、肺水肿、急性呼吸窘迫综合征）和肺血管疾病（肺栓塞、原发性肺动脉高压、肺动静脉瘘）等，其发生机制是由于呼吸功能衰竭，通气或换气（通气/血流比例、弥散）功能障碍，肺氧合作用不足，致体循环血管中还原血红蛋白含量增多而出现发绀。

（2）心性混血性发绀：见于发绀型先天性心脏病，如法洛四联症、艾森门格综合征等，其发绀机制是由于心与大血管之间存在异常通道，部分静脉血未通过肺进行氧合作用，即经异常通道分流混入体循环动脉血中，如分流量超过心排血量的 1/3 时，即可引起发绀。

2. 周围性发绀

此类发绀是由于周围循环血流障碍所致，发绀特点是常见于肢体末梢与下垂部位，如肢端、耳垂与鼻尖，这些部位的皮肤温度低、发凉，若按摩或加温耳垂与肢端，使其温暖，发绀即可消失。此点有助于与中心性发绀相鉴别，后者即使按摩或加温青紫也不消失。

周围性发绀又可分为以下两种类型。

（1）瘀血性周围性发绀：如右侧心力衰竭、渗出性心包炎心脏压塞、缩窄性心包炎、局部静脉病变（血栓性静脉炎、上腔静脉综合征、下肢静脉曲张）等，其发生机制是因体循环瘀血、周围血流缓慢，氧在组织中被过多摄取所致。

（2）缺血性周围性发绀：常见于重症休克，由于周围血管痉挛收缩及心排血量减少，循环血容量不足，血流缓慢，周围组织血流灌注不足、缺氧，致皮肤黏膜呈青紫、苍白。

局部血循环障碍，如血栓闭塞性脉管炎、雷诺现象、肢端发绀症、冷球蛋白血症、网状青斑、严重受寒等，由于肢体动脉阻塞或末梢小动脉强烈痉挛、收缩，可引起局部冰冷、苍白与发绀。

真性红细胞增多症所致发绀亦属周围性，除肢端外口唇亦可发绀。其发生机制是由于红细胞过多，血液黏稠，致血流缓慢，周围组织摄氧过多，还原血红蛋白含量增高所致。

3. 混合性发绀

中心性发绀与周围性发绀并存，可见于心力衰竭（左侧心力衰竭、右侧心力衰竭和全心衰竭），因肺瘀血或支气管、肺病变，致肺内氧合不足以及周围血流缓慢，毛细血管内血液脱氧过多所致。

（二）血液中存在异常血红蛋白衍化物

1. 药物或化学物质中毒所致的高铁血红蛋白血症

由于血红蛋白分子的二价铁被三价铁所取代，致失去与氧结合的能力，当血中高铁血红蛋白含量达 30 g/L 时，即可出现发绀。此种情况通常由伯氨喹、亚硝酸盐、氯酸钾、碱式硝酸铋、磺胺类、苯丙砜、硝基苯、苯胺等中毒引起。其发绀特点是急骤出现，暂时性，病情严重，经过氧疗青紫不减，抽出的静脉血呈深棕色，暴露于空气中也不能转变成鲜红色，若静脉注射亚甲蓝溶液、硫代硫酸钠或大剂量维生素 C，均可使青紫消退。分光镜检查可证明血中高铁血红蛋白的存在。由于大量进食含有亚硝酸盐的变质蔬菜，而引起的中毒性高铁血红蛋白血症，也可出现发绀，称"肠源性青紫症"。

2. 先天性高铁血红蛋白血症

患者自幼即有发绀，有家族史，而无心肺疾病及引起异常血红蛋白的其他原因，身体一般健康状况较好。

此外，有所谓特发性阵发性高铁血红蛋白血症，见于女性，发绀与月经周期有关，机制未明。

3. 硫化血红蛋白血症

硫化血红蛋白并不存在于正常红细胞中。凡能引起高铁血红蛋白血症的药物或化学物质也能引起硫化血红蛋白血症，但须患者同时有便秘或服用硫化物（主要为含硫的氨基酸），在肠内形成大量硫化氢为先决条件。所服用的含氮化合物或芳香族氨基酸则起触媒作用，使硫化氢作用于血红蛋白，而生成硫化血红蛋白，当血中含量达 5 g/L 时，即可出现发绀。发绀的特点是持续时间长，可达几个月或更长时间，因硫化血红蛋白一经形成，不论在体内或体外均不能恢复为血红蛋白，而红细胞寿命仍正常；患者血液呈蓝褐色，分光镜检查可确定硫化血红蛋白的存在。

三、伴随症状

（1）伴呼吸困难：常见于重症心、肺疾病和急性呼吸道阻塞、气胸等；先天性高铁血红蛋白血症和硫化血红蛋白血症虽有明显发绀，而一般无呼吸困难。

（2）伴杵状指（趾）：病程较长，主要见于发绀型先天性心脏病及某些慢性肺部疾病。

（3）急性起病伴意识障碍和衰竭表现：见于某些药物或化学物质急性中毒、休克、急性肺部感染等。

第四节　呼吸困难

呼吸困难是指患者主观上感到氧气不足、呼吸费力；客观表现用力呼吸，重者鼻翼扇动、张口耸肩，甚至出现发绀，呼吸肌及呼吸辅助肌也参与呼吸运动，并伴有呼吸频率、深度与节律的异常。

一、病因

引起呼吸困难的原因主要是呼吸系统和心血管系统疾病。

（一）肺源性呼吸困难

1. 气道阻塞

咽后壁脓肿、喉头水肿、支气管哮喘、慢性阻塞性肺疾病及喉、气管与支气管的炎症、水肿、肿瘤或异物所致狭窄或阻塞，主动脉瘤压迫等。

2. 肺疾病

如大叶性或支气管肺炎、肺脓肿、肺气肿、肺栓塞、肺瘀血、肺水肿、肺泡炎、弥漫性肺间质纤维化、肺不张、细支气管肺泡癌等。

3. 胸膜疾病

胸腔积液、气胸、胸膜肿瘤、胸膜肥厚粘连、脓胸等。

4. 胸廓疾患

如严重胸廓脊柱畸形、气胸、大量胸腔积液和胸廓外伤等。

5. 神经肌肉疾病

如脊髓灰质炎病变累及颈髓、急性多发性神经根神经炎和重症肌无力累及呼吸肌，药物（肌松药、氨基苷类药等）导致呼吸肌麻痹等。

6. 膈运动障碍

纵隔气肿、纵隔肿瘤、急性纵隔炎、膈麻痹、高度鼓肠、大量腹水、腹腔巨大肿瘤、胃扩张和妊娠末期等。

（二）心源性呼吸困难

风湿性心脏病、缩窄性心包炎、心肌炎、心肌病、急性心肌梗死、肺心病等所致心力衰竭、心脏压塞、原发性肺动脉高压和肺栓塞等。

（三）血液和内分泌系统疾病

重度贫血、高铁血红蛋白血症、硫化血红蛋白血症、甲状腺功能亢进或减退、原发性肾上腺功能减退症等。

（四）神经精神因素

脑血管意外、脑水肿、颅内感染、颅脑肿瘤、脑及脑膜炎症致呼吸中枢功能障碍；精神因素所致呼吸困难，如癔症等。

（五）中毒性呼吸困难

酸中毒、一氧化碳中毒、氰化物中毒、亚硝酸盐中毒、吗啡类药物中毒、农药中毒、尿毒症、糖尿病酮症酸中毒等。

二、发生机制及临床表现

从发生机制及症状表现分析，将呼吸困难分为如下几种类型。

（一）肺源性呼吸困难

肺源性呼吸困难是呼吸系统疾病引起的通气、换气功能障碍，导致缺氧和／或二氧化碳潴留引起。临床上分为三种类型。

1. 吸气性呼吸困难

吸气性呼吸困难特点是吸气费力、显著困难，重者由于呼吸肌极度用力，胸腔负压增大，吸气时胸骨上窝、锁骨上窝和肋间隙明显凹陷，称"三凹征"，常伴有干咳及高调吸气性喉鸣。见于各种原因引起的喉、气管、大支气管的狭窄与阻塞：①喉部疾患，如急性喉炎、喉水肿、喉痉挛、喉癌、白喉、会厌炎等；②气管疾病，如气管肿瘤、气管异物或气管受压（甲状腺肿大、淋巴结肿大或主动脉瘤压迫等）。

2. 呼气性呼吸困难

呼气性呼吸困难特点是呼气费力，呼气时间明显延长而缓慢，常伴有干啰音。这主要是由于肺泡弹性减弱和／或小支气管狭窄阻塞（痉挛或炎症）所致；当有支气管痉挛时，可听到哮鸣音。常见于支气管哮喘、喘息型慢性支气管炎、弥漫性细支气管炎和慢性阻塞性肺气肿合并感染等。此外，后者由于肺泡通气／血流比例失调和弥散膜面积减少，严重时导致缺氧、发绀、呼吸增快。

3. 混合性呼吸困难

混合性呼吸困难特点是吸气与呼气均感费力，呼吸频率增快、变浅，常伴有呼吸音异常（减弱或消失），可有病理性呼吸音。其原因是肺部病变广泛或胸腔病变压迫，致呼吸面积减少，影响换气功能所致。常见于重症肺结核、大面积肺不张、大块肺栓塞、肺尘埃沉着症、肺泡炎、弥漫性肺间质纤维化、肺泡蛋白沉着症、大量胸腔积液、气胸、膈肌麻痹和广泛显著胸膜增厚等。后者发生呼吸困难主要与胸壁顺应性降低，呼吸运动受限。肺通气明显减少，肺泡氧分压降低引起缺氧有关。

（二）心源性呼吸困难

心源性呼吸困难主要由左侧心力衰竭和／或右侧心力衰竭引起，两者发生机制不同，左侧心力衰竭所致呼吸困难较为严重。

（1）左侧心力衰竭发生呼吸困难的主要原因是肺瘀血和肺泡弹性降低。其机制为：①肺瘀血，使气体弥散功能降低；②肺泡张力增高，刺激牵张感受器，通过迷走神经反射兴奋呼吸中枢；③肺泡弹性减退，其扩张与收缩能力降低，肺活量减少；④肺循环压力升高对呼吸中枢的反射性刺激。

左侧心力衰竭引起的呼吸困难特点是活动时出现或加重，休息时减轻或缓解，仰卧加重，坐位减轻。因活动时加重心脏负荷，机体耗氧量增加；坐位时下半身回心血量减少，减轻肺瘀血的程度；同时坐位时膈肌位置降低，膈肌活动增大，肺活量可增加 10%～30%。因此，病情较重患者，常被迫采取半坐位或端坐体位呼吸。

急性左侧心力衰竭时，常出现阵发性呼吸困难，多在夜间睡眠中发生，称夜间阵发性呼吸困难。其发生机制为：①睡眠时迷走神经兴奋性增高，冠状动脉收缩，心肌供血减少，心功能降低；②小支气管收缩，肺泡通气减少；③仰卧位时肺活量减少，下半身静脉回心血量增多，致肺瘀血加重；④呼吸中枢敏感性降低，对肺瘀血引起的轻度缺氧反应迟钝，当瘀血程度加重、缺氧明显时，才刺激呼吸中枢做出应答反应。

发作时，患者常于熟睡中突感胸闷憋气惊醒，被迫坐起，惊恐不安，伴有咳嗽，轻者数分钟至数十分钟后症状逐渐减轻、缓解；重者高度气喘、面色青紫、大汗，呼吸有哮鸣声，咳浆液性粉红色泡沫样痰，两肺底部有较多湿性啰音，心率增快，可有奔马律。此种呼吸困难，又称"心源性哮喘"，常见于高血压性心脏病、冠状动脉性心脏病、风湿性心瓣膜病、心肌炎和心肌病等。

（2）右侧心力衰竭时呼吸困难的原因主要是体循环瘀血所致。其发生机制为：①右心房与上腔静脉压升高，刺激压力感受器反射性地兴奋呼吸中枢。②血氧含量减少以及乳酸、丙酮酸等酸性代谢产物增多，刺激呼吸中枢。③瘀血性肝大、腹水和胸腔积液，使呼吸运动受限，肺受压气体交换面积减少。

临床上主要见于慢性肺心病；渗出性或缩窄性心包炎，无右心衰竭，其发生呼吸困难的主要机制是由于大量心包渗液致心脏压塞或心包纤维性增厚、钙化、缩窄，使心脏舒张受限，引起体循环静脉瘀血所致。

（三）中毒性呼吸困难

在急、慢性肾功能衰竭、糖尿病酮症酸中毒和肾小管性酸中毒时，血中酸性代谢产物增多，强烈刺激颈动脉窦、主动脉体化学受体或直接兴奋、强烈刺激呼吸中枢，出现深长、规则的呼吸，可伴有鼾声，称为酸中毒大呼吸（Kussmaul 呼吸）。

急性感染和急性传染病时，由于体温升高和毒性代谢产物的影响，刺激兴奋呼吸中枢，使呼吸频率增快。

某些药物和化学物质如吗啡类、巴比妥类、查找草类药物和有机磷杀虫药中毒时，呼吸中枢受抑制，致呼吸变缓慢、变浅，且常有呼吸节律异常如 Cheyne-Stokes 呼吸或 Blots 呼吸。

某些毒物可作用于血红蛋白，如一氧化碳中毒时，一氧化碳与血红蛋白结合成碳氧血红蛋白；亚硝酸盐和苯胺类中毒，该两药使血红蛋白转变为高铁血红蛋白，失去携氧功能致组织缺氧。氰化物和含氰化物较多之苦杏仁、木薯中毒时，氰离子抑制细胞色素氧化酶的活性，影响细胞的呼吸作用，导致组织缺氧均可引起呼吸困难，严重时可引起脑水肿抑制呼吸中枢。

（四）神经精神性呼吸困难

重症颅脑疾患如颅脑外伤、脑出血、脑炎、脑膜炎、脑脓肿及脑肿瘤等，呼吸中枢因受增高的颅内压和供血减少的刺激，使呼吸变慢变深，并常伴呼吸节律的异常，如呼吸遏制（吸气突然终止）、双吸气（抽泣样呼吸）等。

癔症患者由于精神或心理因素的影响可有呼吸困难发作，其特点是呼吸浅表而频，1 分钟可达60～100 次，并常因通气过度而发生呼吸性碱中毒，出现口周、肢体麻木和手足搐搦，严重时可有意识障碍。

叹息样呼吸，患者自述呼吸困难，但并无呼吸困难的客观表现。偶然出现一次深大吸气，伴有叹息样呼气，在叹息之后自觉轻快，这实际上是一种神经症的表现。

（五）血液病

重度贫血、高铁血红蛋白血症或硫化血红蛋白血症等，因红细胞携氧减少，血氧含量降低，致呼吸加速，同时心率加快。大出血或休克时，因缺血与血压下降刺激呼吸中枢，也可使呼吸加速。

三、伴随症状

（1）发作性呼吸困难伴有哮鸣音：见于支气管哮喘、心源性哮喘；骤然发生的严重呼吸困难，见于急性喉水肿、气管异物、大块肺栓塞、自发性气胸等。

（2）伴一侧胸痛：见于大叶性肺炎、急性渗出性胸膜炎、肺梗死、自发性气胸、急性心肌梗死、支气管癌等。

（3）伴发热：见于肺炎、肺脓肿、胸膜炎、急性心包炎、咽后壁脓肿等。

（4）伴咳嗽、咳脓痰：见于慢性支气管炎、阻塞性肺气肿并发感染、化脓性肺炎肺脓肿、支气管扩张症并发感染等，后二者脓痰量较多；伴大量浆液性泡沫样痰，见于急性左侧心力衰竭和有机磷杀虫药中毒。

（5）伴昏迷：见于脑出血、脑膜炎、尿毒症、糖尿病酮症酸中毒、肺性脑病、急性中毒等。

咳嗽是由于延髓咳嗽中枢受刺激引起，是一种保护性反射动作。通过咳嗽反射能有效清除呼吸道内的分泌物或进入气道内的异物。如长期、频繁、剧烈咳嗽影响工作、休息，引起呼吸肌疼痛，则属病理现象。

咯血是指喉及喉以下呼吸道任何部位的出血，经口排出者。

第三章

心电图检查

第一节　心电图产生原理

心电图是利用心电图机从体表记录心脏每一心动周期所产生电活动变化的曲线图形。

一、心脏电生理基础

心脏微弱的生物电活动引发心脏机械性收缩和舒张，从而促使心脏完成泵血功能。心肌细胞除极引起心脏收缩，复极引起心脏舒张。心肌细胞根据电生理和功能特点分为两类：一类是构成心房和心室壁的普通心肌细胞，具有兴奋性、传导性和收缩性，执行收缩功能，称为工作心肌细胞。另一类是具有自动节律性或起搏功能的自律心肌细胞，在没有外来刺激的条件下，会自发地发出节律性兴奋冲动，它们也具有兴奋性和传导性，但因细胞内肌原纤维稀少且排列不规则，故收缩性很弱，这类细胞的主要功能是产生和传播兴奋，控制心脏活动的节律。这一类细胞包括窦房结、房室交界区、希氏束、左右束支及分支和浦肯野纤维，其自律性高低依次递减，合称为心脏的特殊传导系统。正常心脏的自律性兴奋由窦房结发出，传播到右、左心房，然后经房室交界区、希氏束、浦肯野纤维传播到左、右心室，引起心房、心室先后有序的节律性收缩。这样，两类心肌细胞各司其职，相互配合，共同完成心脏的有效的泵血功能。

（一）静息电位

心肌细胞在静息状态下，细胞外正内负的电位差维持在一个稳定的状态称为静息电位。工作细胞的静息电位产生的主要原因是钾的电－化学平衡电位。静息状态下细胞膜内 K^+ 浓度高于细胞膜外，K^+ 顺浓度差向细胞膜外扩散，细胞内带负电荷的蛋白质不能通过细胞膜而被阻滞在膜内，结果引起膜外正电荷增多，电位变正，膜内负电荷相对增多，电位变负，产生膜内外电位差。这个电位差阻止 K^+ 进一步外流，当促使 K^+ 外流的浓度差（化学梯度）和阻止 K^+ 外流的电位差（电位梯度）的两种相互对抗力量相等时，即达到钾的电－化学平衡，K^+ 外流停止，膜内外电位差稳定在 $-90\ mV$ 左右状态，即静息电位。心肌细胞膜外带有正电荷，膜内带有同等数量的负电荷，称为极化状态。细胞膜外的任意两点无电位差，体表心电图记录表现等电位线。自律性心肌细胞，因为有自律活动，不会有静息状态，只能用其极化状态时最大的膜电位值来代表，称为最大舒张电位。

（二）动作电位

是指可兴奋细胞受到刺激时在静息电位的基础上产生的可扩布的电位变化过程，包括心肌的除极和复极所产生的电位变化。当处于极化状态的心肌细胞膜受刺激时，受刺激处的细胞膜对 Na^+ 的通透性突然升高，细胞外液中的大量 Na^+ 内流，细胞内电位由 $-90\ mV$ 突然升高到 $+20\sim+30\ mV$；膜内变为正电位，膜外变为负电位，使原来的极化状态消除的过程称除极。心房肌除极和心室肌除极在心电图上分别产生 P 波和 QRS 波。除极的心肌再次恢复到静息膜电位水平，这一过程称为复极。心房肌复极和心室肌复极在心电图上分别产生 Ta 波和 ST 段、T 波。每个动作电位可分为 5 个时相：0 相为除极过程；1 相为快速复极初期；2 相为缓慢复极期；3 相为快速复极末期；4 相为静息期。

（1）0 相：心肌细胞激动后，细胞膜对 Na^+ 的通透性突然升高，而对 K^+ 的通透性却显著降低，使细胞内 Na⁺ 大量增加，细胞内电位由 –90 mV 突然升高到 +20 ～ +30 mV，膜表面变为负电位。在动作电位曲线上表现为一骤升线，称为动作电位 0 相，相当于单极电图或临床心电图的 R 波。

（2）1 相：复极时，细胞膜对 Na⁺ 的通透性迅速降低，对 K⁺ 的通透性重新升高，使细胞内 K⁺ 又开始外渗，因而细胞内正电位迅速下降，接近零电位水平，此时期称为动作电位 1 相，相当于单极电图或临床心电图的 J 点。

（3）2 相：向内的 Na⁺ 流与向外的 K⁺ 流迅速达到平衡，使细胞内电位接近零电位水平，在动作电位曲线上形成一高平线，称为动作电位 2 相，相当于单极电图或临床心电图的 ST 段。

（4）3 相：2 相末时，细胞膜对 K⁺ 的通透性大大增加，故 K⁺ 从膜内高浓度处加速外渗，使细胞内电位迅速下降，变为负电位，相当于单极电图或临床心电图的 T 波。

（5）4 相：当细胞内电位终于恢复到 –90 mV 并维持在此水平上，即为静息膜电位，这个时期称为 4 相，相当于单极电图或临床心电图 T 波后的等电位线。

（三）心肌兴奋性的周期改变

兴奋性是指心肌对受到刺激做出反应的能力。心肌细胞每一次兴奋均产生一次动作电位，膜电位发生一系列规律性变化，心肌细胞的兴奋性随之发生相应的周期性变化，可划分为有效不应期、相对不应期、易损期及超常期。

（1）绝对不应期和有效不应期：从 0 期去极化开始到 3 期复极达 –55 mV 左右，无论多强的刺激，心肌细胞均不能产生反应，为绝对不应期（absolute refractory period，ARP）。这是由于 Na⁺ 通道都处在失活状态之故。–55 ～ –60 mV 这段时间内，给予强刺激可以产生局部兴奋，但不能产生动作电位，这是由于 Na⁺ 通道只有少量激活，不足以产生动作电位。因此，从 0 期去极化开始到复极化到 –60 mV 左右电位水平这段时间内，都不能产生动作电位形式的反应，合称为有效不应期（effective refractory period，ERP）。

（2）相对不应期：从复极化 –60 ～ –80 mV 的时间内，若给予阈上刺激可以使心肌细胞产生动作电位，称为相对不应期（relative refractory period，RRP）。越是相对不应期的早期，心肌兴奋性越低，引起动作电位所需要的潜伏期越长，产生的动作电位幅值越小，0 相除极速度越慢，传导速度越慢。

（3）易损期：相对不应期早期，心脏各部位的复极程度不一，即兴奋性恢复程度极不一致，在此期给予额外刺激，易形成折返激动引发心律失常，这一时期称为易损期。心房的易损期在 R 波降支中，心室易损期在 T 波波峰前后约 30 ms。无论外在或内在刺激，心房易损期内遭遇刺激易诱发心房颤动，心室易损期内遭遇刺激易发生心室颤动。

（4）超常期：相当于膜电位 –80 ～ –90 mV 这段时期。由于膜电位接近阈电位，稍低于阈强度的阈下刺激，就可以引发出动作电位，表明兴奋性高于正常，故称超常期（supernormal period，SNP）。这是由于膜电位与阈电位距离较小，兴奋性较高。但应该指出，在超常期内，Na⁺ 通道尚未完全恢复到正常的备用状态，故产生的动作电位振幅和 0 相除极速度仍然低于正常，故传导速度也慢于正常。

掌握心脏兴奋性和不应期的概念是理解心律失常发生机制的基础，各类传导阻滞、差异性传导、各类折返性心动过速等诸多心律失常均与不应期有关。临床上心律失常药物通过缩短或延长某部位不应期，消除折返条件，从而终止折返性心动过速。

（四）自律性

自律性是指心肌细胞自发产生动作电位的能力。其电生理学基础是动作电位 4 相的内向电流使膜电位逐渐上升至阈电位水平，进而引发舒张期自动除极。

1. 心脏的起搏点

心脏特殊传导系统不同部位广泛存在自律细胞，但各部分心肌细胞的自律性存在着高低差异。正常心脏，窦房结 P 细胞的自律性最高，整个心脏的节律性搏动由它控制，称为窦性节律。然后由高到低依次为房室交界区、希氏束和浦肯野细胞。窦房结之外的其他自律组织在正常情况下的节律活动受窦房结抑制，只起兴奋传导作用，称为潜在起搏点（latent pacemaker）。潜在起搏点可以在窦房结起搏功能障碍或传出障碍时充当备用起搏点，取代窦房结以较低频率维持心脏跳动，具有生理代偿意义。

但当其自律性异常增高超过窦房结时，就成为异位起搏点，控制部分或整个心脏，造成心律失常。

2. 自律性的调控因素

自律性的高低取决于自动除极速度、最大舒张电位与阈电位之间的电位差距。

（1）最大舒张电位和阈电位之间的差距：两者间差距越小，自动去极化越易达到阈电位，自律性越高。阈电位很少变化，迷走神经递质乙酰胆碱促进 K^+ 外流，最大舒张电位绝对值增大，和阈电位差距变大，自律性降低。

（2）4 期自动除极速度：速度越快，从最大舒张电位去极化到阈电位所需时间越短，自律性越高。交感神经递质去甲肾上腺素通过兴奋 β_1 受体，促进 4 期自动除极速度，使窦房结和心室浦肯野细胞的自律性增加，既可以加快窦性心律，也可能引发室性异位心律（室性期前收缩）。

（五）传导性

传导性是指心肌细胞具有传导兴奋的能力。兴奋部位的细胞膜在除极时，与邻近未兴奋部位的细胞膜之间存在电位差，在此电位差的作用下产生局部电流，使邻近未兴奋部位的细胞膜内外电位差降低，当降至阈电位时，邻近部位迅速除极。

1. 心脏内兴奋传导的特点

正常的节律性兴奋由窦房结产生，传导到右、左心房。心房内兴奋除由心房肌本身直接传导外，还通过房间束，快速将兴奋传导到两侧心房，使两侧心房几乎同时收缩，同时将兴奋传导到房室交界区，经希氏束、左右束支、浦肯野纤维网到心室心内膜下心肌，然后依靠心室肌本身的传导，将兴奋经室壁中层传到心外膜下心肌，引起左右心室的兴奋收缩。由于心室内传导迅速，所以两侧心室也基本同步收缩。

2. 心脏内兴奋的传导速度

心脏各部分心肌细胞电生理特性不同，细胞间的缝隙连接分布密度和类型不同，使得兴奋在心脏各部分的传导速度不同。心房肌的传导速度约为 0.4 m/s，房间束约为 1.0 ~ 1.2 m/s。房室结区的传导速度最慢，仅为 0.02 m/s，兴奋通过房室交界区耗时约 0.1 s，称为房室延搁（atrioventricular delay）。房室延搁的存在具有重要生理意义，它保证心室的收缩发生在心房收缩完毕之后，有利于心室的充盈和射血。兴奋传播通过房室交界区进入房室束、左右束支和浦肯野纤维网后，传导速度骤然加快，达到 2 ~ 4 m/s，将兴奋迅速顺次传导到室间隔、心尖和心底部心室肌。心室肌细胞以 0.4 ~ 0.5 m/s 的传导速度使室壁由内而外发生兴奋，产生心室几乎同时收缩。

二、心电向量与心电图

心肌细胞在除极或复极过程中形成的电位差既有大小又有方向，称为心电向量。心电向量通常用箭头表示其方向，而其长度表示电位强度。心脏的电激动过程中产生许多心电向量。由于心脏的解剖结构及其电活动相当错综复杂，致使诸心电向量间的关系亦较复杂，然而一般均按下列原理合成为"心电综合向量"。同一轴的两个心电向量的方向相同者，其幅度相加；方向相反者则相减。两个心电向量的方向构成一定角度者，则可应用"合力"原理将二者按其角度及幅度构成一个平行四边形，而取其对角线为综合向量（图 3-1）。可以认为，由体表所采集到的心电变化，乃是全部参与电活动的心肌细胞的电位变化按上述原理所综合的结果。

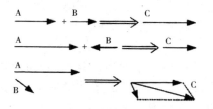

图 3-1　瞬间综合心电向量综合法示意图

心电图形成的二次投影学说：

（1）第一次投影：心脏电激动的每一瞬间均有许多心肌细胞同时除极或复极，产生许多个大小方向各不相同的心电向量，而这些心电向量可按平行四边形法则合成某个瞬间的综合心电向量。瞬间综合心电向量从 0 点开始，随着心动周期的推进，每一瞬间心电向量的幅度及方位不断变动，直至全体心肌完成除极或复极又返回到 0 点。由一个心动周期中循序出现的瞬间综合心电向量的顶端连接线所构成的环状轨迹，称为心电向量环。由于心脏是三维体，因此其所描记的向量环亦是三维的，称之为空间心电向量环。空间心电向量环投影在额面、横面、矢状面分别形成额面、横面、矢状面心电向量图，即为一次投影。国际上很多专家把 Z 导联的正极定在后方，而我国心电图学者多倾向于把 Z 导联的正极定在前方。

（2）第二次投影：当额面向量图投影在额面导联系统（6 个肢体导联），横面向量图投影在横面导联系统（6 个胸前导联），就形成了体表心电图，即第二次投影。

三、心电导联系统

临床心电图的信号主要是从体表采集的，将正、负电极安置于体表相隔一定距离的任意两点，原则土均可测出心电的电位变化，此两点即构成一个导联。而导联的两点间假想连线为该导联的导联轴，方向由负极指向正极。

（一）12 导联

临床上常用 12 个导联：3 个标准肢体导联，Ⅰ、Ⅱ、Ⅲ；3 个加压单极肢体导联，aVR、aVL、aVF；6 个单极胸导联，V_1、V_2、V_3、V_4、V_5、V_6。12 个导联就像 12 部摄像机从不同部位、角度记录同一心电活动。

此外，根据临床需求，尚有 18 导联心电图。V_{3R} ～ V_{6R} 右胸导联：将探查电极置于右胸壁，相当于 V_3 ～ V_6 相对应的部位，适用于小儿心电图、右室肥大、右位心、右室心肌梗死、心脏移位等诊断。V_7、V_8、V_9 导联：将探查电极分别移至左腋后线、左肩胛线、左脊柱旁线与 V_4 同一水平处，适用于左室肥大、后壁心肌梗死、心脏移位等诊断。

（二）额面六轴系统

Ⅰ、Ⅱ、Ⅲ、aVR、aVL、aVF，6 个肢体导联的导联轴都位于额面，将 3 个标准导联的导联轴平行移动至三角形的中心，并通过电偶中心点，构成了额面六轴系统，虚线代表导联轴的负侧，实线代表导联轴的正侧，6 根导联轴均匀地分布在一个平面上，彼此的夹角均为 30°。反映心脏电位在上下、左右方向的变化。

（三）胸导联六轴系统

6 个胸前导联的各探查电极放置的位置大致在同一平面，方向逐渐从右前过渡至左前。反映心脏电位在前后、左右方向的变化。

第二节 心电图基础知识

对每帧心电图应仔细、系统地阅读，认真分析以下特征：①心率。②P 波。③P–R 间期及 PR 段。④QRS 波群。⑤J 点、J 波、Epsilon 波（E 波）、Brugada 波及 Lambda 波（λ 波）。⑥ST 段。⑦T 波。⑧Q–T 间期及 Q–Tc。⑨U 波。

心电图的诊断一定要结合病史，根据上述波形特征，提出如下问题：①是否为窦性心律；②是否存在心律失常和／或传导障碍；③是否存在心脏扩大和／或肥大；④是否存在缺血、损伤和／或梗死；⑤是否与某些临床病症相关。

一、心率

心率的判断方法，标准走纸速度 25 mm/s，定标电压 10 mm/mV。

（一）节律规则

1. 方法 1

心率 = 60/ 相邻 P–P 间期（或 R–R 间期）= 60/0.72 = 83 次 / 分。

2. 方法 2

心率 = 300/ 相邻 R–R 中格数 = 300/3 ～ 4 = 100 ～ 75 次 / 分。

3. 方法 3

心率 = 1 500/ 相邻 R–R 小格数 = 1 500/18 = 83 次 / 分

4. 方法 4

R–R 间期 18 小格 = 0.04 s×18 = 0.72 s，心率为 83 次 / 分。

方法 1 费时，方法 2 适用临床快速估算心率，方法 3 相对省时且精确，方法 4 方便、准确。

注：正常窦性心律，P–P 间期或 R–R 间期相等，可用其中一个代表心率，但三度房室传导阻滞时心房与心室各自按照自己的频率跳动，应分开计算心房率和心室率。

（二）节律不规则

（1）粗略估计数出 6 大格（即 6 s）内 QRS 波个数 ×10。

心室率 ≈ 9×10 = 90 次 / 分

（2）心率 = 60/ 数个 R–R 间期的平均值。

（3）房扑时心房率 = 60/F–F 间期。

（4）房颤时心房率 = 60/ 几个 f–f 间期的平均值。

二、P 波

P 波代表心房肌除极时产生的电位变化，其前半部分对应右心房除极，后半部分对应左心房除极。

（一）正常窦性 P 波的特点

1. 形态

aVR 导联倒置，Ⅰ、Ⅱ、aVF、V_4 ～ V_6 导联直立，其余导联呈双向、倒置或低平均可，可有小切迹。

2. 时限

各导联 P 波时限 < 0.11 s，若有切迹，两峰间距 < 0.04 s。

3. 振幅肢体导联 < 0.25 mV，胸导联 < 0.2 mV，V_1 导联的正向波 < 0.15 mV，负向波 < 0.1 mV。

4. 电轴 0° ～ +75°。

（二）无 P 波

1. P 波存在但隐藏

（1）异位心房节律或房性期前收缩（P 波隐藏于前一 T 波之中）。

（2）交界性心律或室上性心动过速（P 波隐藏于 QRS 波之中）。

（3）室上性心律伴显著的一度房室传导阻滞（P 波隐藏于前一 T 波之中）。

2. P 波不存在

（1）心房颤动或心房扑动。

（2）高钾血症引起的窦室传导。

（3）窦房传导阻滞伴交界性或室性心律。

（4）窦性停搏或静止。

（三）P 波倒置

（1）右位心或左右手电极反接。

（2）交界性逸搏、加速性交界性自主心律。

（四）P波形态多变

1. 窦房结内游走性心律

窦性起搏点在窦房结头、体、尾等部位"游走"。心电图表现为：同一导联中窦性P波的大小、形态略有差异，但P波的方向不变，P-R间期＞0.12 s，可有轻微差异。

2. 紊乱性房性心动过速

紊乱性房性心动过速又称多源性房性心动过速。同一导联上有三种以上不同形态的P波，心率150～180次/分。

（五）二尖瓣型P波

因该P波常见于风湿性心脏病二尖瓣狭窄患者，故称之为"二尖瓣型P波"。

1. 时限

增宽，≥0.12 s。

2. 形态

呈双峰切迹，两峰距≥0.04 s；第2峰≥第1峰，多出现在 I、II、aVL、V_4～V_6 等导联；$PtfV_1$ 值≥|-0.04| mm·s。

3. 振幅

正常。

4. 临床意义

（1）常见于左心房负荷过重：如早期风湿性心脏病二尖瓣狭窄、左心房黏液瘤、急性左心衰竭等。

（2）左心房肥大；主要见于风湿性心脏病二尖瓣狭窄，也见于扩张型心肌病、高血压性心脏病等。

（3）完全性左心房内传导阻滞或房间束（Bachmann束）传导阻滞。

（六）肺型P波

因该P波常见于慢性肺源性心脏病患者，故称之为"肺型P波"。

1. 时限

多正常。

2. 形态与振幅

P波形态高尖，II、III、aVF导联振幅≥0.25 mV，V_1、V_2 导联振幅≥0.15 mV。或低电压时，P波振幅≥同导联R波振幅的1/2。

3. 临床意义

（1）右心房负荷过重：见于急性右心衰竭、早期肺动脉高压、甲状腺功能亢进、急性支气管炎、肺部炎症及长期吸烟者等。

（2）右心房肥大：主要见于肺心病、先天性心脏病（如法洛四联症、房间隔缺损等）等。

（3）不完全性右心房内传导阻滞：主要见于冠心病、心肌梗死、心肌炎等。

三、P-R间期及PR段

（一）P-R间期

P-R间期代表心房开始除极至心室开始除极的时间，从P波起点至QRS波起点。

1. 正常P-R间期

0.12～0.20 s。

2. P-R间期延长

＞0.20 s。

3. P-R间期缩短

＜0.12 s。

P-R间期时限与年龄、心率有关。

（二）PR 段

PR 段代表心房除极结束至心室开始除极的时间，从 P 波终点至 QRS 波起点。

1. 正常 PR 段

以 TP 段的延长线作为基线，通常呈等电位，亦可轻度偏移，抬高通常 < 0.05 mV，压低通常 < 0.08 mV。

2. PR 段抬高

通常 ≥ 0.05 mV。

3. PR 段压低

通常 ≥ 0.08 mV。

四、QRS 波群

QRS 波代表心室肌除极时产生的电位变化。

（一）正常 QRS 波的特点

1. 命名

第一个向下的波称为 Q（q）波，最初一个向上的波称为 R（r）波，R（r）波之后向下的波称为 S（s）波，有时 S 波之后又出现一向上的波，则称之为 R'（r'）波，之后再出现向下的波，称 S'（s'）波；若只有向下的波，而没有向上的波，称为 QS 波。当波幅 ≥ 0.5 mV 时，用 R、S 表示，当波幅 < 0.5 mV 时，用 r、s 表示。

正向波：先 R（r），后 R'（r'）；负向波：先 Q（q），后 S（s），单一 QS；波形大（> 0.5 mV），大写；波形小（< 0.5 mV），小写。

2. 时限

正常成年人 QRS 波时限 < 0.12 s，多数在 0.06 ~ 0.10 s。QRS 波时限 ≥ 0.12 s，则 QRS 时限延长。

3. 形态和振幅

（1）Q（q）波：时限 < 0.04 s，振幅 < R/4。除 aVR 导联外，若时限 ≥ 0.04 s 和 / 或振幅 ≥ R/4，则称异常 Q 波。

（2）QRS 波：

①肢体导联：a. 所有肢体导联 R + S > 0.5 mV。b. aVR 导联的主波向下，可呈 QS、rS、rSr' 或 Qr 型，Q/R > 1，R < 0.5 mV。c. Ⅰ、Ⅱ 导联的主波向上，$R_1 + S_{Ⅲ} < 2.5$ mV，$R_1 < 1.5$ mV，$R_{aVL} < 1.2$ mV。

②胸前导联：a. R 波递增、S 波递减，各导联 R + S > 1 mV。b. V_1、V_2 多呈 rS 型，$RV_1 < 1.0$ mV。c. V_5、V_6 可呈 qR、qRs、Rs 或 R 型，$RV_5 < 2.5$ mV，且 $RV_5 + SV_1 < 3.5$（女）或 4.0 mV（男）。

（二）室壁激动时间（ventricular activation time，VAT）

VAT 指从 QRS 波群起点到 R 波顶峰垂线之间的时距，代表从心室开始除极至激动到该电极下心室外壁所需的时间。一般只测量 V_1（或 V_2）及 V_5（或 V_6），两者分别反映右心室壁激动时间（RVAT，正常值：0.01 ~ 0.03 s）和左心室壁激动时间（LVAT，正常值：0.02 ~ 0.05 s）。

（三）心电轴

心室除极的主向量。

1. 测定方法

（1）目测法：目测法简单实用，但是误差较大，只能大概估计出电轴偏移的度数，或者说只能看出电轴左偏、右偏或者不偏。

（2）测量法。

2. 电轴左偏

电轴左偏常见于左前分支阻滞、左心室肥大、下壁心肌梗死、预激综合征、横位心等。

3. 电轴右偏

电轴右偏常见于左后分支阻滞、右心室肥大、急性或慢性肺性疾病、正常年轻人或瘦长体型者等。

（四）电压

1. 低电压

R + S 在所有肢体导联 < 0.5 mV 和 / 或所有胸前导联 < 1 mV。

2. 高电压

（1）左室高电压：① $R_I + S_{III} > 2.5$ mV，$R_{aVL} > 1.2$ mV。② $R_{II} > 2.5$ mV，$R_{III、aVF} > 2.0$ mV。③男性 $R_{V5} + S_{V1} > 4.0$ mV、女性 $R_{V5} + S_{V1} > 3.5$ mV。④男性 $R_{V5、V6} > 2.8$ mV、女性 $R_{V5、V6} > 2.5$ mV。⑤男性 $R_{aVL} + S_{V3} > 2.8$ mV、女性 $R_{aVL} + S_{V3} > 2.0$ mV（Cornell 诊断标准）。

（2）右心室高电压：① $R_{V1} > 1.0$ mV，V_1 导联 R/S ≥ 1。② $R_{V1} + S_{V1} > 1.2$ mV。③ aVR 导联 R/S 或 R/q ≥ 1，$R_{aVR} > 0.5$ mV。

（五）胸导联 R 波递增

1. 正常 R 波递增

R 波振幅由 $V_1 \sim V_4$ 或 V_5 逐渐增高，移行导联（呈 RS 型）常位于 V_3 或 V_4 导联。

2. R 波递增不良

胸前导联 R 波振幅逐渐增高的趋势不明显。

3. R 波逆递增

胸前导联 R 波振幅逐渐降低。

五、J 点、J 波、Epsilon 波、Brugada 波及 Lambda 波

（一）J 点

QRS 波群终点与 ST 段起点的结合点。

1. 正常 J 点

J 点一般多在等电位线上，上下偏移 < 0.1 mV，可随 ST 段偏移而移位。

2. J 点抬高

早期复极综合征时，以 R 波为主导联 J 点抬高 0.1 ~ 0.4 mV，与迷走神经张力过高有关。

（二）J 波

当心电图 J 点从基线抬高 ≥ 0.2 mV、时程 ≥ 20 ms 的圆顶状或驼峰状波称之为 J 波，为心室提前发生的复极波，又称 Osborn 波。

J 波可见于迷走神经张力增高，亦可见于低温（≤ 34℃）、高钙血症、颅脑疾患、心肺复苏过程中，易诱发恶性室性心律失常。

（三）Epsilon 波（ε 波）

Epsilon 波位于 QRS 波之后、ST 段起始处，呈高频、低振幅的小棘波或震荡波，持续几十毫秒不等，多见于 $V_1 \sim V_0$ 导联。

Epsilon 波是致心律失常性右室心肌病较为特异的一个指标，但并非其特有，临床上引起右室心肌除极延迟的病理过程都可出现 Epsilon 波。

（四）Brugada 波

$V_1 \sim V_3$ 导联出现类似右束支传导阻滞、J 波振幅 ≥ 2 mV、ST 段呈穹隆（下斜）型抬高伴 T 波倒置，称为 1 型 Brugada 波。

根据 Brugada 波的 J 波幅度、ST 段抬高形态及幅度、T 波的形态临床分为三型，只有 1 型 Brugada 波具有诊断意义，是 Brugada 综合征诊断标准之一。

（五）Lambda 波（λ 波）

下壁（Ⅱ、Ⅲ、aVF）导联出现 ST 段下斜型抬高、伴缓慢下降与倒置 T 波组成，近似希腊字母 λ，称之为 Lambda（λ）波。

Lambda（λ）波是最近提出的一个心室除极与复极均有异常的心电图波。

J波、Epsilon波、Brugada波、lAmbda（λ）波，均可引起室速和室颤等恶性心律失常，与心源性猝死密切相关。

六、ST 段

ST段是指QRS波终点至T波开始的间期，多呈等电位线。代表心室除极结束（QRS波）至心室复极开始（T波）之间无电位变化时段。ST段时间为0.05～0.15 s。

（一）ST 段偏移正常值

测量ST段应从J点后0.04～0.08 s处作一水平线，再根据T-P段（T波终点至P波起点）的延长线或相邻心搏QRS波群起点的连线作为基线，水平线与基线的净差值即为ST段偏移振幅。大部分正常者ST段呈等电位线，少部分ST段可轻度偏移，表现为以R波为主导联ST段压低应≤0.05 mV，抬高应≤0.1 mV，V_1～V_3导联抬高可达0.3 mV。

（二）ST 段偏移的形态及临床意义

1. ST段呈上斜型（斜直型）抬高

ST段呈上斜型（斜直型）抬高见于正常人、迷走神经张力过高者、变异型心绞痛及心肌梗死超急性期等。

2. ST段呈凹面向上型抬高

ST段呈凹面向上型抬高多伴有T波直立，见于急性心肌梗死早期、急性心包炎、早期复极综合征、电击复律后、颅内出血、高钾血症及左室舒张期负荷过重等。

3. ST段呈弓背向上型、单向曲线型、水平型、墓碑型抬高

多见于急性心肌梗死的急性期、变异型心绞痛、室壁瘤形成及重症心肌炎等。

4. ST段呈"穹隆型"或"马鞍型"抬高

多见于Brugada综合征患者。

5. ST段呈"巨R型"抬高

多见于心肌梗死超急性期，急性而严重的心肌缺血，急性心肌损伤。

6. ST段呈上斜型压低

多无临床价值。

7. ST段呈近水平型压低

需结合ST段压低程度，若>0.1 mV者，可能是异常表现。

8. ST段呈水平型、下斜型压低

多见于心肌缺血、心肌劳损、低钾血症等。若ST段显著压低（≥0.3 mV），且伴T波倒置时，应警惕急性心内膜下心肌梗死的可能。若伴R波振幅明显增高（RV_3～V_5），多提示心尖部肥厚型心肌病可能。

9. ST段鱼钩样压低

多见于洋地黄类药物影响。

七、T 波

T波代表心室复极时产生的电位变化。

（一）正常T波的特点：

1. 形态

前肢上升缓慢，后肢下降较快，波峰呈圆钝状。

2. 方向与振幅

多与QRS波主波方向一致，振幅≥1/10R；V_1～V_4导联T波振幅逐渐增高，而倒置者应逐渐变浅。

3. 时限

一般 < 0.25 s。

（二）T–P 段

T–P 段指心电图上前 –T 波结束到下一个心动周期 P 波开始间的一段，代表心室完全复极完毕。心电图上的等电位线通常以 T–P 段为准。

（三）T 波峰 – 末（Tp–e）间期

T 波峰 – 末（Tp–e）间期指 T 波顶峰至终末的间期，是反映心室跨壁复极离散度的量化指标。Q–T 间期或 Tp–e 间期延长，对室性心律失常的发生有预测意义。

（四）T 波异常改变的类型及临床意义

I. T 波高耸

若常规心电图中有 3 个以上导联出现 T 波振幅 ≥ 1.0 mV 或以 R 波为主导联 T 波振幅大于同导联 R 波的振幅，均称为高耸 T 波。常见于超急性期心肌梗死、变异型心绞痛、早期复极综合征、左心室舒张期负荷过重、部分脑血管意外等。

2. T 波高尖

T 波高耸呈箭头状，两肢对称，基底部狭窄，以胸前导联最为显著，常伴 Q–T 间期缩短。T 波高、尖、窄、对称呈帐篷样，是高钾血症心电图征象。

3. T 波低平

振幅 < 1/10 R，称 T 波低平。

4. T 波双向

呈正负或负正双向时的形态。

5. T 波双峰

T 波呈双峰改变。

6. T 波倒置

一般 T 波倒置的深度多在 0.25 ～ 0.6 mV。若常规心电图中有 3 个以上导联倒置 T 波的深度 ≥ 1.0 mV，则称为巨大倒置 T 波，见于冠心病、肥厚型心肌病、脑血管意外及嗜铬细胞瘤等疾病。

（1）冠状 T 波：又称缺血性 T 波倒置。其倒置的 T 波双肢对称、基底部狭窄、波谷尖锐。可见于透壁性心肌缺血、慢性或亚急性期心肌梗死、慢性冠状动脉供血不足、肥厚型心肌病等。若心电图无左心室肥大表现，持续性冠状 T 波对冠心病尤其是冠心病合并心肌病变有独特的预测价值。

（2）Niagara（尼加拉）瀑布样 T 波：亦称为交感神经介导性巨倒 T 波。脑血管意外、阿一斯综合征发作后及有交感神经兴奋性异常增高的急腹症等患者出现的一种特殊形态的巨倒 T 波，酷似美国与加拿大交界的 Niagara 瀑布，故被命名为 Niagara 瀑布样 T 波。

（3）劳损型 T 波倒置：以 R 波为主导联 T 波倒置，两肢不对称，前肢下降较缓慢、后肢上升较快，基底部较窄，多伴 ST 段下垂型、水平型、弓背向上型压低及 R 波电压明显增高，为左心室肥大伴劳损或心尖肥厚型心肌病的特征性心电图改变。见于左心室收缩期负荷过重的疾病，如高血压性心脏病、梗阻性肥厚型心肌病及心尖肥厚型心肌病等。

（4）功能性 T 波倒置：分为孤立性负向 T 波综合征（心尖现象）和持续性童稚型 T 波（幼年型 T 波），前者倒置的 T 波多发生在 V$_4$ 导联，偶见于 V$_4$、V$_5$ 导联；右侧卧位时，可使倒置的 T 波恢复直立。多见于瘦长型的健康青年，属正常变异，但易误诊为心肌炎、心尖肥厚型心肌病。后者常见于婴幼儿，其心电图特点是：①倒置的 T 波仅见于 V$_1$ ～ V$_4$ 导联，且以 V$_2$、V$_3$ 导致倒置最深。②倒置的深度多 < 0.5 mV，肢体导联及 V$_5$、V$_6$ 导联 T 波正常。少数人 V$_1$ ～ V$_4$ 导联 T 波倒置可一直持续到成人，故称为持续性童稚型 T 波，可能与无肺组织覆盖"心切迹"区有关，属正常变异。年轻者易误诊为心肌炎、心尖肥厚型心肌病；年长者易误诊为前间壁心肌梗死。

7. T波电交替

T波形态、振幅甚至极性发生交替性改变，通常每隔1次心搏出现1次，应排除呼吸、体位、胸腔或心包积液等心外因素。多与电解质紊乱（低钙、低镁、低钾血症）、心肌缺血缺氧、支配心脏的自主神经失衡等因素有关。显著的T波、Q-T间期电交替，是心室复极不一致、心电活动不稳定的表现，易发生严重的室性心律失常而猝死。多见于长Q-T间期综合征、心肌缺血、心功能不全及电解质紊乱等患者。目前认为T波电交替是预测恶性室性心律失常的独立指标之一。

八、U 波

U波是浦肯野纤维或心室壁中层M细胞延迟复极波，还是机械电耦联引起的后电位，目前其发生的电生理机制尚存争议。

（一）正常U波的特点

1. 形态

U波是紧随T波之后（0.02 ~ 0.04 s）出现的圆钝状的低平波。心率增快时，部分U波可重叠于T波上。

2. 时限

0.16 ~ 0.25 s

3. 方向与振幅

与T波方向一致，在V2 ~ V4导联最为明显。振幅一般≤ 0.15 mV，不超过同导联1/2 T波。

（二）U波异常改变的类型及临床意义

1. U波增高

当U波振幅大于同导联T波或≥ 0.2 mV时，称U波增高。多见于低钾血症、抗心律失常药物影响（如胺碘酮等）、迷走神经张力过高、脑血管意外及三度房室传导阻滞等。若服用可引起Q-T间期延长的药物后，U波增高的病理意义超过Q-T间期延长，是出现室性期前收缩，甚至是尖端扭转型室性心动过速的先兆。

2. U波倒置

在以R波为主导联，U波不应该倒置。若出现U波倒置，则提示心肌梗死、左心室劳损及心肌缺血等，尤其是左前降支动脉病变所引起的心肌缺血。若运动试验后出现U波倒置，则是心肌缺血的佐证，为运动试验阳性标准之一。

九、Q-T 间期

Q-T间期是指从QRS波起点至T波终点之间的时限，代表从心室肌除极到复极所需的时间。

1. Q-T间期

正常Q-T间期与心率成反比关系，且女性略长于男性，随着年龄增加而延长，通常采用心率校正的Q-T间期。

2. Q-Tc

心率校正后Q-T间期称为Q-Tc（Bazett公式），Q-Tc = QT/RR，正常值为男性0.40 s ± 0.04 s，女性0.42 s ± 0.04 s。

估算方法：以0.40 s ± 0.04 s作为心率70次/分的正常Q-T间期范围。在70次/分的基础上心率每增加（或减少）10次/分，则Q-T间期减去（或加上）0.02。例如：心率100次/分，算得的正常Q-T间期范围应是0.40 s -（3 × 0.02 s）± 0.04 s = 0.34 ± 0.04 s。

在心率60 ~ 100次/分情况下，Q-T间期小于其前R-R间期的1/2。

3. Q-T间期异常

（1）Q-T间期延长：Q-T间期超过正常测量值范围或Q-Tc ≥ 0.47 s（男性）/0.48 s（女性），多伴T波改变（T波宽大、双峰切迹或低平）或ST-T改变（ST段平直或斜型延长伴T波高尖）。Q-T间期延长易导致恶性室性心律失常，尤其是尖端扭转型室性心动过速。

（2）Q-T 间期缩短：Q-T 间期 ≤ 0.29 s 或 ≤ Q-Tp 的 88% [Q-Tp，即 Q-T 间期预测值，计算公式：Q-Tp（ms）= 656/（1 + 心率 /100）]，Q-Tc ≤ 0.30 s。多伴 ST 段缩短甚至消失，胸前导联多见高尖的、对称或不对称的 T 波。常并发阵发性心房颤动、室性心动过速甚至心室颤动。

第三节　常规心电图

心肌在机械收缩之前所产生的心肌电活动，可通过身体各部组织传至体表，使其发生电位变化，在体表放置电极，将每个心动周期的电位变化按时间顺序记录下来，形成的一系列曲线叫心电图。心电图是检查心律失常必需的、最重要的方法，它方便、经济、无创伤、可反复进行，是其他方法所不可取代的。目前推荐使用 12 通道同步心电图记录。

心电图产生机制：通常用"电偶"学说说明心肌细胞除极和复极机制。静息心肌细胞为极化状态，细胞膜外带正电荷，膜内带负电荷，两侧保持平衡，不产生电位变化。当心肌细胞一端的细胞膜受到阈刺激时，细胞内外正、负离子的分布发生逆转，膜外带负电荷而膜内带正电荷，产生动作电位，与处于静止状态的临近细胞膜构成一对电偶，其电穴在后，电源在前。此电偶向另一端推移，产生动作电流，直至整个细胞完成除极化。此时若将检测电极置于体表一定位置，便可测得一定的电位变化。于对向细胞除极方向的电极处测得正电位描出向上的波，背离细胞除极方向的电极处测得负电位描出向下的波（图 3-2）。心肌细胞完成除极后，细胞膜又逐渐恢复为静止状态为复极化。由此而产生的电偶，电穴在前，电源在后。就单个心肌细胞而言，出现与除极数量相等而方向相反的电位变化，但由于整个心脏复极方向与除极方向相反，故记录的是与除极时产生的主波方向相同的复极波。可以认为，体表所采集的心电变化，是全部参与电活动的心肌细胞的电位变化按"心电综合向量"所综合的结果。

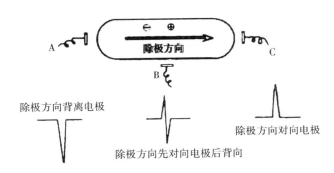

图 3-2　心肌细胞受刺激后的除极以及所产生电位与检测电极位置的关系

一、心电图导联体系

（一）肢体导联

肢体导联包括双极肢体导联 Ⅰ、Ⅱ、Ⅲ 及加压肢体导联 aVR、aVL、aVF。其电极主要安放于 3 个部位：右臂（R）、左臂（L）、左腿（F），连接此 3 点即成为 Einthoven 三角，用来描述综合心电向量上下、左右的活动及幅度（图 3-3）。

（二）胸前导联

探查的正电极应安放于胸前固定的部位（图 3-4），另将肢体导联的 3 个电极连接起来，构成"中心电站"或"无干电极"。其电极的具体安放部位及其主要作用见下表（表 3-1），用来描述综合心电向量前后、左右的活动及幅度（图 3-5）。

二、心电图波形简介

每一次心脏搏动前都先在心电图上记录出一组波形（图3-6）。①P波：为首先出现的一个振幅不高，圆钝的波形，代表左、右心房的除极过程。②P-R段：代表心房的复极过程及房室结和房室束的电活动，P波与P-R段合计为P-R间期，P-R间期代表心房开始除极至心室开始除极的时间。③QRS波群：一个狭窄但振幅较高的波群，代表左、右心室的除极过程。④ST-T：继QRS波群之后位于基线上的一个平段为ST段，其后是一个较圆钝宽大的向上的波，称为T波，代表左右心室复极过程。⑤U波：T波后的一个不明显的朝上的小波。

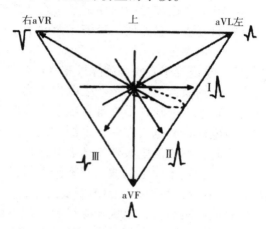

图3-3　额面心电向量环在肢体导联上的投影

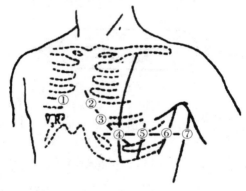

图3-4　胸前导联正极安放位置

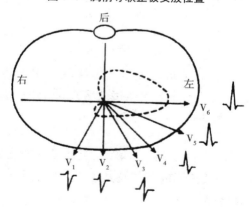

图3-5　横面心电向量环在胸前导联轴上的投影

表 3-1　常规胸导联及选用导联电极的位置与作用

	导联	正极位置	负极位置	主要作用
常规导联	V_1	胸骨右缘第 4 肋间	无干电极	反映右心室壁改变
	V_2	胸骨左缘第 4 肋间	无干电极	反映右心室壁改变
	V_3	V_2 与 V_4 连接线的中点	无干电极	反映左右心室移形改变
	V_4	左锁骨中线与第 5 肋间相交处	无干电极	反映左右心室移形改变
	V_5	左腋前线 V_4 水平处	无干电极	反映左心室壁改变
	V_6	左腋中线 V_4 水平处	无干电极	反映左心室壁改变
选用导联	V_7	左腋后线 V_4 水平处	无干电极	诊断后壁心肌梗死
	V_8	左肩胛骨线 V_4 水平处	无干电极	诊断后壁心肌梗死
	V_9	左脊柱旁线 V_4 水平处	无干电极	诊断后壁心肌梗死
	$V_{3R} \sim V_{6R}$	右胸部与 $V_3 \sim V_6$ 对称处	无干电极	诊断右心病变
	VE	胸骨剑突处	无干电极	诊断下壁心肌梗死
	S_5	胸骨右缘第 5 肋间	无干电极	诊断下壁心肌梗死
	A	剑突下	胸骨柄	双极导联，重点显示 P 波

注：无干电极 = R + L + F，即右臂、左臂、左腿各加电阻后相连接

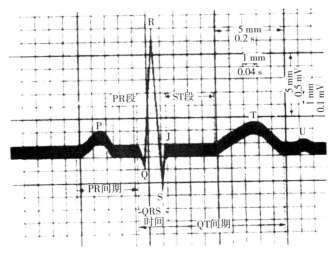

图 3-6　心电图波形

　　一组正常的心电图是由 P、QRS、T（有无 U 波不定）组成的，一般描计在特定的方格纸上，横向代表时间，每小格 1 mm 代表 0.04 s（按走纸速度 25 mm/s 计算），纵向代表电压，每小格 1 mm 代表 0.1 mV。

三、心电图各波段异常

（一）P 波异常

P 波代表心房除极波。分析 P 波对心律失常的诊断与鉴别诊断具有重要意义。

1. P 波性质

（1）窦性 P 波：P 波源于窦房结：① P 波 I、II、aVF、$V_3 \sim V_6$ 导联直立，aVR 导联倒置。② P-R 间期 ≥ 0.12 s。见图 3-7。

　　P 波频率在 60 ~ 100 次 / 分，为正常窦性心律；高于 100 次 / 分为窦性心动过速；低于 60 次 / 分为窦性心动过缓；P-P 间距差别 > 120 ms 为窦性心律不齐。

（2）房性 P 波：房性 P 波源于心房的 P' 波（用 P' 表示之）。① P' 形态与窦性 P 波不同。② P'-R 间期 > 120 ms。P' 波起源于右房上部，与窦性 P 波大同小异。P' 波若起自右房下部，则 I、aVL、

$V_1 \sim V_2$ 导联 P' 波直立，Ⅱ、Ⅲ、aVF 导联 P' 波倒置。P' 波若起源于左房，则 Ⅰ、aVL、V_5、V_6 导联 P' 波倒置。P' 波起源于房间隔，其时间比窦性 P 波窄。

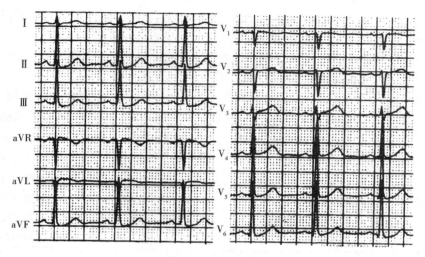

图 3-7　窦性心律

延迟发生的 P' 波为房性逸搏或过缓的房性逸搏。P' 波频率低于 60 次 / 分，为房性逸搏心律。P' 波频率为 60 ~ 100 次 / 分，为加速的房性逸搏心律。提早发生的 P' 波为房性期前收缩；P' 波频率为 100 ~ 250 次 / 分，称为房性心动过速。见图 3-8。

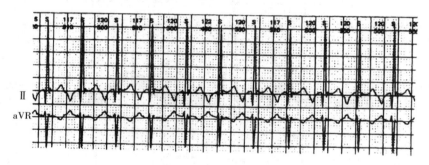

图 3-8　房性心动过速

（3）交界性 P' 波：P' 波起源于房室交界区：①Ⅱ、Ⅲ、aVF 导联 P' 波倒置，Ⅰ、aVL 导联 P' 波直立。②P' 波位于 QRS 之前，P'-R 间期 < 120 ms。③交界性 P' 波位于 QRS 之中。④交界性 P' 波出现于 QRS 之后。见图 3-9。

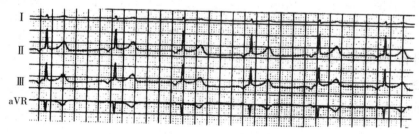

图 3-9　交界性心律

（4）室性 P' 波：室性激动逆行心房传导产生室性 P' 波。逆传方式有两种：①沿正常传导系统逆传心房，R-P' 间期较长，希氏束电图显示 V-H-A 顺序。②沿旁道逆传心房，R-P' 间期较短，希氏束电图显示 V-A-H 顺序。扩张型心肌病 P 波增大见图 3-10。

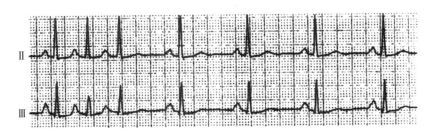

图 3-10　扩张型心肌病 P 波增大

2．P 波时限改变

（1）P 波时限延长：①左房扩大或双心房扩大见于风心病、高血压性心脏病、扩张型心肌病等。②不完全性心房内传导阻滞见于冠心病、糖尿病性心脏病等。

（2）P 波时限变窄：①高钾血症。②房性节律起自心房间隔部。③甲状腺功能减退。④房性融合波。

3．P 波振幅改变

（1）P 波振幅增大：①右房扩大见于先心病、肺心病等。②时相性心房内差异传导窦性心律时 P 波振幅正常，发生房性期前收缩、房性心动过速时 P′ 波异常高尖。③心房内压力增高 P 波高尖。④心房肌梗死 P 波增高增宽，出现切迹。P-R 段抬高或降低。出现房性快速心律失常，常有心房肌梗死。⑤电解质紊乱：低钾血症，P 波增高、T 波低平、U 波振幅增大。⑥甲状腺功能亢进：窦性心动过速，P 波振幅增高、ST 段下降、T 波低平。⑦立位心电图：P 波振幅可达 0.30 mV 左右。⑧运动心电图：运动时 P 波高尖，终止运动试验后 P 波振幅降至正常。

（2）P 波振幅减小：①激动起源于窦房结尾部 P 波振幅减小，窦性频率减慢，P-R 间期变短。②房性节律激动起自心房中部，P′ 相量相互综合抵消，P′ 波减小。③过度肥胖 P 波、QRS 波、T 波振幅同时减小。④甲状腺功能减退 P 波振幅减小，心率减慢，QRS 波低电压，T 波低平。⑤全身水肿 P 波、QRS 波、T 波低电压。⑥气胸，大量心包积液 P 波、QRS 波、T 波振幅降低。⑦高钾血症随着血钾浓度逐渐增高，P 波振幅逐渐减小直至消失，T 波异常高耸，呈"帐篷"状。

（二）QRS 波群异常

1．异常 Q 波

异常 Q 波，指 Q 波时间 > 0.04 s，Q 波深度 > 后继 R 波的 1/4，Q 波出现粗钝与挫折，$V_1 \sim V_3$ 出现 q 及 QS 波。临床将 Q 波分为梗死性 Q 波与非梗死性 Q 波。

梗死性 Q 波特征：①原无 Q 波的导联上出现了 q 或 Q 波，呈 qrS、QR、Qr 或 QS 型。②q 波增宽、加深，由 qR 型变为 QR、Qr 型。③出现增高的 R 波。④R 波振幅减小。⑤Q 波消失，见于对侧部位发生了急性心肌梗死，或被束支传导阻滞等所掩盖。⑥有特征性的急性心肌梗死的 ST 段和 T 波的演变规律。⑦有典型症状。⑧心肌损伤标记物增高。⑨冠状动脉造影阳性，梗死部位的血管狭窄、闭塞或有新的血栓形成。

非梗死性 Q 波见于心肌病、先心病、心室肥大、预激综合征、肺气肿等，心电图特征：①Q 波深而窄。②Q 波无顿挫或切迹。③无 ST 段急剧抬高或下降。④无 T 波的演变规律。结合超声、冠状动脉造影等检查，可明确 Q 波或 QS 波的病因诊断。

1）Ⅰ、aVL 导联出现 Q 波或 QS 波。

（1）急性广泛前壁心肌梗死：①Ⅰ、aVL、$V_1 \sim V_6$ 出现坏死型 q 波或 Q 波呈 qR、QR 或 QS 型。②出现特有的 ST-T 演变规律。③冠状动脉显影相关血管闭塞或几乎闭塞。

（2）高侧壁心肌梗死：①Ⅰ、aVL 出现坏死型 Q 或 Qs 波。②出现急性心肌梗死的 ST-T 演变规律。

（3）预激综合征：①预激向量指向下方，Ⅰ、aVL 导联预激波向下，呈 Qs 型或 QR 型。②P-R 间期缩短。③QRS 时间延长。④继发性 ST-T 改变。⑤电生理检查可以确定旁道的部位，并进行射频消融术。

（4）右室肥大：Ⅰ、aVL 可呈 QS 型，V_1、V_2 导联 R 波异常增高，V_5、V_6 导联 S 波加深，临床有右室肥大的病因和证据。

（5）左前分支传导阻滞：①Ⅰ、aVL 导联可呈 qR 型。②显著电轴左偏 -45°～-90°。

（6）右位心：①Ⅰ、aVL 呈 QS 型或 Qr 型。②有右位心的其他证据。

（7）心脏挫裂伤：Ⅰ、aVL 导联出现 Q 波。

（8）扩张型心肌病：Ⅰ、aVL 导联出现 Q 波或 QS 波（图 3-11）。

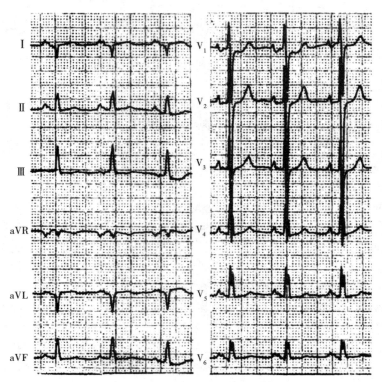

图 3-11　扩张型心肌病 I 、aVL 导联出现 QS 波

患者男性，48 岁。扩张型心肌病，窦性心律，心率 82 次 / 分，P 波时
限 0.12 s，左房扩大，Ⅰ、aVL导联呈 QS 型，V₅、V₆导联 R 波顿挫

2）Ⅱ、Ⅲ、aVF 导联出现 Q 波或 QS 波。

（1）急性下壁心肌梗死：①Ⅱ、Ⅲ、aVF 导联原无 q 波，以后出现了 Q 波或 q 波。②$Q_Ⅱ ≥ 40$ ms，qaVF > 20 ms，Ⅱ导联有肯定的 q 波。③伴有后壁或右室梗死。④出现急性下壁心肌梗死所具有的特征性 ST-T 演变规律。⑤合并一过性房室传导阻滞的发生率较高。⑥冠状动脉造影多为右冠状动脉病变。

（2）急性肺栓塞：①$S_Ⅰ$、$Q_Ⅲ$、$T_Ⅲ$综合征：即Ⅰ导联出现了 s 波，Ⅲ导联出现深的 Q 波及 T 波倒置。②Ⅱ、aVF 导联 q 波不明显。③右胸壁导联 ST 段抬高及 T 波倒置。④心电图变化迅速，数日后可恢复正常。

（3）左束支传导阻滞合并显著电轴左偏：① QRS 时间 ≥ 120 ms。②Ⅰ、aVL、V₅、V₆呈单向 R 波。③Ⅱ、Ⅲ、aVF 呈 QS 型，$QS_Ⅲ > QS_Ⅱ$。④显著电轴左偏。⑤Ⅱ、Ⅲ、aVF 导联 ST 段抬高，ST-T 无动态演变。

（4）左后分支传导阻滞：①Ⅱ、Ⅲ、aVF 导联呈 qR 型，未能达到异常 Q 波的标准。②电轴右偏 ≥ +110°。

（5）预激综合征：①预激向量指向左上方，Ⅱ、Ⅲ、aVF 导联预激波向下，呈 QS 波或 QR 波。②P-R 间期缩短 120 ms。③ QRS 波时间延长。④电生理标测旁道多位于左心室后壁（图 3-12）。

（6）二尖瓣脱垂：①Ⅱ、Ⅲ、aVF 导联可呈 Qs 型。②Ⅱ、Ⅲ、aVF 导联 ST 段下降，T 波倒置。③听诊有咯喇音。④超声心动图显示二尖瓣脱垂的特征性改变。

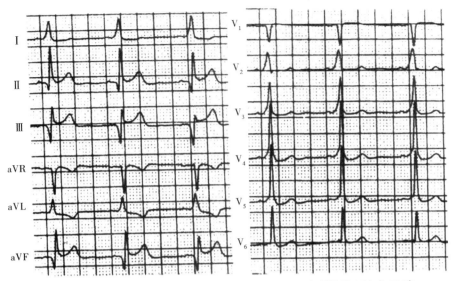

图 3-12 预激向量指向右后下方，Ⅱ、Ⅲ、aVL、V₁ 出现异常 Q 波或 QS 波

3）右胸壁导联出现 q、Q 波及 QS 波。

（1）前间壁心肌梗死：① V_1、V_2 或 V_3 出现 qrS 或 QS 波形。②有急性前间壁心肌梗死特征性 ST-T 演变规律。③心肌损伤标记物增高。

（2）左室肥大：① V_5、V_6 导联 R 波增大。② V_1、V_2 导联可出现 QS 波。③ $V_1 \sim V_2$ 导联 ST 段抬高伴 T 波直立，$V_5 \sim V_6$ 导联 ST 段下降伴 T 波低平、双向或倒置。④有左室肥大的病因及其他症状。

（3）左束支传导阻滞：① QRS 波时间延长。② Ⅰ、aVL、V_5、V_6 呈 R 型，V_1、V_2 可呈 QS 型。③ $V_1 \sim V_3$ 导联 ST 段抬高伴 T 波直立，V_5、V_6 导联 ST 段下降伴 T 波倒置（图 3-13）。

（4）左前分支传导阻滞：少数左前分支传导阻滞，QRS 起始向量向后，可在 V_1、V_2 导联出现 qrS 波。

（5）右侧旁路：① P-R 间期 < 120 ms。② V_1、V_2 导联预激波向下，呈 QS 型或 QR 型。③ QRS 波时间增宽。④有继发性 ST-T 改变。

（6）慢性肺部疾病：慢性支气管炎、肺气肿、肺心病，可有下列心电图改变：① $V_1 \sim V_3$ 导联呈 QS 波。② $V_4 \sim V_6$ 导联出现 rS 波或 RS 波。③肢体导联 P 波增高，QRS 波电压降低。

（7）右室肥大：① V_1、V_2 呈 qR 型。② V_5、V_6 呈 rS 型。③额面 QRS 波电轴显著右偏。

（8）扩张型心肌病：部分扩张型心肌病患者，右胸导联出现异常 Q 波或 QS 波，常伴有束支传导阻滞、不定型室内传导阻滞或室性心律失常。

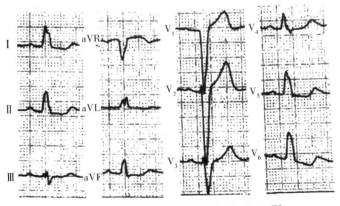

图 3-13 完全性左束支传导阻滞，V_1 呈 QS 型

4）左胸导联出现 Q 波或 QS 波。

（1）急性前侧壁心肌梗死：① $V_1 \sim V_6$ 出现梗死性 Q 波或 QS 波。②梗死区的导联上有特征性

ST-T 改变。

（2）肥厚梗阻型心肌病：①V_1、V_2 导联 R 波增高。②$V_4 \sim V_6$ 导联 Q 波加深。Q 波时间不超过 40 ms。③$V_1 \sim V_6$ 导联 T 波直立。

（3）左室肥大（舒张期负荷增重型）：①$V_4 \sim V_6$ 导联 Q 波增深。②Ⅰ、aVL、Ⅱ、aVF、$V_1 \sim V_6$ 导联 R 波增高。③$V_4 \sim V_6$ 导联 ST 段轻度抬高伴 T 波直立。超声心动图显示主动脉瓣关闭不全等。

（4）左前旁路：①预激向量指向右前方，V_5、V_6 导联负向预激波，呈 rS 波或 QS 波。②P-R 间期缩短。③QRS 波时间增宽。

（5）右室肥大：①有时 $V_1 \sim V_6$ 均呈 QS 型。②QRS 波电轴右偏。③QRS 波振幅减小。

（6）迷走神经张力增高：①$V_4 \sim V_6$ 出现 Q 波，其宽度 < 40 ms。②$V_4 \sim V_6$ 导联 ST 段轻度抬高及 T 波直立。③常伴有窦性心动过缓。④见于健康人，特别是运动员。

2. QRS 波振幅异常

1）QRS 波低电压：QRS 波低电压指标准导联和加压单极肢体导联中，R 波 + S 波振幅的算术和 < 0.5 mV，或胸壁导联最大的 R 波 + S 波振幅的算术和 < 1.0 mV 者，称为 QRS 波低电压。标准导联低电压时，加压肢体单极导联必定也是低电压。低电压仅见于肢体导联或胸壁导联，也可见于全部导联上。引起低电压的原因如下。

（1）过度肥胖心脏表面与胸壁之间的距离拉大，QRS 波振幅降低，出现低电压。

（2）大面积心肌梗死，QRS 波低电压，预示预后不良。病死率较 QRS 正常者高。

（3）心包积液及胸腔积液造成电流短路，致使 QRS 波振幅减小。

（4）肺气肿 QRS 波振幅减小，顺钟向转位。

（5）甲状腺功能减退 QRS 波振幅减小，T 波低平，窦性心动过缓。

（6）扩张型心肌病晚期出现 QRS 波时间延长，低电压。

（7）最大 QRS 波向量垂直于肢体导联，QRS 波振幅减小，但胸壁导联 QRS 波振幅无明显降低。

2）QRS 波振幅增大：（1）有室肥大：①aVR、V_1、V_2、V3R 导联 R 波增大。②V_5、V_6 导联呈 Rs 波或 rS 波。③QRS 波电轴右偏（图 3-14）。

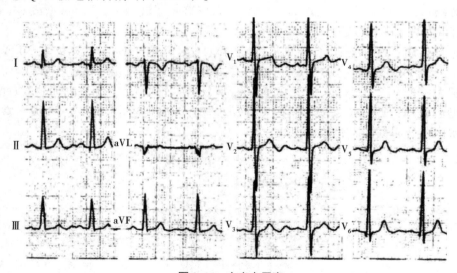

图 3-14　右室电压高

患者女性，56 岁。先心病，房间隔缺损，V_1 导联 R = 2.10 mV

（2）右束支传导阻滞：①V_1 导联出现终末 R' 波，呈 rsR' 型。②QRS 终末部分宽钝。③QRS 波时间延长。

（3）中隔支传导阻滞：①V_1、V_2 导联 R 波增高，呈 RS 型或 Rs 型。②V_5、V_6 导联无 q 波。③V_1、V_2 导联 R 波 > V_5、V_6 导联 R 波。

（4）后壁心肌梗死：①V_1、V_2 或 V_3 导联 R 波增高，呈 RS 型或 Rs 型。②$V_7 \sim V_9$ 呈 QR、Qr

或 Qs 型。③ V₁ ~ V₃ 的 ST 段下降伴 T 波直立；V₇ ~ V₉ 导联 ST 段抬高伴 T 波倒置。

（5）逆钟向转位：① V₁ ~ V₃ 呈 Rs 型或 RS 型。② V₅、V₆ 呈 qR 波或 R 波。

（6）左室肥大：① Ⅰ 、Ⅱ 、Ⅲ 、aVL、V₄ ~ V₅ 导联出现增高 R 波。② R 波电压增高的导联上 ST 段下降及 T 波低平或倒置。

（7）不完全性左束支传导阻滞：① QRS 波时间延长。② Ⅰ 、aVL、V₅、V₆ 呈单向 R 波。③ V₅、V₆ 导联 R ≥ 2.5 mV。④继发性 ST-T 改变。

（8）胸壁较薄：心脏与胸壁电极之间的距离缩短，QRS 电压增高。

（9）预激综合征：A 型预激综合征，V₁ ~ V₆ 导联出现高大 R 波。B 型预激综合征，V₄ ~ V₆ 导联出现高大 R 波。C 型预激综合征，V₁、V₂ 导联出现高大 R 波。预激向量指向左上方，Ⅰ 、aVL 导联 R 波增高。预激向量指向下方，Ⅱ 、Ⅲ 、aVF 导联 R 波增高。

3. QRS 波时间延长

（1）左束支传导阻滞。

①不完全性左束支传导阻滞：a. QRS 波时间轻度延长。b. 呈左束支传导阻滞图形。

②完全性左束支传导阻滞：a. QRS 波时间 ≥ 120 ms。b. 呈左束支传导阻滞图形。

（2）右束支传导阻滞。

①不完全性右束支传导阻滞：a. QRS 波时间轻度延长。b. 呈右束支传导阻滞图形。

②完全性右束支传导阻滞：a. QRS 波时间 ≥ 120 ms。b. 呈右束支传导阻滞图形。

（3）左室肥大：QRS 波时间轻度延长、左室面导联 QRS 波振幅增大，继发性 ST-T 改变。

（4）右室肥大：QRS 波电轴右偏，QRS 波时间轻度延长，右胸壁导联 QRS 波振幅增大。

（5）心室预激波：P-R 间期缩短，QRS 波时间延长，出现预激波。

（6）心肌梗死超急性损伤期。

① ST 段显著抬高，T 波高耸。

② R 波振幅增高。

③ QRS 波时间延长。

④常发展成为急性心肌梗死。

（7）梗死周围传导阻滞：有心肌梗死的 Q 波或增宽 R 波，QRS 波时间延长。QRS 波电轴偏移。

（8）不定型室内阻滞：QRS 波时间增宽，QRS 波形既不像左束支传导阻滞，也不像右束支传导阻滞图形。见于扩张型心肌病、缺血性心肌病（图 3-15）。

（三）ST 段改变

ST 段改变包括 ST 段抬高、ST 段下降、ST 段缩短和 ST 段延长 4 种类型。ST 段改变可以独立存在，也可与 T 波及 QRS 波群改变并存。

1. ST 段抬高

诊断标准：标肢导联 J 点后 60 ~ 80 ms 处 ST 段抬高 ≥ 0.10 mV，右胸导联 ≥ 0.25 mV，左胸导联 > 0.10 mV 为异常。

对于一过性 ST 段抬高的患者应动态观察记录 18 导联心电图。注意 ST 段抬高的程度、形态、持续时间与症状关系。胸痛伴有 ST 段急剧抬高为冠脉阻塞或其他病因引起的心肌损害。

损伤型 ST 段抬高是穿壁性心肌缺血的反映。患者往往有持续严重的胸痛及心肌缺血的其他临床表现和体征，如肌钙量的升高度。见于心肌梗死超急性损伤期，急性心肌梗死。

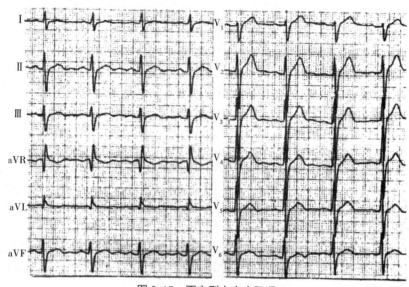

图 3-15　不定型心室内阻滞

患者男性，42 岁。扩张型心肌病，窦性心律，心率：70 次 / 分。

P 波时限 0.13 s，左房扩大，QRS 波时限 0.196 s，心室内传导阻滞。

（1）心肌梗死超急性损伤期：急性冠状动脉阻塞，可立即引起超急性损伤期图形改变，持续时间短暂，血管再通以后，心电图可恢复原状。心电图特征（图 3-16）。

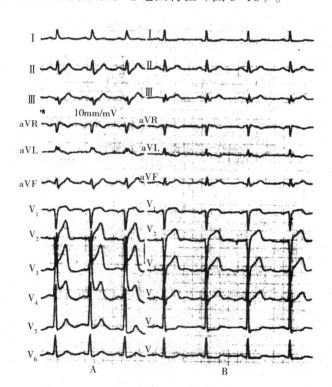

图 3-16　心绞痛发作时前壁导联 ST 段抬高

A. 记录于胸痛发作时，QRS 波时限 0.12 s，V$_3$、V$_4$ 导联 ST 段抬高；

B. 记录于症状缓解后，QRS 波时限 0.09 s，ST 段回落，T$_{V3、v4}$ 降低，V$_5$，V$_6$ 导联 T 波低平

①缺血区的导联上 T 波高耸。

② ST 段斜形抬高。

③急性损伤型阻滞，QRS 波时相延长，室壁激动时间延长。

④伴有 ST-T 电交替。

⑤出现冠状动脉闭塞性心律失常。

⑥此期出现于梗死型 Q 波之前。

（2）急性心肌梗死：冠状动脉阻塞，心肌由缺血发展到梗死。心电图特点如下。

①出现急性梗死性 Q 波。

②损伤区导联上 ST 段显著抬高。

③梗死区导联上 T 波振幅开始降低，一旦出现倒置 T 波，标志着心肌梗死进入充分发展期。

④能定位诊断如前壁或下壁心肌梗死（图 3-17）。

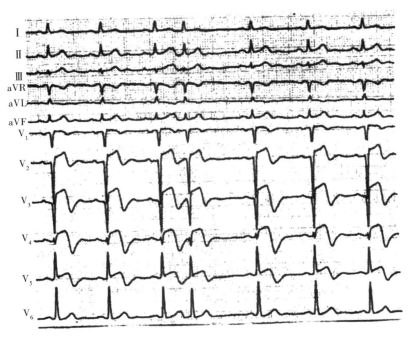

图 3-17　急性前间壁及前壁心肌梗死过程

患者男性，66 岁。急性前间壁及前壁心肌梗死演变期，$V_1 \sim V_3$ 导联呈 QS 型，
V_4 导联 r 波递增不良，$V_2 \sim V_4$ 导联 T 波正负双向。冠脉造影显示左前降支闭塞，房性期前收缩。

（3）变异型心绞痛：变异型心绞痛发作时，冠状动脉造影显示病变部位的血管处发生痉挛性狭窄或闭塞。相关的局部心肌供血显著减少或中断，导致急性心肌缺血损伤。严重者发展成为急性心肌梗死。

变异型心绞痛发作时，心电图上出现下列一种或几种改变，症状缓解以后，ST-T 迅速恢复正常或原状。

①损伤区的导联上 ST 段立即抬高 0.20 mV 以上，约有半数患者对应导联 ST 段下降。

② ST 段抬高的导联 T 波高耸，两支对称，波峰变尖，呈急性心内膜下心肌缺血的动态特征。

③ QRS 波时间延长至 0.11 s。

④ QRS 波振幅增大。

⑤ QT/Q-Tc 正常或缩短。

⑥出现缺血性 QRS 波、ST、T 或 Q-T 电交替。

⑦出现一过性室性早搏、室性心动过速，严重者发展成为心室颤动。

⑧严重者发展成为急性心肌梗死。

（4）Brugada 波与 Brugada 综合征：Brugada 波的特征为右胸导联 V_1 或 V_2 呈 rsR' 型，类似右束支传导阻滞图形，R' 波宽大，ST 段上斜型、马鞍型或混合型抬高，T 波倒置。伴有室性心动过速或发生心室颤动者，称为 Brugada 综合征。

（5）急性心包炎：心包炎及心包积液常有异常心电图改变，具体如下。

①炎症波及窦房结，引起窦性心动过速，晚期可发生心房颤动或束支传导阻滞。

②心外膜下心肌受损，除 aVR、V_1 导联外，ST 段普遍抬高，抬高的程度不如急性心肌梗死严重，不出现病理性 Q 波。

③出现心包积液时，QRS 波振幅减小或 QRS 波低电压。

④T 波普遍低平或倒置（图 3-18）。

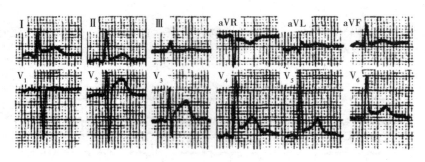

图 3-18　急性心包炎

Ⅰ、Ⅱ、aVL、aVF、$V_2 \sim V_6$ 导联 ST 段抬高，aVR 导联 ST 段下降

（6）早期复极综合征：心室除极尚未结束，部分心室肌开始复极化，心电图特征如下。

① QRS 波终末部出现 J 波，在 $V_3 \sim V_5$ 导联较明显，出现在 V_1、V_2 导联呈 rSR' 型，类似右束支传导阻滞图形。

② ST 段自 J 点处抬高 0.20 mV 左右，最高可达 1.0 mV 以上。持续多年形态不变。

③ T 波高大。ST-T 改变在 Ⅱ、aVF、$V_2 \sim V_5$ 导联较明显。心率加快后 ST-T 恢复正常，心率减慢以后又恢复原状。

（7）左束支传导阻滞：左束支传导延缓或阻滞性传导中断，室上性激动沿右束支下传心室，心室传导路径为右室→室间隔→左心室，心室除极时间延长。心电图特征如下。

① Ⅰ、aVL、V_5、V_6 呈 R 型，V_1、V_2 呈 rS 型或 QS 型。

② $V_1 \sim V_6$ 导联 ST 段显著抬高，S 波或 QS 波越深，ST 段抬高的程度越显著。

③ T 波高耸，ST-T 改变持续存在。

④ QRS 波时相延长 ≥ 120 ms（图 3-19）。

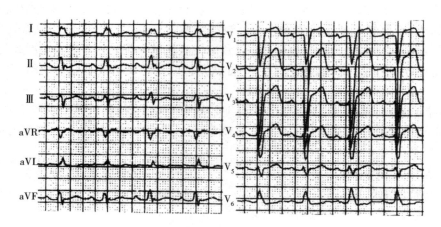

图 3-19　完全性左束支传导阻滞，$V_1 \sim V_3$ 导联 ST 段抬高

患者男性，85 岁。冠心病。窦性心律，心率 85 次/分，P-R 间期 0.20 s，QRS 波时间 0.12 s，完全性左束支传导阻滞，$V_1 \sim V_4$ 导联 ST 段上斜型抬高 0.25 ~ 0.50 mV。

2. ST 段下降

J 点后 60 ~ 80 ms 处 ST 段下降 ≥ 0.05 mV，为 ST 段异常。ST 段下降的形态可以多种多样。

（1）典型心绞痛：心绞痛发作时出现一过性缺血性 ST-T 改变。症状缓解以后，ST 段立即恢复原状。

①出现缺血性 ST 段下降，下降的 ST 段呈水平型、下斜型及低垂型。

②T 波低平、双向或倒置。

③U 波改变。

④出现一过性心律失常（图 3-20）。

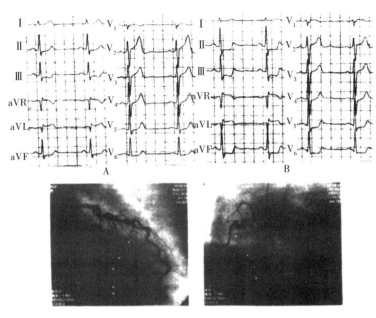

图 3-20 心肌缺血发作时下侧壁导联 ST 段下降

患者男性，77 岁。冠心病。A. 对照动态心电图，Ⅱ、Ⅲ、aVF 导联 ST 段

下降 0.05 ~ 0.10 mV；B. 记录于心绞痛发作时，Ⅱ、Ⅲ、aVF、V₅、V₆ 导联 ST 下

降 0.15 ~ 0.25 mV；冠状动脉造影显示前降支近段狭窄 90%，右冠状动脉近段狭窄 95%。

（2）无症状性心肌缺血。

① ST 段下降时无症状。

② ST 段下降持续 1 分钟以上，ST 段下降 ≥ 0.1 mV，两次缺血间隔 1 分钟以上。原有 ST 段下降，在原有下降基础上 ST 段再下降 ≥ 0.10 mV。

（3）心肌病。

①肥厚性心肌病：① ST 段下降，特别是心尖部肥厚性心肌病，V_2 ~ V_6 导联 ST 段下降可达 0.50 mV 左右，ST 段改变持续存在。② T 波倒置呈冠状 T 波，

②扩张性心肌病：① ST 段下降。② T 波低平。③ QRS 波时相延长。④室性早搏，心房颤动发生率高。

（4）左室肥大。

① QRS 波电压高大。

② ST 段下降。

③ T 波负正双向或倒置。

（5）右室肥大。

①右胸壁导联 QRS 波振幅增大。

② V_1 ~ V_3 导联的 ST 段下降伴 T 波倒置。

③ QRS 波电轴右偏。

（6）右束支传导阻滞。

① QRS-T 呈右束支传导阻滞特征。

② V_1、V_2 导联 ST 段下降不明显。

（7）左束支传导阻滞。

①继发性 ST 段下降见于 I、aVL、V₄ ~ V₆导联。

②QRS-T 波群呈左束支传导阻滞特征。

（8）洋地黄中毒。

①ST 段呈鱼钩状下降。

②T 波负正双向或倒置。

③Q T 间期缩短。

（9）心肌炎。

①ST 段下降。

②T 波低平或倒置。

③常有窦性心动过速、P-R 间期延长、期前收缩等（图 3-21）。

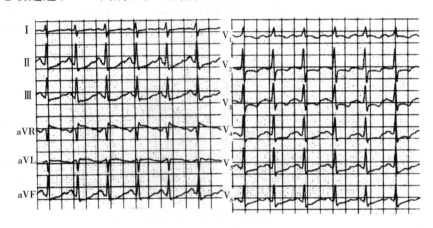

图 3-21 急性心肌炎

患者女性，23 岁。急性心肌炎。窦性心动过速，心率 122 次 / 分，

II、III、aVF、V₂ ~ V₆ 导联 ST 段下降 0.10 mV 左右，T 波低平及倒置。

（10）X 综合征：有心绞痛、心肌缺血的证据，心电图上可有 ST-T 改变。冠脉造影阴性。

（11）电张调整性 ST-T 改变：起搏器植入前 ST-T 正常。起搏心律持续一段时间后，夺获心搏 ST 段下降，T 波倒置。此种情况还可见于阵发性束支传导阻滞、预激综合征等。

（12）自主神经功能紊乱：自主神经功能紊乱多见于青年女性，ST 段下降 0.05 mV 左右，T 波多为低平。运动试验阴性。

3. ST 段延长

（1）低钙血症心电图表现为：①ST 段平坦延长。②Q-T 间期延长。③血清钙浓度降低。

（2）长 Q-T 间期。

（3）房室传导阻滞伴缓慢心律失常者，ST 段下降，Q-T 间期延长，U 波明显。

（4）冠心病急性心肌梗死演变期（图 3-22）。

4. ST 段缩短

（1）高钙血症：①ST 段缩短或消失。②Q-T 间期缩短。③血清钙浓度升高（图 3-23）。

（2）早期复极综合征。

（3）洋地黄影响：应用洋地黄治疗过程中，心电图出现 ST 段呈鱼钩状下降，Q-T 间期缩短。

（4）心电机械分离：心脏已经停止机械性舒缩期活动。QRS 波时间延长，ST 段及 Q-T 间期缩短。

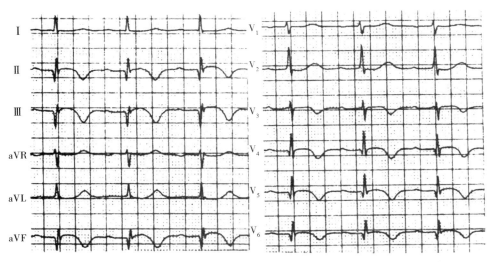

图 3-22　急性下侧壁心肌梗死演变期，ST 段及 Q-T 间期延长

患者女性，81 岁。急性心肌梗死第 8 天。赛性心律，心率 65 次 / 分，P-R 间
期 0.24 s，ST 段及 QT 间期延长。QT 间期 0.56 s，Ⅱ、Ⅲ、aVF、V_5、V_6 导联有异常 Q 波。

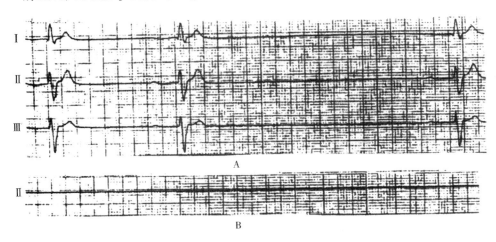

图 3-23　短 Q-T 间期

A. 窦性心动过缓，窦性停搏，一度房室传导阻滞，
左前分支传导阻滞，Q-T 间期 0.35 s；B. 全心停搏

（四）T 波异常

T 波是心室复极过程中产生的电位变化，心室复极化过程较除极化过程缓慢，T 波时间比 QRS 波更长。T 波极性是有规律的，一般肢体导联以 R 波占优势者，T 波直立。胸壁导联 V_1、V_2 的 T 波可以直立、双向或倒置。V_3 ~ V_6 导联 T 波直立。正常 T 波升支长、降支短，波峰圆钝。T 波异常高耸或以 R 波为主的导联 T 波由直立转为低平、切迹、双向或倒置，称为 T 波异常。

1. T 波高耸

T 波高耸指 T 波异常高尖，T 波振幅常达 1.0 mV 以上，见于急性冠状动脉疾病，高钾血症等。

（1）急性心内膜下心肌缺血：冠状动脉闭塞后的即刻至数十分钟，最早发生的是急性心内膜下心肌缺血，在缺血区导联上 T 波异常高耸变尖。即心肌梗死超急性损伤期，此期持续时间短暂，一般心电图上记录不到这一变化过程，就已经发展成为急性心肌梗死。冠脉再通，心电图恢复原状（图 3-24）。

（2）急性心肌梗死：急性心肌梗死（AMI）数小时内，在 AMI Q 波的导联上 T 波异常高大，持续一段时间之后，T 波振幅开始逐渐降低。

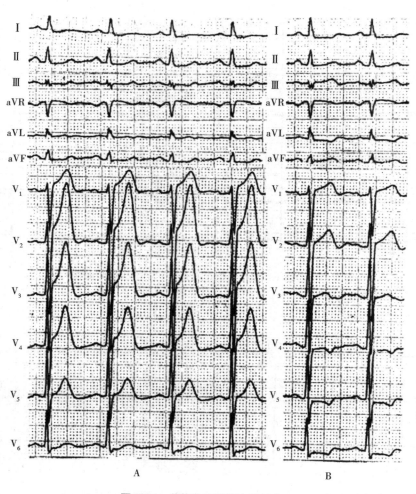

图 3-24 急性心内膜下心肌缺血

患者男性，47 岁。前降支病变。A. 急性前壁心内膜下心肌缺血，$V_2 \sim V_4$ 导联 T 波高大。B. 症状缓
解时，$V_4 \sim V_6$ 导联 ST 段下降 $0.05 \sim 0.10$ mV，$V_1 \sim V_4$ 导联 T 波振幅降低，$V_4 \sim V_6$ 导联 T 波倒置。

（3）早期复极综合征：早期复极综合征属于正常变异，心电图特征：CDT 波高耸主要见于 $V_2 \sim V_5$
导联，其次是 Ⅱ、Ⅲ、aVF 导联。②ST 段呈上斜型抬高。③出现明显 J 波（图 3-25）。

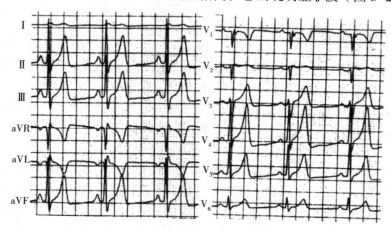

图 3-25 早期复极，T 波增高

患者男性，66 岁。窦性心律，Ⅱ、Ⅲ、aVF、V_4、V_5
导联 T 波增高，前支长后支短，符合早期复极心电图改变

（4）二尖瓣型 T 波：部分风心病二尖瓣狭窄及二尖瓣狭窄合并关闭不全的患者，$V_2 \sim V_5$ 导联出现

异常高尖 T 波，酷似高钾血症心电图改变。T 波高耸持续数年，可随病情变化而发生改变（图 3–26）。

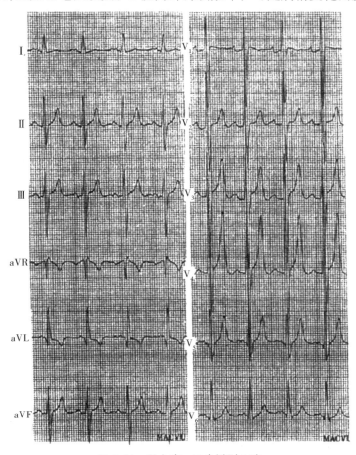

图 3-26　风心病，二尖瓣型 T 波

患者男性，26 岁。风心病，二尖瓣型 T 波

（5）高钾血症：临床上有引起高钾血症的病因，心电图上 P 波低平或消失，QRS 波时间延长呈室内传导阻滞图形（图 3–27），T 波高尖呈"帐篷"状，血液透析以后心电图迅速恢复原状。

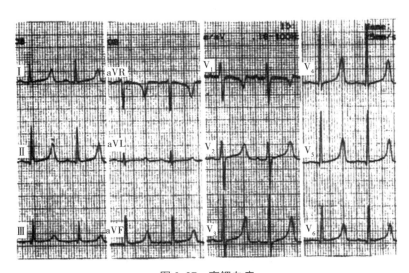

图 3-27　高钾血症

T 波高尖呈"帐篷"状，ST 段延长，提示高钾血症

（6）迷走神经张力增高：迷走神经活动占据优势时，心电图表现为心率缓慢，ST 段斜型抬高 0.10 ～ 0.30 mV，T 波宽大，Q-T 间期在正常高限。

2. T波倒置

（1）冠心病：冠心病缺血性T波变化特征：①T波呈箭头样（冠状T波），两肢对称，波峰变尖。②有动态变化。③能定位诊断。

心肌缺血性T波的类型：①伴有胸痛出现的T波改变，称为有症状心肌缺血。②无症状时发生的T波改变，称为无症状心肌缺血。③急性期心肌梗死的T波演变规律是开始为T波高耸，出现梗死Q波以后，T波幅度降低，几小时或几天后T波转为正负双向或倒置。T波倒置由浅入深。持续几天至3个月，T波倒置的程度逐渐减轻，直至恢复梗死前的心电图改变（图3-28）。

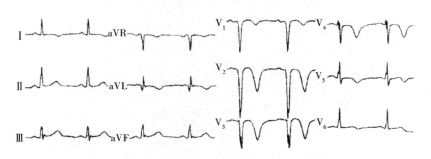

图3-28　急性前间壁心肌梗死演变过程

（2）高血压性心脏病：严重高血压性心脏病常有T波低平，双向或倒置。左室面导联QRS波振幅增高，P波增宽。

（3）心肌病：各型肥厚性心肌病，特别是心尖部肥厚性心肌病，常有T波倒置，可酷似急性心内膜下心肌梗死演变期心电图，T波倒置深，但无动态变化，冠脉造影正常。

（4）心室肥大：①有室收缩期负荷增重，右室面导联T波倒置。②左室收缩期负荷增重，左室面导联T波倒置。

（5）左束支传导阻滞：左束支传导阻滞，I、aVL、$V_4 \sim V_6$导联T波双向或倒置。

（6）预激综合征：预激综合征T波方向与预激波相反。预激波向上的导联T波倒置，预激波振幅越大，QRS波时间越宽，T波倒置越深。预激波消失，T波逐渐转为直立。

（7）心脏手术：先心病、风心病、冠心病术后，引起心肌损害者，心电图上T波倒置。

（8）慢性缩窄性心包炎：心电图改变有右房扩大，QRS波振幅减低，T波普遍低平或倒置。

（9）心肌炎：急性心肌炎典型心电图改变，房室传导阻滞，ST段抬高或下降，T波倒置。窦性心动过速及各种类型的心律失常。超声心动图检查显示心脏扩大，收缩无力。

（10）电解质紊乱：严重低钾血症心电图P波高尖，ST段下降，T波低平或倒置，U波增高，常见于临床上存在可能引起低钾血症的病因的患者。

（11）药物影响：许多药物可使T波发生改变。洋地黄类药物有加速心室肌复极的作用，而使ST段呈鱼钩样下降，T波负正双向，QT间期缩短，停用洋地黄以后，ST-T逐渐恢复原状。氨茶碱可使心率加快，T波转为低平或倒置。应用胺碘酮可使T波增宽切迹。奎尼丁可使T波低平切迹，Q-T间期延长。冠状动脉内注射罂粟碱可出现一过性巨大倒置T波，伴一过性Q-T间期延长（图3-29）。

（12）二尖瓣脱垂综合征：心电图改变有T波低平，双向或倒置，心律失常。

（13）脑血管意外：脑血管意外可引起巨大T波，有的T波倒置，有的T波直立，Q-T间期延长。部分病例有异常Q波。

（14）完全性房室传导阻滞：先天性及后天性完全性房室传导阻滞，伴过缓的交界性逸搏心律或室性逸搏心律，T波宽大切迹，T波倒置，两肢不对称，Q-T间期延长，易发生室性心律失常。

（15）电张调整性T波改变：植入起搏器以后，夺获心律的T波由直立转为倒置；或者转为窦性心律以后，T波倒置持续一个阶段，才转为直立。这种现象称为电张调整性T波改变。

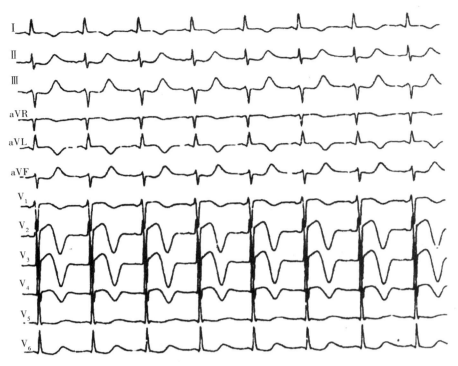

图 3-29 罂粟碱引起一过性巨大倒置 T 波

患者男性，67 岁。Ⅱ、Ⅲ、aVF 导联 P 波倒置，心率 74 次 / 分。心电图记录于左冠状动脉
前降支内注射罂粟碱后即刻，V_2 ~ V_6 导联出现一过性巨大倒置 T 渡，Q-T 间期延长，但患者无明显症状。

（16）自主神经功能紊乱：心电图上仅有 T 波低平、双向或倒置变化，无其他器质性心脏病证据。
活动平板运动试验阴性，T 波倒置转为直立、低平或双向，或运动后 T 波倒置减浅。多见于青年女性。
口服普萘洛尔（心得安）可使 T 波转为直立。

（五）U 波改变

U 波是体表心电图 T 波后低平的小波，于心室舒张早期出现，在体表导联中以 V_3 最清晰。多年来，
对 U 波产生的机制一直有争论，概括起来有以下几种解释：①U 波与浦肯野动作电位 4 相对应，为浦
肯野纤维复极波。②动作电位的后电位。③舒张早期快速充盈期心室舒张的后电位，且 U 波异常与心
室舒张功能异常有关。④U 波产生于动脉圆锥部，它可能是动脉圆锥部某些组织激动时的复极波。

正常人 U 波振幅 0.02 ~ 0.10 mV，U 波时限（20 ± 2）ms，U 波上升支较快，下降支较缓慢。

U 波变化，可增大、降低或倒置，或发生 U 波电交替，多数原因是心肌缺血、肥厚，心动周期长短改变，
药物和电解质的影响，少数可能由其他病理因素所致。

1. U 波增大

当 U 波振幅 > 0.20 mV，或同一导联 U 波≥ T 波，或者 T-U 融合认为 U 波振幅增大。长心动间歇
后第一个窦性心搏的 U 波振幅增大是正常现象（心室容量越大 U 波振幅越高）。应用某些药物，如洋
地黄、奎尼丁、胺磺酮、钙剂、肾上腺素、罂粟碱等，低钾血症、高钙血症、低温、用力呼吸、抬高下肢、
运动后均可出现 U 波振幅增大。

2. U 波电交替

U 波电交替可能与心肌收缩强弱和脉压交替变化有关，可能与心肌损害或极慢的心室率有关。用抗
心律失常药物后可出现 U 波电交替。

3. U 波倒置

U 波倒置见于高血压性心脏病、冠心病、心绞痛、心肌梗死、左右心室肥大、瓣膜病、先心病、心
肌病、充血性心力衰竭、甲亢及某些药物的影响，如异丙肾上腺素、麻黄碱、奎尼丁等，以及引起心
室负荷增重的

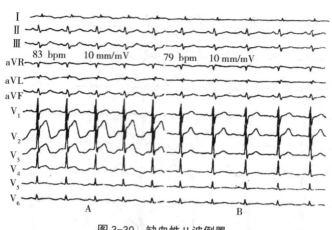

图 3-30　缺血性 U 波倒置

患者男性，54 岁。冠心病、不稳定型心绞痛、前降支病变。图 A 记录于心肌缺血时，$V_{2 \sim 4}$ 导联 ST 段弓背状抬高，$V_1 \sim V_5$ 导联 U 波倒置。图 B 缺血缓解以后，ST 段复位，U 波消失

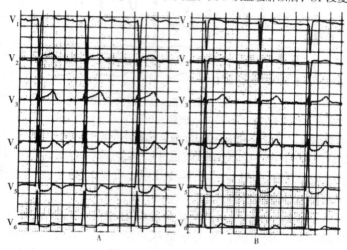

图 3-31　一过性 U 波倒置

患者男性，80 岁。高血压，冠心病。A. 心绞痛时，V_4、V_5 导联 ST 段下降 0.20 mV，U 波倒置

（六）J 波的现状

J 点是指心电图 QRS 波与 ST 段的交点或称结合点，是心室除极的 QRS 波终末突然转化为 ST 段的转折点，标志着心室除极结束，复极开始。PJ 间期是从 P 波开始到 J 点，代表心房开始除极到心室除极结束之间的时间，正常 PJ < 270 ms，在发生室内和束支传导阻滞时 PJ 间期延长。

当心电图 J 点从基线明显偏移后，形成一定的幅度，持续一定的时间，并呈圆顶状或驼峰形态时，称为 J 波或 Os born 波。J 波的振幅，持续时限仍无明确的规定和标准。

特异性心室颤动患者的心电图可以出现明显的 J 波，当无引起 J 波的其他原因存在时，称为白发性 J 波。特发性 J 波与一般性 J 波形态始终无差异，当伴发室性心动过速，心室颤动时可出现特发性 J 波，其原因不明（图 3-32）。

1. 产生机制

J 波的产生机制至今尚未完全阐明，有以下不同的解释。

（1）M 细胞对 J 波产生的作用：在低温和高钙时，心外膜细胞和 M 细胞动作电位的尖峰圆顶形和 1、2 相之间的切迹变得更明显，与心电图 J 点上升和出现明显的 J 波相一致，而心内膜细胞的动作电位仅有轻度改变。提示不同心肌细胞在复极早期产生的心室电位活动可能对 J 波的出现起一定的作用。

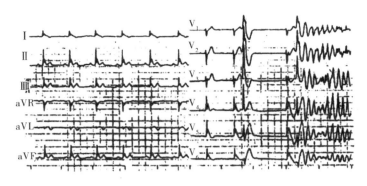

图 3-32　特发性 J 波伴发心室颤动
窦性心律，Ⅰ、Ⅱ、Ⅲ、aVR、aVF、$V_3 \sim V_6$ 导联有
明显 J 波，胸导提早的 QRS 波群、室性早搏、心室颤动

（2）心室肌除极程序异常、心室除极程序改变，形成额外的除极波。

（3）室间隔基底部最后除极：室间隔基底部对温度变化极为敏感，温度下降可使之传导延缓而导致心室最后除极形成 J 波。

（4）肺动脉圆锥部除极波：肺动脉圆锥部浦肯野细胞分布稀疏，该部除极最晚而产生 J 波。实验研究显示切除肺动脉圆锥部 J 波消失。

（5）除极过程与复极过程的重叠波：由于除极过程延缓，心室肌除极尚未结束，部分心室肌已经开始复极，致使除极波与复极波重叠在一起形成 J 波。

2. 心电图特征

J 波的心电图特征具体如下。

（1）J 波常起始于 QRS 波的 R 波降支部分，其前面的 R 波与其特有的顶部圆钝的波形成尖峰 – 圆顶状。

（2）J 波形态呈多样化，不同的机制可产生不同的 J 波形态。

（3）J 波呈频率依赖性，心率慢时 J 波明显，心率快时 J 波可以消失。

（4）J 波幅度变异较大，高时可达数毫伏。

（5）J 波以Ⅱ或 V_6 导联最常见（占 85%），然而在低温时以 V_3 或 V_4 导联最明显。我们观察到心电图上的 J 波以前壁导联最明显，其次是下壁导联。QRS 波振幅较小的导联最为少见。

（6）V_1、aVR 导联 J 波多为负向，其余导联多呈正向波。V_1 导联为正向 J 波时，又像局限性右束支传导阻滞图形。

（7）低温情况下，J 波发生率高，体温在 30℃以上 J 波较小，体温在 30℃以下 J 波明显增大。

（8）心电图呈顺钟向转位时 J 波不明显。

3. J 波的临床病症

J 波最早是在严重冻伤的低温患者的心电图上发现的。随着体温逐渐降低，J 波发生率逐渐增高，J 波增大。低温性 J 波的发生原理可能和钙离子流有关。低温引起钙泵活性降低，而胞质内钙增高，并使胞质内钙重吸引至胞质网内，恢复胞质钙水平的速度降低，钙内流受抑制，并影响钠 – 钾泵的功能，使心室肌细胞除极化和复极化的图形改变。在心内膜下及心外膜下深肌层中可以记录出驼峰状的波形，并与 J 波相对应。

高钙血症心电图表现为 P–R 间期延长，QRS 波时间延长，ST 段缩短或消失，T 波低平，Q–T 间期缩短，出现 J 波的原因可能是心内膜下心肌动作电位 2 相时程较心外膜下心肌显著缩短所致。高血钙引起的 J 波一般无圆顶状图形，而呈尖峰状或驼峰状，这是与低温性 J 波的不同之处。

中枢神经及外周神经系统病变可引起 J 波。交感神经系统功能障碍是引起神经源性 J 波的原因。

原因不明的 J 波，称为特发性 J 波。但有人认为可能与遗传因素或自主神经系统异常有关。

第四章

心血管疾病药物治疗

第一节　β 肾上腺素能受体阻滞剂

β 肾上腺素能受体阻滞剂（β-blocker）简称阻滞剂，最早应用于心绞痛和心肌梗死的治疗，其后陆续被应用于高血压、肥厚型心肌病、心力衰竭等疾病，在心血管疾病治疗中占有重要地位。

一、药理作用

1. β_1 选择性

β 阻滞剂根据其在不同组织中拮抗交感神经胺的能力不同而分为选择性和非选择性 β 阻滞剂。选择性 β 阻滞剂，如比索洛尔、阿替洛尔、美托洛尔等在较低剂量时主要阻滞 β_1 受体，对支气管和外周血管影响较弱；在较大剂量应用时，仍然能阻断 β_2 受体。在有阻塞性肺病患者中应用 β_1 阻滞剂相对比较安全，其支气管 β_2 受体仍能维持调节支气管扩张。外周动脉疾病患者，β_1 阻滞剂不会阻断外周动脉的扩张，而非选择性 β 阻滞剂会因阻断 β_2 受体介导的血管扩张，影响外周血供。

2. 内在拟交感胺活性

部分 β 阻滞剂对 β_1 或 β_2 受体有内在拟交感胺活性，它在阻断交感儿茶酚胺对受体作用的同时仍有部分激动 β 受体的作用，这些有内在拟交感胺活性的 β 阻滞剂在治疗心律失常、心绞痛和高血压等疾病时疗效和无内在拟交感胺活性的 β 阻滞剂相当，但负性频率和负性传导作用相对较少，且能降低外周血管阻力，对血脂、支气管和外周血管的影响小。无内在拟交感胺活性的 β 阻滞剂，撤药反应少。近年研究表明，β 阻滞剂对心肌梗死后二级预防具有重要的保护作用，但这些研究中所选用的 β 阻滞剂都是无内在拟交感胺活性的药物，因此，目前对有拟交感胺活性的 β 阻滞剂临床应用利弊尚无定论，有待于进一步研究。

3. α 肾上腺素能受体活性

有些 β 阻滞剂（如拉贝洛尔）能同时阻断 α 受体和 β 受体。拉贝洛尔阻断 α 受体的作用是酚妥拉明的 1/10 ~ 1/6，而阻断 β 受体的作用是普萘洛尔的 1/4 ~ 1/2，其阻断 α 受体的作用是阻断 β 受体作用的 1/16 ~ 1/4。和其他 β 阻滞剂一样，它能有效治疗高血压和心绞痛，但它额外的 α 受体阻滞作用还会降低外周血管阻力。这种同时兼有 α 阻滞作用的 β 阻滞剂是否在临床上更有益处尚待研究。卡维地洛是另一种兼有 α 阻滞作用的 β 阻滞剂，其阻断 α 受体的作用是阻断 β 受体作用的 1/10，以毫克和毫克相比，此作用比普萘洛尔强 4 倍。卡维地洛已经被广泛地应用于高血压、症状性心力衰竭和心绞痛的治疗中。阿罗马尔也是一种兼有 α 和 β 阻滞作用的 β 阻滞剂，其作用比大致为 1：8，目前也被广泛用于高血压、心绞痛的治疗中。

4. β 阻滞剂的膜稳定作用

部分 β 阻滞剂有膜稳定作用，即降低细胞膜 Na^+ 通透性，抑制 Na^+ 快速进入细胞膜，使动作电位 0 相上升速度及幅度降低，而对静息电位和动作电位时间无影响。过去曾认为 β 阻滞剂的抗心律失常作用系膜稳定作用引起，但后来发现很多 β 阻滞剂无膜稳定作用，同样有抗心律失常作用，且这些药物在达到具有膜稳定作用时的血药浓度远远超过治疗浓度，因此，目前认为 β 阻滞剂的抗心律失常作用与膜稳定作用几乎无关。常见有膜稳定作用的 β 阻滞剂有阿替洛尔和普萘洛尔。

5. β 阻滞剂的药代动力学

尽管 β 阻滞剂作为一大类药，治疗作用相似，但药代动力学有很大不同。其芳环结构的差异导致胃肠吸收程度、肝脏首过代谢、脂溶性、蛋白结合率和体内分布容积、生物转化、代谢产物活性和肾脏清除率等不同，这些都会影响临床疗效。

二、在心血管疾病中的应用

1. 抗心肌缺血作用

β 阻滞剂抗心肌缺血的主要机制是：①降低心肌氧耗、降低心率、血压和心肌收缩力。②增加冠脉血流：通过减慢心率增加舒张期的灌注时间，增加侧支血流和缺血区域血供再分布。③预防或减少冠状动脉粥样硬化斑块破裂及血栓形成。④减少微血管的损伤。⑤稳定细胞和溶酶体膜。⑥抑制心肌细胞凋亡。

所有 β 阻滞剂都能在一定程度上减少心绞痛的发作和缓解心绞痛患者的症状。一项总结 β 阻滞剂 20 余年临床应用的荟萃分析显示，β 阻滞剂减少稳定型心绞痛患者心绞痛症状的作用与钙通道阻滞剂、硝酸酯类药物相当，其不良反应也与之相当或更低。β 阻滞剂能降低患者运动时的心率 - 血压乘积，延长出现心绞痛的时间，提高缺血阈，显著控制运动导致的心绞痛。β 阻滞剂能提高近期心肌梗死患者的生存率，预防卒中，预防高血压患者心力衰竭发生，与安慰剂相比，使用 β 阻滞剂者的死亡、室速和室颤、心肌梗死和心绞痛恶化的发生率降低。对因冠脉痉挛而非狭窄引起的心绞痛，β 阻滞剂会加重痉挛发生，因此不宜使用。目前指南建议，对于无禁忌证的稳定型心绞痛患者都应给予 β 阻滞剂治疗。

关于 β 阻滞剂在不稳定型心绞痛和非 ST 段抬高型急性冠脉综合征中应用的临床研究较少，近来，陆续有研究观察了行冠脉血运重建的急性冠脉综合征患者中 β 阻滞剂的疗效，发现 30 天和 6 个月病死率比不用此药组显著降低，因此提示 β 阻滞剂也有降低这类患者近期病死率的作用。

对于急性 ST 段抬高型心肌梗死早期，β 阻滞剂可减慢心率，降低氧耗和延长舒张期增加心内膜下血供，减少梗死面积，早期大规模临床试验（ISIS、MIAMD）显示急性心肌梗死早期静脉给予美托洛尔 5 ~ 15 mg 能减少 7 天和 15 天死亡率。但近期 2 项大规模研究（GUS-TO-I 和 COMMIT 研究）发现，急性心肌梗死早期常规静脉给予 β 阻滞剂，并未观察到 28 天内有联合终点事件（死亡、再发心肌梗死或心脏骤停）显著下降，其原因是心源性休克发生率的增加抵消了再发心肌梗死和室颤发生率的降低。因此，目前建议在心肌梗死早期谨慎给予 β 阻滞剂静脉制剂，尤其是在合并心力衰竭、低血压或血流动力学不稳定的患者。大量随机对照研究证实急性 ST 段抬高型心肌梗死患者早期口服 β 阻滞剂能显著降低再发心肌梗死或死亡危险性，7 天相对危险度下降 14%，长期维持应用死亡相对危险性下降 23%。因此，目前强调，急性 ST 段抬高型心肌梗死患者 24 小时内接受静脉 β 阻滞剂没有不良反应的患者应继续接受口服 β 阻滞剂维持治疗，对于没有用静脉 β 阻滞剂或早期存在 β 阻滞剂禁忌的患者，也应重新评估禁忌证，对合适患者尽早开始口服 β 受体阻滞剂治疗。

2. 抗高血压作用

β 阻滞剂的降压疗效和副作用因药物种类和制剂不同而异，其降压作用具有相对平缓的量效曲线，血压下降同时不降低周围血管阻力。β 阻滞剂在降压的同时能有效改善高血压伴高动力特征患者的一些症状，如患者自诉有焦虑、多汗和心动过速等症状时，或对其他药物治疗有心动过速反应者（如二氢吡啶类钙拮抗剂）。高血压伴有心肌梗死史的患者应用有心脏选择性、脂溶性、无内在拟交感胺活性的 β 阻滞剂进行二级预防特别重要。

β 阻滞剂与非二氢吡啶类钙拮抗剂合用时需警惕有无显著负性频率和负性传导作用，与噻嗪类利尿剂合用可能会加重代谢紊乱。

3. 抗充血性心力衰竭作用

β 阻滞剂有负性肌力作用，易加重心力衰竭患者的临床症状，早年被禁用于心力衰竭患者中，但新近的广泛研究已表明交感神经系统慢性过度激活在慢性充血性心力衰竭的病理生理中占有重要作用，循环儿茶酚胺增多会导致：①心肌肥厚、凋亡、纤维化，促进心肌重构，损害收缩功能。②β受体下调。③房性和室性心律失常。④心肌缺血。⑤肾排钠受损。⑥外周血管收缩。因此，β阻滞剂的应用能减缓或逆转左室重构，降低心力衰竭患者的病死率和病残率。

近10年的一系列随机对照试验，共有约2万名左心室射血分数（LVEF）降低的慢性心力衰竭患者被证实在应用血管紧张素转换酶抑制剂和利尿剂的基础上再加用β阻滞剂能进一步降低因心力衰竭加重而住院的机会，延长生存时间，因此，对目前或既往曾有心力衰竭症状、射血分数降低史的患者，在临床症状稳定时都推荐给予β阻滞剂治疗，除非存在禁忌证或不能耐受。一旦左室功能不全诊断明确，应尽早给予β阻滞剂治疗，而不应拖延至 ACEI 和利尿剂给药稳定后再加用。对症状轻微或无症状的左室功能不全患者，也应给予β阻滞剂治疗，减轻左室重构，延缓疾病发展。对 NYHA 心功能分级Ⅳ级的心力衰竭患者，需待病情稳定（4天内未静脉用药、已无液体潴留并体重恒定）后，在严密监护下由专科医师指导应用。

β阻滞剂还能降低心力衰竭患者的猝死发生率。根据 MERIT-HF 临床试验亚组分析，在 NYHA 心功能分级Ⅱ～Ⅲ级患者中猝死是心力衰竭患者的主要死因；分别占 64％和 59％。而 NYHA 心功能分级Ⅳ级患者中猝死亦占 33％。

4. 抗心律失常作用

β阻滞剂属于Ⅱ类抗心律失常药，有负性频率和负性传导作用，能延长有效不应期。对房室折返型室上性心动过速，β阻滞剂能改善 60％～80％患者的症状，减少发作，尤其对伴有缺血性心肌病或充血性心力衰竭者更安全有效。静脉应用 B 阻滞剂还能有效控制房扑、房颤的快速心室率。

三、常用 β 阻滞剂

1. 卡维地洛

非心脏选择性β阻滞剂，兼有抗氧化和α阻滞作用，大量随机对照试验证实其在心力衰竭和心肌梗死后左室功能不全的患者中有显著降低病死率的作用。

2. 美托洛尔

美托洛尔是心脏选择性 β_1 阻滞剂，在急性心肌梗死患者中应用能显著降低其病死率，具有良好心肌保护作用。其短效静脉制剂也广泛用于心肌缺血和心肌梗死的治疗中。在急性缺血患者中，可静脉用药，5 mg 静脉快速推注，每 5 分钟应用 1 次，最多可连用 3 次，此后可以口服制剂维持。

3. 比索洛尔

比索洛尔是心脏选择性 β_1 阻滞剂，广泛用于高血压、心力衰竭和心肌缺血治疗中，在 CIBIS-2 研究中，它显著降低心力衰竭患者的总死亡率和猝死发生率。

4. 阿替洛尔

阿替洛尔是心脏选择性β阻滞剂，目前应用于心绞痛、心肌梗死后保护和高血压治疗中。它属脂溶性药物，半衰期相对较长。有关阿替洛尔对终点事件影响的临床研究都没有发现它能减少冠脉事件，因此目前虽然阿替洛尔在心肌梗死后心肌保护中应用广泛，但缺乏大规模随机对照研究结果证实。

5. 艾司洛尔

艾司洛尔是一种快速起效、作用时间短的选择性 β_1 阻滞剂，它在体内代谢迅速，清除半衰期约 9 分钟，在负荷量 0.5 mg/kg，继以 0.05～0.3 mg/（kg·min）的剂量静脉给药时，5 分钟内即可达到稳态血药浓度（如不用负荷量，则需 30 分钟达稳态血药浓度）。可用于心房颤动、心房扑动时控制心室率，围手术期高血压和窦性心动过速的处理。

四、耐受性和不良反应

既往认为中国人群对β阻滞剂的耐受性较西方人群差，因此临床应用剂量偏小。但近年在我国开展的大规模双盲、安慰剂对照临床试验（COMMIT/CCS-2）中显示，中国人群对β阻滞剂也有良好耐受性，发生二度Ⅱ型或三度房室传导阻滞的比例为0.9%，与安慰剂相似（1.0%），也与西方同类研究相似，因此在东西方人群中并没有观察到任何明显的种族差异。

β阻滞剂的主要不良反应有心动过缓、房室传导阻滞和负性肌力作用。所有β阻滞剂几乎都有致支气管痉挛的作用，但小剂量β$_1$阻滞剂的致气道痉挛作用最小，一般不易产生不良后果。β阻滞剂的其他副作用有疲乏，性功能障碍，对糖代谢和脂代谢的不利影响可能会削弱β阻滞剂降低心肌缺血患者心血管事件的有益作用。

长期应用β阻滞剂治疗心绞痛的患者骤然停药可能会加重心绞痛的发生，甚至有引发心肌梗死和死亡的报道。

β阻滞剂的主要禁忌证有支气管痉挛性肺病、心脏传导阻滞或病态窦房结综合征未安装人工心脏起搏器者。胰岛素依赖性糖尿病患者需慎用。

第二节　肾素－血管紧张素－醛固酮系统抑制剂

10余年来，肾素－血管紧张素－醛固酮系统抑制剂包括血管紧张素转换酶抑制剂、血管紧张素Ⅱ受体拮抗剂和醛固酮拮抗剂，在心血管疾病治疗中的地位逐渐确立。大量随机对照试验表明，此类药物对高血压、心力衰竭和稳定型心绞痛患者都有良好疗效，能改善左室重构、延缓病程进展和降低病死率。另外，新型肾素抑制剂也在近期得到研发，2007年5月第一个肾素抑制剂阿利吉仑已经由美国FDA批准正式上市。

一、作用机制

研究发现，ACEI能抑制血管紧张素Ⅱ所介导的血管收缩，同时减少缓激肽的降解，后者能促进扩血管因子生成，如一氧化氮和前列腺素等，更重要的是ACEI还能抑制组织肾素血管紧张素系统，如心脏和肾脏局部的肾素系统，减少血管和心肌重构，减少炎症和血栓栓塞危险性，并延迟肾病的进展，所有这些药理机制使ACEI在高血压、心力衰竭等疾病治疗中占有重要地位。随着研究的深入，发现在应用ACEI以后，仍有部分血管紧张素Ⅰ转换成血管紧张素Ⅱ，这是通过非ACE依赖的非酶途径进行的转换。ARB能竞争性地与血管紧张素Ⅱ的Ⅰ型（ATI）受体结合，因此，理论上可以全面阻断血管紧张素Ⅱ的缩血管作用。血管紧张素Ⅰ向血管紧张素Ⅱ转化过程中还同时会产生血管紧张素，它也是一种内源性的ACE底物和抑制剂，和血管紧张素Ⅰ及缓激肽一样，具有扩张血管作用，其降压作用是通过激活和释放血管扩张因子如前列腺素、一氧化氮，促进缓激肽扩血管作用所介导。血管紧张素除有血管收缩作用外，还能使醛固酮水平增高，而醛固酮能促进水钠潴留，交感激活，并最终促进心肌和血管纤维化。尽管ACEI能短期降低醛固酮水平，但长期应用ACEI，醛固酮水平并不能得到长期抑制，即所谓"醛固酮逃逸"现象。螺内酯能竞争性抑制醛固酮敏感性的肾集合小管的钠通道，促进钠水排出，保留钾离子。此外，螺内酯还能抑制心脏和体循环系统的醛固酮受体，改善心室和血管重构。

二、药理作用

（一）血管紧张素转换酶抑制剂

1. 分类

ACEI可根据其与ACE分子中锌原子相结合的配体不同分为3类：含巯基、含羧基和含膦酰基ACEI。

2. 药代动力学特点

不同ACEI口服吸收率有很大差别（25%～75%）。有些药物原药没有活性，只有在经肝脏或胃肠道组织水解后成为有活性的代谢产物。药物峰浓度一般出现在服药后1～4小时。大多数ACEI经肾脏排泄，但福辛普利、佐芬普利、群多普利等经肝肾双通道排泄。卡托普利在机体内清除迅速，作用时间小于6小时，而雷米普利拉（雷米普利活性代谢产物）和群多普利酸在机体内清除较其他ACEI慢。

在充血性心力衰竭患者中，药物吸收和生物转化减慢，起效慢，同时肾脏滤过率减少致药物清除减少，血浆浓度增高，作用时间延长，因此在有严重肾功能减退患者（肌酐清除率 ≤ 30 mL/min），应减少ACEI 的用量。但由于福辛普利、群多普利、佐芬普利等能同时经尿液和胆汁排泄，因此它们在肾功能损害患者中的清除率不受影响，一般不需调整剂量。

（二）血管紧张素受体阻滞剂

药代动力学特点：目前临床应用的 ARB 有氯沙坦、缬沙坦、替米沙坦、伊普沙坦、坎地沙坦、奥美沙坦等。从结构看，大多数 ARB 有一个相似的联苯四唑环结构，但侧链各不相同。伊普沙坦没有联苯四唑环结构，而有与氯沙坦相似的苯基咪唑结构。这些结构的不同导致不同 ARB 药物药代动力学和药效有所差别，主要表现在与 AT_1 受体的亲和力、口服生物利用度、口服吸收率和代谢及清除率等。

氯沙坦经肝脏细胞色素 P450 转换酶代谢为有活性的产物 EXP3174，此代谢产物活性是母体药物的10 ~ 40 倍，能发挥强大的阻断血管紧张素 Ⅱ 的作用。坎地沙坦酯是母体药物，在小肠内转换为有活性的坎地沙坦，因此它不属于经肝脏代谢的药物。不同 ARB 口服吸收率有很大差别，最低的是伊普沙坦（13%），最高的是伊贝沙坦（60% ~ 80%），但这种差别没有导致显著临床作用差异。所有 ARB药物生物利用度不受食物影响。大多数 ARB 药物都以原型经肾脏和胆道系统排泄，但氯沙坦经肝脏CYP3A4 和 CYP2C9 代谢为活性和非活性产物后经肠道和尿道排泄，分别占 60% 和 35%，伊贝沙坦经CYP2C9 代谢为非活性产物，原药和代谢产物主要经胆道排泄，约占 80%。

三、临床应用

（一）高血压

ACEI 是公认的一线降压药物，与其他降压药相比，除能良好控制血压外，还能改善患者的远期预后。

在高血压 Ⅰ 级或 Ⅱ 级患者中，ACEI 治疗反应率约 40% ~ 70%，其疗效受钠吸收水平和人种的影响，在盐敏感、低肾素水平的高血压患者中，单用 ACEI 疗效欠佳。ACEI 降压作用的量效关系曲线在低剂量时较陡直，此后趋于平坦。不会引起水钠潴留或心率加快，剂量递增较安全，但心力衰竭患者例外。加用利尿剂可增加 ACEI 的降压疗效。各种 ACEI 比较试验显示，在对等剂量时，其降压疗效和耐受性相当。

利尿剂和 ACEI 合用有协同作用，其机制是利尿剂能通过排钠刺激 RAAS，使血压处于血管紧张素Ⅱ 依赖状态，即便是很小剂量的利尿剂（氢氯噻嗪 12.5 mg/d）与 ACEI 合用也能获得明显血压下降。β阻滞剂与 ACEI 合用的降压效果增加较少，它主要能阻止 ACEI 应用后产生的交感神经系统激活。ACEI的降压效应在与二氢吡啶类或非二氢吡啶类钙阻滞剂合用时能得到更显著的发挥。

ACEI 在大规模多中心随机对照试验中已被证实能降低慢性收缩性心力衰竭患者的住院率和病死率，能减少蛋白尿，因此在伴有心力衰竭、左室肥厚、蛋白尿、心肌梗死、糖尿病等合并症的高血压患者中更推荐应用 ACEI。ACEI 还能恢复血管内皮功能，促进血管重建，增加血管顺应性。

ARB 也是治疗高血压的一线药物，与其他种类降压药如 ACEI、利尿剂、钙阻滞剂的降压疗效相当。ARB 与 ACEI 的最大不同是 ARB 大多经肝肾双通道排泄，而 ACEI 大多经肾脏排泄。ARB 对心率无影响，不会引起水钠潴留和交感神经系统激活。ARB 类药物治疗 Ⅰ、Ⅱ 级高血压的反应率接近 40% ~ 70%。大部分 ARB 的建议用法为每天 1 次。ARB 的疗效在与利尿剂合用时也得到加强。另外，ARB 与周围性α 阻滞剂、钙阻滞剂和醛固酮受体拮抗剂合用时往往能使血压进一步下降。在心力衰竭和蛋白尿患者中，上述联合用药还能减少蛋白尿，改善心力衰竭症状。有研究表明，在心力衰竭、左室肥厚和进展性肾病患者中应用 ARB 能得到独立于降压作用以外的临床益处。但需要指出的是，在这些临床试验中 ARB都是与利尿剂等药物合用，而且受试人群往往都采用 2 ~ 4 种降压药物联合应用，因此，目前还不明了 ARB 是否能预防心血管事件如心肌梗死等。

（二）充血性心力衰竭

1. ACEI 和 ARB

大量前瞻性、双盲、安慰剂对照研究已经证实 ACEI 在慢性心力衰竭患者中的显著疗效，如提高运动耐量、调节水盐平衡、改善临床症状、调节神经内分泌、提高生活质量和生存率，这些证据都强烈推荐心力衰竭患者应采用 ACEI 治疗。目前还未得到 ARB 治疗慢性心力衰竭的临床疗效优于 ACEI 的证据，但其临床应用耐受性良好。理论上 ARB 和 ACEI 合用会比单用更有效，但这一观点在多项临床试验中并未得到验证，而且 ARB 和 ACEI 合用会使高钾血症和肾功能恶化的机会增加。不过有临床试验证实，在不能耐受 ACEI 的患者中，采用 ARB 治疗，患者仍可得到明显疗效。

2. 醛固酮拮抗剂

醛固酮拮抗剂与 ACEI 和 ARB 一样，螺内酯通过抑制心肌和血管内醛固酮受体，调节心室和血管重构，防止心肌肥厚和纤维化。过去，螺内酯仅用于严重充血性心力衰竭、难治性水肿和低血钾患者，随着对心力衰竭醛固酮逃逸现象的认识及一些临床研究证实，心力衰竭患者对螺内酯合并 ACEI 治疗的耐受性良好，且能改善严重心力衰竭患者症状，降低病死率，因此螺内酯在慢性心力衰竭中的应用得到重视。由于螺内酯非特异性地与盐皮质激素受体结合，有明显抗雄激素和促雌激素的作用，在 RALES 研究中有 10% 的男性患者出现了女性型乳房发育。依普利酮是近几年研制的高选择性作用于盐皮质激素受体的药物。EPHESUS 是一项心肌梗死后心力衰竭患者应用依普利酮的疗效和生存率研究，急性心肌梗死伴左室功能不全和心力衰竭患者在最佳药物治疗基础上使用依普利酮，能进一步降低病死率和病残率。

四、剂量和不良反应

1. 剂量

ACEI 一般从小剂量开始逐渐递增，直至靶剂量（临床试验中证实能提高生存率的剂量），并维持使用，期间可以调整心力衰竭的其他用药以处理不同的临床情况，与 ACEI 一样，ARB 也应从小剂量开始，逐级递增，直至到达靶剂量。

2. 不良反应和应用注意事项

ACEI 药物的副作用与血管紧张素 Ⅱ 的阻断和激肽的积聚有关，总发生率处于可接受的低水平范围内。常见副作用有低血压，但大多数患者无明显症状，无症状者可继续使用。应用 ACEI 后出现的轻度肾功能不全，部分可能因心功能改善，心排血量增加、肾脏灌注改善而出现，并非真正的肾功能不全，而有些与 ACEI 减少肾血流灌注而降低肾小球滤过率有关，需仔细区别。由肾功能不全引起的撤药率低于 0.5%。ACEI 易引起高钾血症，在慢性肾病患者或合并应用保钾剂尿剂者中更多见，因此用药后 1 周需监测血钾水平和肾功能，如果血钾 > 6.0 mmol/L，或者血清 Cr 升幅 > 50%，或者 Cr > 265 μmol/L（3 mg/dL）应停用 ACEI。其他副作用，如味觉障碍、皮疹、咳嗽等都可在停药后恢复。需注意的是临床医生在因 ACEI 引起咳嗽而做停药决定时需慎重，心力衰竭本身也易引起咳嗽，但这种咳嗽可随着心功能的好转而减少，ACEI 引起的咳嗽一般为干咳，多在用药后前几个月出现，停药后 7 ~ 10 天可自行消失。虽然 ACEI 类药物引起的血管性水肿发生率低，但是严重时会致命，它可发生于用药后的几周至几个月，对已知有血管神经源性水肿病史的患者不宜再给予任何一种 ACEI，对应用 ACEI 发生血管性水肿者也应立即停药。ACEI 类药物有致畸作用。因此 ACEI 类药物的绝对禁忌证包括血管性水肿、ACEI 过敏、妊娠、双侧肾动脉狭窄。左室流出道梗阻者不宜使用 ACEI。ARB 类发生低血压、肾功能不全和高钾血症的概率与 ACEI 相当，但发生咳嗽的副作用明显减少。

第三节　利尿剂

一、分类和药理作用

利尿剂主要通过抑制肾脏的钠重吸收，促进体内钠、水排出。按其在肾脏的作用部位进行分类，噻嗪类利尿剂主要抑制远端肾小管的钠转运；祥利尿剂主要作用于髓祥升支的钠钾转运，产生显著排钠作用。噻嗪类利尿剂和袢利尿剂在排钠的同时都有排钾作用。醛固酮拮抗剂能竞争性抑制醛固酮敏感性的肾集合小管钠通道，促进钠水排出，保留钾离子。

二、在心血管疾病中的应用

1. 高血压

噻嗪类利尿剂是一类重要的降压药物，可以单用或与其他降压药联用产生协同作用。它的降压作用可以分为三阶段：急性、亚急性和慢性，分别产生于用药后 1 ~ 2 周、数周和数月。急性期阶段主要通过排钠利尿使细胞外容量减少，心排血量减少；亚急性期，降压作用逐渐由血浆容量减少向外周血管阻力降低转变，后者因小动脉管壁钠负荷降低所致；慢性阶段，降压作用的机制以降低外周血管阻力为主。噻嗪类药物，如氢氯噻嗪的量效关系曲线在剂量超过 25 mg/d 后趋于平坦，但许多不良反应则与大剂量应用有关，如对代谢的影响包括低钾血症、低镁血症、糖耐量异常等，在小剂量应用（氢氯噻嗪 12.5 ~ 25 mg/d）时较少见。大量研究表明，小剂量利尿剂能有效防止高血压患者的靶器官损害、预防心血管事件发生，且耐受性良好，因此美国 JNC7 将其列为高血压 Ⅰ 或 Ⅱ 级的初始药物选择。Ⅰ 级高血压中，利尿剂降压作用与其他大多数种类降压药物相当。利尿剂和其他种类降压药物合用，能发挥更有效的协同降压作用，现被广泛用于各种高血压治疗的复方制剂中。

近年来，螺内酯也逐渐被应用于原发性高血压的治疗，单用或与噻嗪类利尿剂合用。它起效缓慢，首剂后的峰效应在 48 小时或其后，递加疗效常常在几周后出现，持续多月，不受人种和尿醛固酮分泌率的影响。螺内酯还可作为难治性高血压的联合用药之一。

2. 充血性心力衰竭

利尿剂治疗后数小时至数天就能减轻充血性心力衰竭患者的症状及体征，降低心脏充盈压；长期应用可使患者运动耐量增加，生活质量提高。利尿剂对心力衰竭患者病死率和病残率的影响目前还不明了，现主张对所有存在（或曾有）心力衰竭症状并伴体液潴留者均给予利尿剂，同时给予 ACEI 和 β 阻滞剂。在心力衰竭患者中，应用最多的是袢利尿剂呋塞米，从小剂量开始，逐步递增，直至尿量增加，体重减轻。由于利尿剂的主要用途是改善症状，当临床症状明显缓解后，可减量维持。对轻度心力衰竭或无症状左室功能不全患者，若通过限钠饮食即能控制体液容量，则无必要再加用利尿剂。

三、剂量和不良反应

常见利尿剂剂量和不良反应见表 4-1。

表 4-1　常用利尿剂

噻嗪类利尿剂		
氢氯噻嗪	12.5 ~ 50 mg, 1 次 /d	副作用有低钾、低镁血症
吲达帕胺	1.25 ~ 5 mg, 1 次 /d	
袢利尿剂		
呋塞米	10 ~ 80 mg, 2 ~ 3 次 /d	作用持续时间短，需每日多次剂量
托拉塞米	2.5 ~ 50 mg, 1 ~ 2 次 /d	作用持续时间长，生物利用度稳定
保钾利尿剂		
螺内酯	12.5 ~ 50 mg, 1 ~ 2 次 /d	副作用有剂量依赖性男子女性型乳房发育，高钾血症
氨苯蝶啶	12.5 ~ 150 mg, 1 ~ 2 次 /d	副作用为高钾血症
阿米洛利	5 ~ 10 mg, 1 ~ 2 次 /d	常合用氢氯噻嗪，以增强疗效，减少钾的潴留
依普利酮	25 ~ 50 mg, 1 ~ 2 次 /d	高选择性作用于醛固酮受体，抗雄激素作用少

第四节　有机硝酸酯类药物

有机硝酸酯类药物在人体内能快速转换为一氧化氮（NO），后者激活平滑肌细胞和血小板的鸟苷酸环化酶，使单磷酸环化鸟苷（cGMP）增加，促进血管扩张和抑制血小板聚集，发挥一系列药理作用。

一、药理作用

硝酸酯类能促进血管扩张，主要扩张静脉和大冠状动脉，对部分外周小动脉和微血管床也有扩张作用，降低心脏前后负荷，减少需氧量20%～40%。它对冠脉大血管和直径大于100μm动脉的扩张作用能改善冠脉循环，促进侧支血流，抑制冠脉痉挛。硝酸酯类药物对更小动脉和阻力血管没有作用。硝酸酯类还有一定程度的抑制血小板聚集作用，在体外实验、动物实验和正常人群、心绞痛和心肌梗死患者中都已证实。

二、药代动力学特点

不同硝酸酯类药物的药代动力学有很大差别。

1. 硝酸甘油

血浆硝酸甘油浓度很难测量，舌下含服后会有短暂升高。使用皮下贴片时，可在血浆中维持一定的浓度，但必须在应用12～14小时后撕去。

2. 单硝酸和二硝酸异山梨酯

循环中二硝酸异山梨酯经肝脏首过代谢后转化为5-单硝酸异山梨酯，比二硝酸异山梨酯更具活性。5-单硝酸异山梨酯口服吸收完全，生物利用度接近100%，一旦这些有机硝酸酯类药物的血浓度达到稳态后，耐受性也会同时产生。因此目前硝酸酯长效制剂都设计成有一定的时间空缺，以避免产生药物耐受性。

各类硝酸酯类药物均有静脉制剂，可用于缓解心绞痛症状或心功能不全急性发作时。

三、在心血管疾病中的应用

硝酸酯类药物可用于治疗各类心绞痛，如稳定型劳力性心绞痛和不稳定型心绞痛、急性心肌梗死以及充血性心力衰竭等。

无论是用于治疗心绞痛还是心力衰竭，若血硝酸酯药物浓度持续偏高多个小时，及多次给药之间缺乏硝酸酯空白期，均易出现硝酸酯耐药，目前对其发生机制尚无准确阐明。避免硝酸酯耐药最好的方法是采用短效口服硝酸酯，留一段药物空白时间。每天口服1次的长效硝酸酯药物对预防耐药性也有较好作用，它可使血浆药物浓度有所起伏。硝酸甘油贴片需要间隔给药，每天应用12～14小时，留10～12小时药物空白。需要指出的是，即使已经发生硝酸酯耐药的情况，舌下含服硝酸甘油仍能产生治疗效果。

四、不良反应

硝酸酯类药物的主要不良反应是头痛，但随着用药时间延长，头痛可以缓解。其次是低血压反应，发生于10%使用小剂量静脉硝酸酯类药物患者中，在减慢滴速和停药后可以恢复，口服硝酸酯类药物中较少发生低血压反应。部分患者在刚开始应用时会觉疲乏，甚至出现黑朦或晕厥。

第五章

心律失常

第一节　窦性停搏或窦性静止

窦房结在某个时间内兴奋性低下，不能产生激动而使心脏暂时停止活动，称为窦性停搏（sinus pause）或窦性静止（sinus arrest）。

一、病因

迷走神经张力增高、颈动脉窦过敏、高血钾；洋地黄、奎尼丁、乙酰胆碱等药物；也见于各种器质性心脏病、窦房结变性、纤维化导致窦房结功能障碍。

二、临床表现

临床症状轻重不一，轻者无症状或偶尔出现心搏暂停，严重者窦房结活动长时间停顿，心脏活动依靠下级起搏点维持。如果下级起搏点功能低下，则长时间心脏停搏，可出现头晕，近乎晕厥，短暂晕厥甚至阿—斯综合征。

三、心电图表现

（1）在正常的窦性心律中，突然出现较长时间的间歇，长间歇中无 P 波出现。

（2）间歇长短不等，前后 PP 距离与正常的 PP 距离不呈倍数关系。

（3）长间歇中往往出现交界性或室性逸搏心律，发作间歇心电图可无异常（图 5-1）。

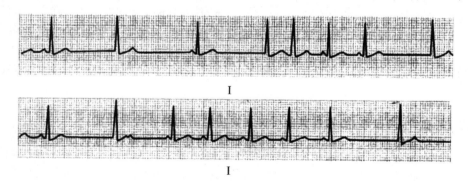

I

I

图 5-1　窦性停搏伴交界区逸搏

四、治疗

窦性停搏可以自然恢复正常或在活动后转为正常，也可引起猝死。有症状的窦性停搏，针对病因治疗，如停用有关药物，纠正高血钾。频繁出现时可用阿托品、麻黄碱或异丙肾上腺素治疗。有晕厥发作者或慢性窦房结病变者常需永久起搏器治疗。

第二节　病态窦房结综合征

病态窦房结综合征（sick sinus syndrome，SSS）简称病窦综合征，又称窦房结功能不全。最初在1967年由Lown提出，其在研究电复律过程中发现有些患者在房颤转复后窦性心律不稳定，出现紊乱的房性心律失常、窦房传导阻滞等表现，首次提出病态窦房结综合征的术语，并沿用至今，已被临床广泛使用。

目前认为病态窦房结综合征是由于窦房结及其邻近组织病变引起窦房结起搏功能和/或窦房传导障碍，从而产生多种心律失常和临床症状的综合征。病态窦房结综合征是心源性晕厥的原因之一，严重者可以发生心脏性猝死，临床上已引起普遍重视。

一、病因

按照病程长短，Bashout将病态窦房结综合征分为急性和慢性两类，每类又可分为器质性和功能性两种。

（一）急性病态窦房结综合征

1. 器质性

（1）缺血性：急性下壁心肌梗死时，5％可伴发病态窦房结综合征，多在急性心肌梗死最初4天内出现，1小时内最多。这种急性窦房结功能不全大多在随后的1～7天内恢复，少数由于瘢痕形成而演变为慢性病态窦房结综合征。

心肌梗死发生窦性心动过缓是由于：①右冠状动脉主干闭塞，使窦房结动脉供血中断，或由于左旋支闭塞导致窦房结的供血中断。②窦房结具有丰富的胆碱能神经纤维末梢，急性缺血时，胆碱分泌增高，心动过缓，当心率小于50次/分时可导致心输出量下降、血压下降，晕厥发生。

冠状动脉严重痉挛可诱发心绞痛伴窦房结暂时性缺血，可伴有过缓性心律失常、快速异位心律，甚至晕厥。

（2）炎症性：急性心包炎、心肌炎和心内膜炎均可使窦房结受累而发生功能障碍。因窦房结动脉属于小动脉，累及全身小动脉的结缔组织病变也可影响窦房结的供血。

（3）创伤性：右心耳是心脏外科手术的重要途径，可由心脏手术损伤窦房结。

（4）浸润性：肿瘤细胞浸润可造成窦房结细胞功能单位减少，影响窦房结功能。

2. 功能性

（1）神经性：自主神经功能失调、迷走神经张力升高是最常见的原因。

（2）药物性：急性药物中毒，如洋地黄、β-受体阻滞剂、维拉帕米、胺碘酮等，均可抑制窦房结的自律性或造成冲动形成障碍。

（3）代谢性：高血钾、高血钙、阻塞性黄疸可抑制窦房结的起搏和传导功能。

（4）医源性：颈动脉窦按摩、Valsalva动作、压迫眼球、药物或电复律后、冠状动脉造影术中导管刺激右冠状动脉等都可引起缓慢性心律失常。

（二）慢性病态窦房结综合征

1. 器质性

（1）缺血性：冠状动脉粥样硬化性心脏病，导致窦房结长期供血不足、纤维化，发展为病窦综合征。

（2）特发性：不能肯定病因者称为特发性，多由窦房结退行性病变所致。

（3）内分泌性：甲状腺功能亢进性心脏病，因甲状腺素毒性造成广泛心肌损害，可累及窦房结。黏液性水肿因代谢率低，对儿茶酚胺的敏感性降低，引起显著窦性心动过缓。

（4）创伤性：心脏手术后纤维组织增生，瘢痕形成，累及窦房结。

（5）家族性：家族性病窦综合征少见，国内外文献报道中多为常染色体显性遗传和常染色体隐性遗传。

2. 功能性

（1）神经性：窦房结细胞正常，但由于迷走神经张力异常增高，明显抑制窦房结功能，导致过缓性心律失常，伴有一系列症状。

（2）药物性：个别老年人，窦房结功能处于临界状态，对抗心律失常药物特别敏感，长期用药后显示窦房结功能不全。一旦快速心律失常控制，停用有关药物，不会再次出现过缓性心律失常。

上述原因导致窦房结起搏功能低下或衰竭后，心脏下部的起搏点发出较窦房结频率为慢的逸搏，以保证心脏继续搏动而不致停跳，但临床上病态窦房结综合征患者常因心脏停搏而引起急性脑缺血综合征。这反映其下部起搏点不能发出逸搏，可以理解其病变范围包括了下部传导系统。这种房室交界区也有功能失常者被称为双结病变或双结综合征（btnode syndrome）。

二、临床表现

病态窦房结综合征病程发展大多缓慢，从出现症状到症状严重可长达 5 ~ 10 年或更久。各个年龄组均可发生，以老年人居多。临床表现轻重不一，可呈间歇发作性。症状多以心率缓慢所致脑、心、肾等脏器供血不足为主。

（一）脑症状

头晕、眼花、失眠、瞬间记忆力障碍、反应迟钝或易激动等，进一步发展可有黑矇、眩晕、晕厥或阿—斯综合征。

（二）心脏症状

心脏症状主要表现为心悸。无论心动过缓、过速或心律不齐，患者均可感到心悸。部分患者合并短阵室上性心动过速发作，又称慢－快综合征。慢－快综合征房性快速心律失常持续时间长者，易致心力衰竭。一般规律为，心动过速突然终止后可有心脏暂停伴或不伴晕厥发作；心动过缓转为过速，则出现心悸、心绞痛甚至心力衰竭加重。

（三）肾脏和胃肠道症状

心输出量过低，可以影响肾血流灌注，使肾血流量降低，引起尿量减少；胃肠道供血不足，表现为食欲缺乏、消化吸收不良、胃肠道不适。

三、心电图表现

心电图表现主要包括窦房结功能障碍本身及继发于窦房结功能失常的逸搏和 / 或逸搏心律，还可以并发短阵快速心律失常和 / 或传导系统其他部位受累的表现。

（一）过缓性心律失常

过缓性心律失常是病态窦房结综合征的基本特征，包括：①单纯的窦性心动过缓，心率多在 60 次 / 分以下，有时低至 40 次 / 分；②窦房传导阻滞；③窦性停搏，它可自发也可发生于心动过速后，持续时间短者为数秒，长者为十几秒。

（二）过速性心律失常

过速性心律失常常见的有：①阵发性房性心动过速，常由房内或房室交界区形成折返所致；②阵发性交界性心动过速，也是因折返机制所致；③心房扑动；④心房颤动。

（三）心动过缓－过速综合征

阵发或反复发作短阵心房颤动、心房扑动或房性心动过速，与缓慢的窦性心律形成所谓慢－快综合征（bradycardia-tachycardia syndromc）。快速心律失常自动停止后，窦性心律常于 2 秒以上的间歇后出现（图 5-2）。

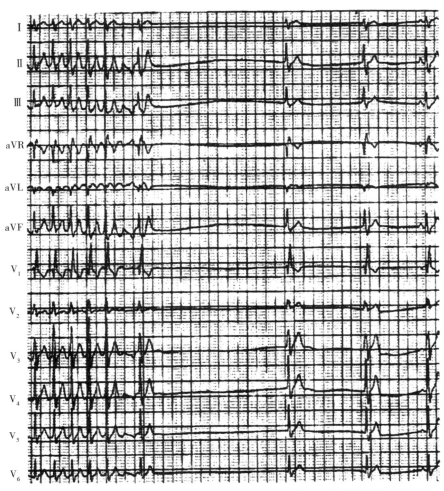

图 5-2　病态窦房结综合征患者快速心律失常停止后出现长间歇

上述这些心律失常可以单独存在、相继出现，也可合并存在，因此病态窦房结综合征患者心律和心率变化明显。

四、诊断

患者有心动过缓伴头晕、晕厥或有心动过缓－心动过速表现者应首先考虑本综合征的可能，但必须排除某些生理性表现、药物的作用及其他病变的影响。诊断主要基于窦房结功能障碍的心电图表现。早期或不典型病例的窦房结功能障碍可能呈间歇性发作，或以窦性心动过缓为主要或唯一表现，常难以确诊本病。下列检查有助于评估窦房结功能。

动态心电图可发现心脏节律变化的特征，借以得到更为有意义的资料，提高病态窦房结综合征的诊断率，结果阴性时可于短期内重复检查。

通过分析病史、连续观察心电图不能确定诊断者，则需要做窦房结功能激发试验。常用的试验有以下几种。

（一）运动试验

窦房结功能不全者，可以显示运动负荷试验不能使窦性节律加速，而呈现异常反应。包括踏车次极量负荷试验和活动平板次极量负荷试验，病态窦房结综合征患者的最高心率显著低于对照组，但这不能作为一种排除或诊断病窦综合征的有识别力的方法。

（二）阿托品试验

阿托品是抗胆碱药，主要作用是阻断 M 型胆碱反应系统，使迷走神经张力减小，消除迷走神经对窦房结的影响。因此如果心动过缓是由于迷走神经张力过高导致的，注射阿托品后（静脉注射阿托品

1～2 mg）心率可立即提高；如果与迷走神经张力无关，是窦房结本身功能低下所致，则注射阿托品后心率不能显著提高（< 90 次/分）或诱发心律失常。对于青光眼患者和前列腺肥大患者，此试验禁用。高温季节也应避免使用。

（三）异丙肾上腺素试验

通过刺激 β - 受体，兴奋窦房结，提高窦房结的自律性。静脉推注或滴注 1～2 μg，心率 < 90 次/分或增加 < 25% 提示窦房结功能低下。冠心病、甲状腺功能亢进、高血压、严重室性心律失常者禁用。

（四）窦房结功能电生理检查

窦房结功能电生理检查主要有心脏固有心率（intrinsic heart rate，IHR）、窦房节电图、窦房结恢复时间（sinus nodal recovery time，SNRT）和矫正窦房结恢复时间（corrected sinus recovery time，CSNRT）及窦房结传导时间（sinuatrial conduction time，SACT）测定。病窦综合征患者的 SNRT 和 SACT 常显著超过正常高限。

（五）Fisher 结合电

生理检查将 SSS 分为起搏障碍、传导阻滞及迷走神经过敏三种类型（表 5-1）。

表 5-1 明显的 SSS 患者的窦房结功能障碍的类型

	迷走神经张力	窦房结实验	结果
起搏障碍（固有自律性低下）	降低	SNRT SACT	延长
窦房结传导阻滞或正常	降低	SNRT	延长
迷走神经过敏症	增加	SACT SNRT	可变
迷走神经张力亢进	过度增加	SACT	延长
对正常张力的敏感	降低	SNRT SACT	正常

迷走神经张力增高延长 SA 传导时间，此时进行 SNRT 试验，快速起搏未能进入窦房结，因此不能产生超速抑制，但是窦性激动传出也会受阻。起搏激发的心动过速所致的迷走神经张力增高可使 SNRT 延长，当迷走神经张力增高是由于窦性心律恢复的第一心跳产生的高血压所致时，有可能产生第二次停搏。

五、治疗

治疗应针对病因，无症状者可以定期随访，密切观察病情。

（一）药物治疗

心率缓慢显著或伴自觉症状者可以试用药物。但是用于提高心率的药物缺乏长期治疗作用，仅能作为暂时的应急处理，为起搏治疗争取时间。常用的药物如下：阿托品、沙丁胺醇、异丙肾上腺素、氨茶碱。当快速心律失常发作时，可慎用洋地黄、胺碘酮。心房扑动或心房颤动发作时不宜进行电复律。

（二）起搏治疗

有下列情况的患者需进行起搏治疗《2002 ACC/NASPE 指南》。

Ⅰ类适应证：①病态窦房结综合征表现为症状性心动过缓，或必须使用某些类型和剂量的药物进行治疗，而这些药物又引起或加重心动过缓并产生症状者；②因窦房结变时性不佳而引起症状者。

Ⅱ类适应证：①Ⅱa：自发或药物诱发的窦房结功能低下，心率 < 40 次/分，虽有心动过缓的症状，但未证实与所发生的心动过缓有关；不明原因的晕厥，经电生理检查发现窦房结功能不全。②Ⅱb：清醒状态下心率长期低于 40 次/分，但症状轻微。

Ⅲ类适应证：①无症状的患者，包括长期应用药物所致的窦性心动过缓（心率 < 40 次/分）；②虽有类似心动过缓的症状，但已证实该症状并不是由窦性心动过缓造成的；③非必须应用的药物

引起的症状性心动过缓。

　　病态窦房结综合征患者约 50% 有双结病变，因此以 VVI 或房室序贯型起搏较好。有条件者可以应用程控式 VVI 起搏器。DVI、DDD 起搏器虽能按需起搏心房，并备有按需心室起搏功能，附以多参数程控装置可达到生理起搏与抗 SVT、房扑的目的，但仍无法终止房颤。带有程控自动扫描功能的起搏器是治疗慢一快综合征的一种较理想的起搏器，心动过缓时按 VVI 起搏，心动过速发作时则由 VVI 转为 VVT，发放扫描刺激或短阵快速刺激终止心动过速的发作。

第三节　房内传导阻滞

　　房内传导阻滞（intra-atrial block，IAB）是指窦房结发出的冲动在心房内传导时延迟或中断，可分为完全性传导阻滞和不完全性传导阻滞两种。

一、病因

　　心房肌群的纤维化、脂肪化、淀粉样变的退行性病变；左心房和 / 或右心房的肥大或扩张；心房肌的急性或慢性炎症；心房肌的急慢性缺血或心肌梗死。

二、临床特点

（一）不完全性心房内传导阻滞

　　多发生于二尖瓣狭窄、某些先天性心脏病和心肌梗死。心电图示 P 波增宽（> 0.12 s），有切迹，P 波的前半部或后半部振幅减低或增高。由于冲动在房内传导延迟，可有 PR 间期延长。因房内传导和不应期的不均匀，可以引起心房内折返性心动过速。

（二）完全性心房内传导阻滞（完全性心房分离）

　　由于房内传导完全阻滞，出现左、右心房激动完全分离。窦房结冲动仅传到一侧心房，并下传心室产生 QRS 波，而另一侧则由心房异位起搏点控制，形成与窦性 P 波并行的另一组心房波，频率慢且不能下传激动心室。心电图特点是：

　　（1）同一导联有两种 P 波，一种为窦性，其后有 QRS 波；另一种为心房异位的小 P' 波，其频率慢，规律性差，不能下传激动心室。

　　（2）右心房波是窦性冲动下传引起右心房激动的表现，呈窦性，左心房波为扑动或颤动。

　　（3）心房波的一部分呈扑动，另一部分呈颤动。

　　心房分离常发生于危重患者，出现后可于数小时或数天内死亡。但在应用洋地黄等药物过量或中毒时，经过及时纠正治疗心房分离可消失并恢复。

　　心房分离需要与房性并行心律相鉴别，房性并行心律的 P 波较窦性 P 波稍大或等大，心房分离的 P' 波小而不易看清。房性并行心律 PP 间期较恒定，常出现夺获、融合，心房分离则无。迷走神经刺激术可使房性并行心律减慢，而对心房分离无影响。

三、治疗

　　心房内传导阻滞本身不需治疗，治疗主要针对原发病。完全性心房内传导阻滞极罕见，多见于临终前，预后差。常在记录心电图后短时间内死亡。

第四节　房室传导阻滞

　　房室间的传导障碍统称房室传导阻滞（atrial-ventricular block），是指冲动从心房传到心室的过程中异常延迟，传导被部分阻断或完全阻断。

　　房室传导过程中（即心房内、房室结、房室束及束支 - 普肯耶系统），任何部位的传导阻滞都可以引起房室传导阻滞。从解剖生理的角度看，房室结、房室束与束支的近端为传导阻滞的好发部位。房室结的结区传导速度慢而且不均匀，房室束的主干（或称穿入部分）位于两个房室瓣的瓣环间，手术损伤、先天性缺损或瓣环钙化均可累及这个部分，并且房室束的主干、分支、终末部分及左束支前后分支与右束支的近端均呈小束支状，范围不大的病变可以累及全支，甚至同时累及二、三支。

来自心房的冲动经房室束及三分支快速地同时传导至左右心室。三分支的一支或两支传导阻滞并不引起房室传导阻滞，当三分支同时发生同等或不同程度的传导阻滞时，可以形成不同程度的房室传导阻滞合并束支传导阻滞。

房室传导阻滞的分类：①按照阻滞程度分类：分为不全性与完全性房室传导阻滞。②按照阻滞部位分类：分为房室束分支以上与房室束分支以下阻滞两类，其病因、临床表现、发病规律和治疗各不相同。③按照病程分类：分为急性和慢性房室传导阻滞，慢性还可以分为间断发作型与持续、发作型。④按照病因分类：分为先天性与后天性房室传导阻滞。从临床角度看，按阻滞程度和阻滞部位分类不但有利于估计阻滞的病因、病变范围和发展规律，还能指导治疗，比较切合临床实际。

一、病因

（一）先天性房室传导阻滞

先天性房室传导阻滞主要见于孤立性先天性房室传导阻滞、合并其他心脏畸形的先天性心脏传导系统缺损、Kearns-Sayre 综合征。

（二）原发性房室传导阻滞

原发性房室传导阻滞主要见于特发性双束支纤维化、特发性心脏支架退行性变。

（三）继发性房室传导阻滞

继发性房室传导阻滞主要见于各种急性心肌炎性病变（如急性风湿热、细菌性和病毒性心肌炎）、急性心肌缺血或坏死性病变（如急性心肌梗死）、迷走神经功能亢进、缺氧、电解质紊乱（如高血钾）、药物作用（如洋地黄、奎尼丁、普鲁卡因胺等）、损伤性病变（心脏外科手术及射频消融术）及传导系统钙化等原因导致的房室传导阻滞。

儿童及青少年房室传导阻滞的主要原因为急性心肌炎和炎症所致的纤维性病变，少数为先天性。老年人持续房室传导阻滞的病因以原因不明的传导系统退行性变较为多见。

二、病理

Ⅰ度及Ⅱ度一型房室传导阻滞，其阻滞部位多在房室结（或房室束），病理改变多不明显或为暂时性的房室结缺血、缺氧、水肿或轻度炎症；Ⅱ度二型房室传导阻滞阻滞部位多在两侧束支；Ⅲ度房室传导阻滞阻滞部位多在两侧束支，病理改变较广泛而严重，且持久存在，包括传导系统的炎症或局限性纤维化。急性大面积心肌梗死时，累及房室束、左右束支，引起坏死的病理改变。如果病理改变为可逆的，则阻滞可以在短期内恢复，否则呈持续性。此外，先天性房室传导阻滞患者中可见房室结或房室束的传导组织完全中断或缺如。

三、分型

房室传导阻滞可以发生在窦性心律或房性、交界性、室性异位心律中。冲动自心房向心室方向发生传导阻滞（前向传导或下传阻滞）时，心电图表现为 PR 间期延长，或部分甚至全部 P 波后无 QRS 波群。

（一）Ⅰ度房室传导阻滞

Ⅰ度房室传导阻滞（A-VB）是指激动从窦房结发出后，可以经心房传导到心室，并产生规则的心室律，仅传导时间延长。心电图上 PR 间期在成人超过 0.20 s，老年人超过 0.21 s，儿童超过 0.18 s。Ⅰ度房室传导阻滞可以发生于心房、房室结、房室束、左右束支及末梢纤维的传导系统中的任何部位。据统计发生在房室结的阻滞约占 90%，因为房室结的传导纤维呈网状交错，激动在传导中相互干扰，易使传导延迟。在房室束中，由于传导纤维呈纵行排列，所以传导速度较快，正常不易受到阻滞，但在房室束发生病变时，也可使房室传导延迟。发生在束支及末梢部位的阻滞约占6%，发生机制多为传导系统相对不应期的病理性延长。心房率的加速或颈动脉窦按摩引起的迷走神经张力增高可导致Ⅰ度房室传导阻滞转化为Ⅱ度一型房室传导阻滞，反之，Ⅱ度一型房室传导阻滞在窦性心律减慢时可以演变为Ⅰ度房室传导阻滞。

1. 心电图特点

PR间期大于0.20秒，每次窦性激动都能传到心室，即每个P波后都有一个下传的QRS波（图5-3）。PR间期显著延长时，P波可以隐伏在前一个心搏的T波内，引起T波增高、畸形、切迹，或延长超过PP间距，而形成一个P波越过另一个P波传导。后者多见于快速房性异位心律。显著窦性心律不齐伴二度Ⅰ型房室传导阻滞时，PR间期可以随着其前面的RP间期的长或短而相应地缩短或延长。如果体表心电图显示QRS波群的时间与形态正常，则房室传导延迟几乎均发生于房室结，而非希氏束本身；如果QRS波群呈现束支阻滞图形，传导延迟可能发生于房室结和/或希普系统，希氏束电图有助于后一类型的传导阻滞的正确定位。

2. 希氏束电图特点

希氏束电图可反映阻滞部位：①心房内阻滞：PA间期 > 60 ms，而AH和HV间期都正常。②房室结传导阻滞（最常见）：AH间期延长（> 140 ms），而PA、HV间期正常。③希氏束内阻滞：HH'间期延长（> 20 ms）。④束支阻滞：HV间期延长 > 60 ms。

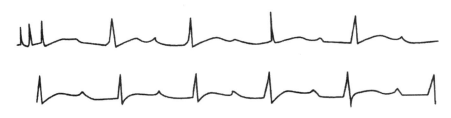

图5-3　Ⅰ度房室传导阻滞

3. 鉴别希氏束近端阻滞与希氏束远端阻滞的临床意义

绝大多数一度房室传导阻滞系希氏束近端阻滞，见于各种感染性心肌炎、风心病和冠心病患者，或迷走神经张力亢进的正常人，表现为AH间期延长而HV间期正常，预后良好。而当希氏束电图示HV间期延长，则提示希氏束远端阻滞，预后较前者差。

（二）Ⅱ度房室传导阻滞

Ⅱ度房室传导阻滞是激动自心房至心室的传导有中断，即一部分室上性激动因阻滞而发生QRS波群脱漏，同时也可伴有房室传导的现象，属于不完全性房室传导阻滞中最常见的一种类型。P波与QRS波群可成规则的比例（如3∶1，5∶4等）或不规则比例。Ⅱ度房室传导阻滞的心电图表现可以分为两型，即莫氏一型（Mobitz一型）和莫氏二型（Mobitz二型）。

1. 莫氏一型房室传导阻滞

莫氏一型房室传导阻滞又称文氏型阻滞（Wenckebach block）。心电图的基本特点是：PR间期逐渐延长，以致出现一个P波后的QRS波脱漏，其后的PR间期重新回到最短（可以正常，也可不正常）。从PR间期最短的心动周期开始到出现QRS波脱漏的心动周期为止，称为一个文氏周期。这种文氏周期反复出现，称为文氏现象（Wenckebach phenomenon）。

（1）心电图特点：P波和下传的QRS波的比例可以用数字表示，如4∶3阻滞，表示每4个P波有3个下传，脱漏1个。其特征可归纳为：①PR间期逐渐延长，直至脱漏一次，脱漏前PR间期最长，脱漏后的PR间期最短。②PR间期逐渐延长的增加量逐次减少，由此出现RR间期逐渐缩短的现象。③含有未下传的QRS波的RR间期小于最短的RR间期的2倍（图5-4）。

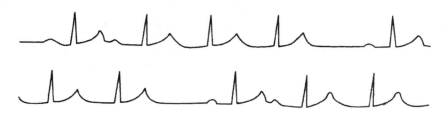

图 5-4　Ⅱ度一型房室传导阻滞

（2）希氏束电图特点：莫氏一型房室传导阻滞的部位约 80% 在希氏束的近端，表现为 AH 间期进行性延长，直至完全阻滞，而 HV 间期正常。少数患者也可以在希氏束本身或希氏束远端阻滞。

（3）临床意义：注意鉴别不典型的文氏阻滞。对于 PR 间期不是逐渐延长而是相对稳定的文氏阻滞，易误诊为莫氏二型房室传导阻滞，此时应仔细测量 QRS 波脱落前的一个 PR 间期与脱落后的一个 PR 间期，如果后者短于前者，应属于莫氏一型房室传导阻滞。莫氏一型房室传导阻滞一般预后良好，只需针对病因治疗而不需要特殊处理。对于远端阻滞而伴有晕厥等临床症状者，应引起重视，随访观察。

2. 莫氏二型房室传导阻滞

房、室呈比例的传导中断，多发生于房室结以下的传导系统病变时，其次为房室结，主要由于心脏的传导系统绝对不应期呈病理性延长，少数的相对不应期也有延长，致使 PR 间期延长。如房室呈 3：1 或 3：1 以上阻滞，称为高度房室传导阻滞。

（1）心电图特点：PR 间期固定（多数情况下 PR 间期正常，但也可以延长），若干个心动周期后出现一个 QRS 波脱漏，长 RR 间期等于短 RR 间期的 2 倍。房室传导比例可固定，如 3：1 或 3：2，也可不定，如 3：2 到 5：4 等。下传的 QRS 波可正常或宽大畸形（图 5-5）。

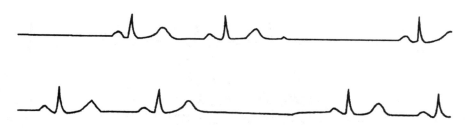

图 5-5　Ⅱ度二型房室传导阻滞

（2）希氏束电图特点：莫氏二型阻滞部位大多在希氏束远端，约占 70%。①希氏束近端阻滞的特点：AH 间期延长，但下传的 HV 间期正常，QRS 波也正常，说明冲动可下传，在房室结呈不完全阻滞，而 QRS 波不能下传时 A 波后无 V 波，无 V 波。②希氏束远端阻滞：AH 间期正常，HV 间期延长，冲动不能下传时，心搏的 H 波后无 V 波。

（3）临床意义：莫氏二型房室传导阻滞多发生在希氏束远端，常为广泛的不可逆性病变所致，易发展为持续的高度或完全性房室传导阻滞。预后较莫氏Ⅰ型房室传导阻滞差，有晕厥者需安装心脏起搏器治疗。

莫氏一型和莫氏二型房室传导阻滞需进行鉴别，尽管两者都属于Ⅱ度房室传导阻滞，但是由于阻滞部位多不相同，前者大部分在房室结，而后者几乎都在希氏束 - 普肯野系统，因而，两者的治疗和预后显著不同。在心电图中的鉴别关键是有下传的 QRS 波的 PR 间期是否恒定。在 PP 间期恒定的情况下，凡 PR 间期固定不变者，可判断为莫氏二型房室传导阻滞。如果 PP 间期不恒定，PR 间期在莫氏二型房室传导阻滞中的变化也不会超过 5 ms。具体鉴别见表 5-2。

表5-2　二度房室传导阻滞一型和二型的比较

	一型	二型
病变性质	多见于功能改变、炎症、水肿	多见于坏死,纤维化、钙化、退行性病变
病因	下壁心肌梗死、心肌炎、药物、迷走神经功能亢进	前间壁心肌梗死、原发性传导系统疾病、心肌病
PR间期	脱漏前PR间期逐渐延长,至少脱漏前PR间期比脱漏后的第一次PR间期延长	下传搏动的PR间期固定
QRS波群	多正常	长宽大畸形(可呈束支阻滞图形)
对血流动力学影响	较少,症状不明显	较严重,可出现晕厥、黑矇、阿－斯综合征
治疗	病因治疗,一般不需人工起搏器	病因治疗和对症治疗,必要时考虑人工起搏
预后	常为一过性,多能恢复,预后较好	多为永久性并进行性加重,预后较差

（三）近乎完全性房室传导阻滞

绝大多数P波后无QRS波群,心室基本由房室交界处或心室自主心律控制,QRS波群形态正常或呈束支传导阻滞型畸形增宽。在少数P波后有QRS波群,形成一个较交界处或心室自主心律提早的心搏,称为心室夺获（ventricular capture）。心室夺获的QRS波群形态与交界处的自主心律相同,而与心室自主心律不同。

（四）Ⅲ度房室传导阻滞

Ⅲ度房室传导阻滞又称完全性房室传导阻滞。心房的冲动完全不能下传到心室,因此心房受窦房结或房颤、房扑、房速控制而独自搏动,心室则受阻滞部位以下的逸搏点控制,形成缓慢而匀齐的搏动,在心电图表现为P波与QRS波完全无关,各自搏动的现象,即房室分离（atrioventricular dissociation）。

Ⅲ度房室传导阻滞多发生在房室交界部,房室束分叉以上（高位）约占28%,房室束分叉以下（低位）约占72%。Ⅲ度房室传导阻滞多为严重的传导系统病变,少数为暂时性的完全性房室传导阻滞,多为高位阻滞,即QRS波群不增宽,可由传导系统暂时缺血引起。而低位的完全性房室传导阻滞QRS波群增宽畸形,且心室频率缓慢,几乎都是持久性的完全性房室传导阻滞。常见于冠心病、心肌炎后心肌病变、心脏手术后或其他器质性心脏病等。

1. 心电图特点

心房激动完全不能下传到心室。即全部P波不能下传,P波和QRS波没有固定关系,PP间距和RR间距基本规则,心房频率较快,PP间期较短,而心室由低位起搏点激动,心室频率缓慢,每分钟30～50次。心室自主心律的QRS波群形态与心室起搏部位有关。如果完全阻滞在房室结内,则起搏点在希氏束附近,心电图特点是QRS波不宽,心室率在40次/分以上。如果完全阻滞在希氏束以下或三束支处,则起搏点低,QRS波增宽畸形,心室率在40次/分以下,且易伴发室性心律失常（图5-6,图5-7）。如起搏点位于左束支,QRS波群呈右束支传导阻滞型;如起搏点位于右束支,QRS波群呈左束支传导阻滞型。心室起搏点不稳定时,QRS波形态和RR间距可多变。心室起搏点自律功能暂停则引起心室停搏,心电图上仅表现为一系列P波。在房颤的心电图中,如果出现全部导联中RR间期都相等,则应考虑有Ⅲ度房室传导阻滞的存在。完全性房室传导阻滞时偶有短暂的超常传导表现。心电图表现为一次交界处或心室逸搏后出现一次或数次P波下传至心室的现象,称为韦金斯基现象。发生机制为逸搏作为对房室传导阻滞部位的刺激,可使该处心肌细胞的阈电位降低,应激性增高,传导功能短暂改善。

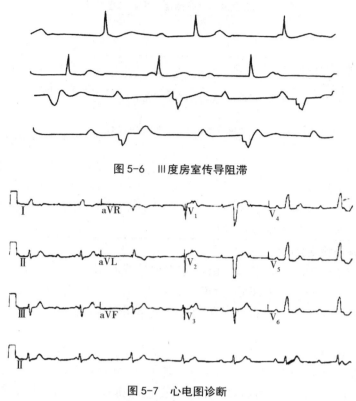

图 5-6　Ⅲ度房室传导阻滞

图 5-7　心电图诊断

1. 窦性心律不齐；2. Ⅲ度房室传导阻滞，室性逸搏心律

2. 希氏束电图特点

完全性房室传导阻滞的希氏束电图可以确定阻滞的具体部位，分为希氏束近端、希氏束内和希氏束远端。①希氏束近端阻滞：少见，多为先天性疾病引起。希氏束电图表现为 AH 阻滞（房室结内阻滞），A 波后无 H 波，而 V 波前有 H 波，HV 固定，A 波与 V 波无固定关系。②希氏束内阻滞：A 波后有 H 波，AH 固定且正常，A 波与 V 波无关，HH 中断，每个 V 波前有 H 波，V 波可以正常。③希氏束远端阻滞：表现为 HV 阻滞，绝大多数为完全性房室传导阻滞。特征为 A 波后无 V 波，AH 固定，但 H 波不能下传，其后无 V 波，完全阻滞于 HV 之间。

3. 鉴别诊断

希氏束近端阻滞和远端阻滞的鉴别：①临床症状：有晕厥或阿－斯综合征者，多为希氏束远端阻滞；长期稳定，症状轻的多为希氏束近端阻滞。②心电图 QRS 波宽大畸形者多为远端阻滞，而 QRS 波小于 0.11 s 多为近端阻滞。③室性逸搏心率 > 45 次 / 分多为近端阻滞，而心率在 40 次 / 分左右或以下者多为远端阻滞。Ⅲ度房室传导阻滞还应与干扰性房室分离相鉴别，后者是一种生理性传导阻滞。二者的鉴别要点在于前者的心房率大于心室率，而后者的心房率小于心室率。

四、临床表现

Ⅰ度房室传导阻滞很少有症状，听诊第一心音可略减弱。Ⅱ度房室传导阻滞可有心脏停顿或心悸感，听诊可有心音脱漏，脉搏也相应脱漏，心室率缓慢时可有头晕、乏力、易疲倦、活动后气促，甚至短暂晕厥。三度房室传导阻滞时症状较明显，除上述症状外，还可以进一步出现心脑供血不足的表现，如智力减退、心力衰竭等。Ⅲ度房室传导阻滞造成血流动力学的影响取决于心室逸搏频率的快慢。在希氏束分支以上的Ⅲ度房室传导阻滞起搏点频率较快，可达 40 ~ 60 次 / 分，且心室除极顺序正常，对血流动力学影响较小，患者多不出现晕厥。而在希氏束分支以下的Ⅲ度房室传导阻滞，逸搏心率缓慢，20 ~ 40 次 / 分，甚至更低，且心室收缩协调性差，血流动力学影响显著，患者出现晕厥、阿－斯综合征，甚至猝死，此外尚可有收缩压增高、脉压增宽、颈静脉搏动、心音不一致，及心脏增大等体征，偶可闻及心房音。三度房室传导阻滞的特异性体征是心室率缓慢且规则，并伴有第一心音强弱不等，特别是突然出现的增强的第一心音，即"大炮音"，是由于房室收缩不同步造成的，当房室收缩相距较近时（PR 间期 0.04 ~ 0.10 s），第一心音明显增强。

心室率过慢、心室起搏点不稳定或心室停搏时，可有短暂的意识丧失。当心室停搏较长时间，可出现晕厥、抽搐和发绀，即所谓的阿—斯综合征发作。迅速恢复心室自主心率可立即终止发作，神志也可立即恢复，否则将导致死亡。

五、治疗

房室传导阻滞的治疗方法原则上取决于房室传导阻滞发生的原因（病因是否能消除）、病程（急性还是慢性）、阻滞的程度（完全性阻滞还是不完全性阻滞）及伴随症状。房室束分支以上阻滞形成的一至二度房室传导阻滞并不影响血流动力学状态，主要针对病因治疗。房室束分支以下阻滞者，不论是否引起房室传导阻滞，均必须结合临床表现和阻滞的发展情况慎重考虑电起搏治疗。

急性房室传导阻滞的病因常为急性下壁心肌梗死，急性心肌炎或其他心外因素，如药物影响或电解质紊乱等。多数情况传导系统的损伤是可以恢复的。因此，对于无明显血流动力学障碍的Ⅰ度或Ⅱ度一型房室传导阻滞可以不必处理。Ⅱ度二型和Ⅲ度房室传导阻滞应根据阻滞部位和心室率采取相应的措施。如果心率能达到 50 次 / 分、QRS 波正常者，可以给予阿托品，每 4 小时口服 0.3 mg，尤其适于迷走神经张力过高引起的阻滞，必要时肌内或静脉注射，每 4 ~ 6 小时 0.5 ~ 1.0 mg；对于血压偏低的患者可以选用异丙肾上腺素滴注；对于心室率不足 40 次 / 分、QRS 波宽大畸形者，房室传导阻滞部位在希氏束以下的，对药物反应差，应考虑临时起搏器治疗。预防或治疗房室传导阻滞引起的阿—斯综合征发作，宜用异丙肾上腺素溶液静脉滴注，使心率控制在 60 ~ 70 次 / 分。

慢性房室传导阻滞的治疗，主要视阻滞部位、阻滞程度及伴随症状而定，无症状的Ⅰ度或Ⅱ度一型房室传导阻滞一般不需治疗。若下传的 QRS 波宽大，不能排除有双束支阻滞的，应加强观察，定期随访，必要时进行心电生理检查，特别是已经发生晕厥的患者。慢性Ⅱ度二型房室传导阻滞，因阻滞部位多在希氏束分支以下，心室率缓慢，常伴有头晕、乏力等症状，当发展为Ⅲ度房室传导阻滞时，易发生阿－斯综合征，故应早期植入永久起搏器治疗。慢性Ⅲ度房室传导阻滞，心室率不超过 60 次 / 分，在希氏束分支以下者心率仅为 20 ~ 40 次 / 分，可频繁发生晕厥，应尽快安装永久心脏起搏器治疗。

微信扫码
◆ 临床科研
◆ 医学前沿
◆ 临床资讯
◆ 临床笔记

第六章

冠状动脉粥样硬化性心脏病

第一节 稳定型心绞痛

一、概述

心绞痛是由于暂时性心肌缺血引起的以胸痛为主要特征的临床综合征，是冠状动脉粥样硬化性心脏病（冠心病）的最常见表现。通常见于冠状动脉至少一支主要分支管腔直径狭窄在50%以上的患者，当应激时，冠状动脉血流不能满足心肌代谢的需要，导致心肌缺血，而引起心绞痛发作，休息或含服硝酸甘油可缓解。

稳定型心绞痛（stable angina pectoris，SAP）是指心绞痛发作的程度、频度、性质及诱发因素在数周内无显著变化的患者。心绞痛也可发生在瓣膜病（尤其是主动脉瓣病变）、肥厚型心肌病和未控制的高血压及甲状腺功能亢进、严重贫血等患者。冠状动脉"正常"者也可由于冠状动脉痉挛或内皮功能障碍等原因发生心绞痛。某些非心脏性疾病如食道、胸壁或肺部疾病也可引起类似心绞痛的症状，临床上需注意鉴别。

二、流行病学

心绞痛是基于病史的主观诊断，因此它的发病率和患病率很难进行评估，而且评估结果也会因为依据的标准不同产生差异。

一项基于欧洲社区心绞痛患病率的调查研究显示：45 ~ 54 岁年龄段女性患病率为0.1% ~ 1%，男性为2% ~ 5%；而65 ~ 74 岁年龄段女性高达10% ~ 15%，男性高达10% ~ 20%。由此可见，大约每百万个欧洲人中有2万 ~ 4万人罹患心绞痛。

最近的一项调查，其标准为静息或运动时胸痛发作伴有动脉造影、运动试验或心电图异常证据，研究结果证实了心绞痛的地域差异性，且其与已知的全球冠心病死亡率的分布平行。例如，心绞痛作为初始冠脉病变的发病率，贝尔法斯特是法国的2倍。

稳定型心绞痛患者有发生急性冠脉综合征的危险，如不稳定型心绞痛、非ST段抬高型心肌梗死或ST段抬高型心肌梗死。Framingham研究结果显示，稳定型心绞痛的患者，两年内发生非致死性心肌梗死和充血性心脏病的概率，男性为14.3%和5.5%，女性为6.2%和3.8%。稳定型心绞痛的患者的预后取决于临床、功能和解剖因素，个体差别很大。

左室功能是慢性稳定性冠脉疾病存活率最有力的预测因子。其次是冠脉狭窄的部位和严重程度。左冠状动脉主干病变最为严重，据国外统计，年病死率可高达30%左右。此后依次为3支、2支与1支病变。左前降支病变一般较其他两大支严重。

三、病因和发病机制

稳定型心绞痛是一种以胸、下颌、肩、背或臂的不适感为特征的临床症候群，其典型表现为劳累、情绪波动或应激后发作，休息或服用硝酸甘油后可缓解。有些不典型的稳定型心绞痛以上腹部不适感为临床表现。William Heberden 在 1772 年首次提出"心绞痛的概念"，并将之描述为与运动有关的胸区压抑感和焦虑，不过那时还不清楚它的病因和病理机制。现在我们知道它由心肌缺血引起。心肌缺血最常见的原因是粥样硬化性冠状动脉疾病，其他原因还包括肥厚型或扩张型心肌病、动脉硬化及其他较少见的心脏疾病。

心肌供氧和需氧的不平衡产生了心肌缺血。心肌氧供取决于动脉氧饱和度、心肌氧扩散度和冠脉血流，而冠脉血流又取决于冠脉管腔横断面积和冠脉微血管的调节。管腔横断面积和微血管都受到管壁内粥样硬化斑块的影响，从而因运动时心率增快、心肌收缩增强及管壁紧张度增加导致心肌需氧增加，最终引起氧的供需不平衡。心肌缺血引起交感激活，产生心肌耗氧增加、冠状动脉收缩等一系列效应从而进一步加重缺血。缺血持续加重，导致心脏代谢紊乱、血流重分配、区域性以至整体性舒张和收缩功能障碍，心电图改变，最终引起心绞痛。缺血心肌释放的腺苷能激活心脏神经末梢的 A_1 受体，是导致心绞痛（胸痛）的主要中介。

心肌缺血也可以无症状。无痛性心肌缺血可能因为缺血时间短或不甚严重，或因为心脏传入神经受损，或缺血性疼痛在脊的和脊上的部位受到抑制。患者显示出无痛性缺血表现、气短及心悸都提示心绞痛存在。

对大多数患者来说，稳定型心绞痛的病理因素是动脉粥样硬化、冠脉狭窄。正常血管床能自我调节，例如在运动时冠脉血流增加为平时的 5 ~ 6 倍。动脉粥样化斑块减少了血管腔横断面积，使得运动时冠脉血管床自我调节的能力下降，从而产生不同严重程度的缺血。若管腔径减少 > 50%，当运动或应激时，冠脉血流不能满足心脏代谢需要从而导致心肌缺血。内皮功能受损也是心绞痛的病因之一。心肌桥是心绞痛的罕见病因。

用血管内超声（IVUS）观察稳定型心绞痛患者的冠状动脉斑块。发现 1/3 的患者至少有 1 个斑块破裂，6% 的患者有多个斑块破裂。合并糖尿病的患者更易发生斑块破裂。临床上应重视稳定型心绞痛患者的治疗，防止其发展为急性冠脉综合征（ACS）。

四、诊断

胸痛患者应根据年龄、性别、心血管危险因素、疼痛的特点来估计冠心病的可能性，并依据病史、体格检查、相关的无创检查及有创检查结果做出诊断及分层危险的评价。

（一）病史及体格检查

1. 病史

详尽的病史是诊断心绞痛的基石。在大多数病例中，可以通过病史就能得出心绞痛的诊断。

（1）部位：典型的心绞痛部位是在胸骨后或左前胸，范围常不局限，可以放射到颈部、咽部、颌部、上腹部、肩背部、左臂及左手指侧，也可以放射至其他部位，心绞痛还可以发生在胸部以外如上腹部、咽部、颈部等。每次心绞痛发作部位往往是相似的。

（2）性质：常呈紧缩感、绞榨感、压迫感、烧灼感、胸憋、胸闷或有窒息感、沉重感，有的患者只述为胸部不适，主观感觉个体差异较大，但一般不会是针刺样疼痛，有的表现为乏力、气短。

（3）持续时间：呈阵发性发作，持续数分钟，一般不会超过 10 分钟，也不会转瞬即逝或持续数小时。

（4）诱发因素及缓解方式：慢性稳定性心绞痛的发作与劳力或情绪激动有关，如走快路、爬坡时诱发，停下休息即可缓解，多发生在劳力当时而不是之后。舌下含服硝酸甘油可在 2 ~ 5 分钟内迅速缓解症状。

非心绞痛的胸痛通常无上述特征，疼痛通常局限于左胸的某个部位，持续数个小时甚至数天；不能被硝酸甘油缓解甚至因触诊加重。胸痛的临床分类见表 6-1，加拿大心血管学会分级法见表 6-2 所示。

2. 体格检查

稳定型心绞痛体检常无明显异常，心绞痛发作时可有心率增快、血压升高、焦虑、出汗，有时可闻及第四心音、第三心音或奔马律，或出现心尖部收缩期杂音，第二心音逆分裂，偶闻双肺底啰音。

体检尚能发现其他相关情况，如心脏瓣膜病，心肌病等非冠状动脉粥样硬化性疾病，也可发现高血压、脂质代谢障碍所致的黄色瘤等危险因素，颈动脉杂音或周围血管病变有助于动脉粥样硬化的诊断。体检尚需注意肥胖（体重指数及腰围），有助于了解有无代谢综合征。

表 6-1　胸痛的临床分类

典型心绞痛	符合下述 3 个特征
	胸骨下疼痛伴特殊性质和持续时间
	运动及情绪激动诱发
	休息或硝酸甘油缓解
非典型心绞痛	符合上述两个特征
非心性胸痛	符合上述 1 个特征或完全不符合

表 6-2　加拿大心血管学会分级法

级别	症状程度
Ⅰ 级	一般体力活动不引起心绞痛，例如行走和上楼，但紧张、快速或持续用力可引起心绞痛的发作
Ⅱ 级	日常体力活动稍受限制，快步行走或上楼、登高、饭后行走或上楼，寒冷或风中行走、情绪激动可发作心绞痛或仅在睡醒后数小时内发作。在正常情况下以一般速度平地步行 200 m 以上或登一层以上的楼梯受限
Ⅲ 级	日常体力活动明显受限，在正常情况下以一般速度平地步行 100 ～ 200 m 或登一层楼梯时可发作心绞痛
Ⅳ 级	轻微活动或休息时即可以出现心绞痛症状

（二）基本实验室检查

（1）了解冠心病危险因素，空腹血糖、血脂检查，包括血总胆固醇（TC）、高密度脂蛋白胆固醇（HDL-C）、低密度脂蛋白胆固醇（LDL-C）及甘油三酯（TG）。必要时做糖耐量试验。

（2）了解有无贫血（可能诱发心绞痛），检查血红蛋白是否减少。

（3）甲状腺，必要时检查甲状腺功能。

（4）行尿常规、肝肾功能、电解质、肝炎相关抗原、人类免疫缺陷病毒（HIV）检查及梅毒血清试验，需在冠状动脉造影前进行。

（5）胸痛较明显患者，需查血心肌肌钙蛋白（CTnT 或 CTnI）、肌酸激酶（CK）及同工酶（CK-MB），以与急性冠状动脉综合征（acute coronary syndrome，ACS）相鉴别。

（三）胸部 X 线检查

胸部 X 线检查常用于可疑心脏病患者的检查，然而，对于稳定型心绞痛患者，该检查并不能提供有效特异的信息。

（四）心电图检查

1. 静息心电图检查

所有可疑心绞痛患者均应常规行静息 12 导心电图。怀疑血管痉挛的患者于疼痛发作时行心电图尤其有意义。心电图同时可以发现诸如左室肥厚、左束支阻滞、预激、心律失常及传导障碍等情况，这些信息可发现胸痛的可能机制，并能指导治疗措施。静息心电图对危险分层也有意义。但不主张重复此项检查除非当时胸痛发作或功能分级有改变。

2. 心绞痛发作时心电图检查

在胸痛发作时争取心电图检查，缓解后立即复查。静息心电图正常不能排除冠心病心绞痛的诊断，但如果有 ST-T 改变符合心肌缺血时，特别是在疼痛发作时检出，则支持心绞痛的诊断。心电图显示陈旧性心肌梗死时，则心绞痛可能性增加。静息心电图有 ST 段压低或 T 波倒置但胸痛发作时呈"假性正常化"，也有利于冠心病心绞痛的诊断。24 小时动态心电图表现如有与症状相一致 ST-T 变化，则对诊断有参考价值。

（五）核素心室造影

1. ^{201}Tc 心肌显像

铊随冠脉血流被正常心肌细胞摄取，休息时铊显像所示主要见于心肌梗死后瘢痕部位。在冠状动脉供血不足部位的心肌，则明显的灌注缺损仅见于运动后缺血区。变异型心绞痛发作时心肌急性缺血区常显示特别明显的灌注缺损。

2. 放射性核素心腔造影

红细胞被标记上放射性核素，得到心腔内血池显影，可测定左心室射血分数及显示室壁局部运动障碍。

3. 正电子发射断层心肌显像（PET）

除可判断心肌血流灌注外，还可了解心肌代谢状况，准确评估心肌活力。

（六）负荷试验

1. 心电图运动试验

（1）适应证：①有心绞痛症状怀疑冠心病，可进行运动，静息心电图无明显异常的患者，为达到诊断目的。②确定稳定型冠心病的患者心绞痛症状明显改变者。③确诊的稳定型冠心病患者用于危险分层。

（2）禁忌证：急性心肌梗死早期、未经治疗稳定的急性冠状动脉综合征、未控制的严重心律失常或高度房室传导阻滞、未控制的心力衰竭、急性肺动脉栓塞或肺梗死、主动脉夹层、已知左冠状动脉主干狭窄、重度主动脉瓣狭窄、肥厚型梗阻性心肌病、严重高血压、活动性心肌炎、心包炎、电解质异常等。

（3）方案（Burce 方案）：运动试验的阳性标准为运动中出现典型心绞痛，运动中或运动后出现 ST 段水平或下斜型下降 ≥ 1 mm（J 点后 60 ~ 80 ms），或运动中出现血压下降者。

（4）需终止运动试验的情况，包括：①出现明显症状（如胸痛、乏力、气短、跛行）；症状伴有意义的 ST 段变化。②ST 段明显压低（压低 > 2 mm 为终止运动相对指征；≥ 4 mm 为终止运动绝对指征）。③ST 段抬高 ≥ 1 mm。④出现有意义的心律失常；收缩压持续降低 10 mmHg（1 mmHg = 0.133 kPa）或血压明显升高（收缩压 > 250 mmHg 或舒张压 > 115 mmHg）。⑤已达目标心率者。有上述情况一项者需终止运动试验。

2. 核素负荷试验（心肌负荷显像）

（1）核素负荷试验的适应证：①静息心电图异常、LBBB、ST 段下降 > 1 mm、起搏心律、预激综合征等心电图运动试验难以精确评估者。②心电图运动试验不能下结论，而冠状动脉疾病可能性较大者。

（2）药物负荷试验：包括双嘧达莫、腺苷或多巴酚丁胺药物负荷试验，用于不能运动的患者。

（七）多层 CT 或电子束 CT 扫描

多层 CT 或电子束 CT 平扫可检出冠状动脉钙化并进行积分。人群研究显示钙化与冠状动脉病变的高危人群相联系，但钙化程度与冠状动脉狭窄程度却并不相关，因此，不推荐将钙化积分常规用于心绞痛患者的诊断评价。

CT 造影为显示冠状动脉病变及形态的无创检查方法。有较高阴性预测价值，若 CT 冠状动脉造影未见狭窄病变，一般可不进行有创检查。但 CT 冠状动脉造影对狭窄病变及程度的判断仍有一定限度，特别当钙化存在时会显著影响狭窄程度的判断，而钙化在冠心病患者中相当普遍，因此，仅能作为参考。

（八）有创性检查

1. 冠状动脉造影

冠状动脉造影至今仍是临床上评价冠状动脉粥样硬化和相对较为少见的非冠状动脉粥样硬化性疾病所引起的心绞痛的最精确的检查方法。对糖尿病、年龄 > 65 岁老年患者、年龄 > 55 岁女性的胸痛患者冠状动脉造影更有价值。

（1）适应证：①严重稳定型心绞痛（CCS分级3级或以上者），特别是药物治疗不能很好缓解症状者。②无创方法评价为高危的患者，不论心绞痛严重程度如何。③心脏停搏存活者。④患者有严重的室性心律失常。⑤血管重建（PCI，CABG）的患者有早期中等或严重的心绞痛复发。⑥伴有慢性心力衰竭或左室射血分数（LVEF）明显减低的心绞痛患者。⑦无创评价属中、高危的心绞痛患者需考虑大的非心脏手术，尤其是血管手术（如主动脉瘤修复，颈动脉内膜剥脱术，股动脉搭桥术等）。

（2）不推荐行冠状动脉造影：严重肾功能不全、造影剂过敏、精神异常不能合作者或合并其他严重疾病，血管造影的得益低于风险者。

2. 冠状动脉内超声显像

血管内超声检查可较为精确地了解冠状动脉腔径，血管腔内及血管壁粥样硬化病变情况，指导介入治疗操作并评价介入治疗效果，但不是一线的检查方法，只在特殊的临床情况及为科研目的而进行。

五、治疗

（一）治疗目标

1. 防止心肌梗死和死亡，改善预后

防止心肌梗死和死亡，主要是减少急性血栓形成的发生率，阻止心室功能障碍的发展。上述目标需通过生活方式的改善和药物干预来实现：①减少斑块形成。②稳定斑块，减轻炎症反应，保护内皮功能。③对于已有内皮功能受损和斑块破裂，需阻止血栓形成。

2. 减轻或消除症状

改善生活方式、药物干预和血管再通术均是减轻和消除症状的手段，根据患者的个体情况选择合适的治疗方法。

（二）一般治疗

1. 戒烟

大量数据表明对于许多患者而言，吸烟是冠心病起源的最重要的可逆性危险因子，因此，强调戒烟是非常必要的。

2. 限制饮食和酒精摄入

对确诊的冠心病患者，限制饮食是有效的干预方式。推荐食用水果、蔬菜、谷类、谷物制品、脱脂奶制品、鱼、瘦肉等，也就是所谓的"地中海饮食"。具体食用量需根据患者总胆固醇及低密度脂蛋白胆固醇来制订。超重患者应减轻体重。

适量饮酒是有益的，但大量饮酒肯定有害，尤其对于有高血压和心衰的患者。很难定义适量饮酒的酒精量，因此提倡限酒。稳定的冠心病患者可饮少量（＜50 g/d）低度酒（如葡萄酒）。

3. ω–3不饱和脂肪酸

鱼油中富含的ω–3不饱和脂肪酸能降低血中甘油三酯，被证实能降低近期心肌梗死患者的猝死率，同时它也有抗心律失常作用，能降低高危患者的死亡率和危险因素，可用作此类患者的二级预防。但该脂肪酸的治疗只用于高危人群，如近期心梗患者，对于稳定性心绞痛伴高危因素患者较少应用。目前只提倡患者每星期至少吃一次鱼以保证该脂肪酸的正常摄入。

4. 维生素和抗氧化剂

目前尚无研究证实维生素的摄入能减少冠心病患者的心血管危险因素，同样，许多大型试验也没有发现抗氧化剂能给患者带来益处。

5. 积极治疗高血压，糖尿病及其他疾病

稳定型心绞痛患者也应积极治疗高血压、糖尿病、代谢综合征等疾病，因这些疾病本身有促进冠脉疾病发展的危险性。

确诊冠心病的患者血压应该降至 130/85 mmHg；如合并糖尿病或肾脏疾病，血压还应该降至 130/80 mmHg。糖尿病是心血管并发症的危险因子，需多方干预。研究显示：心血管病伴 2 型糖尿病患者在应用降糖药的基础上加用吡格列酮，其非致死性心肌梗死、脑卒中（中风）和病死率减少了 16%。

6. 运动

鼓励患者在可耐受范围内进行运动，运动能提高患者运动耐量、减轻症状，对减轻体重、降低血脂和血压、增加糖耐量和胰岛素敏感性都有明显效益。

7. 缓解精神压力

精神压力是心绞痛发作的重要促发因素，而心绞痛的诊断又给患者带来更大的精神压力。缓解紧张情绪，适当放松可以减少药物的摄入和手术的必要。

8. 开车

稳定型心绞痛患者可以允许开车，但是要限定车载重和避免商业运输。高度紧张的开车是应该避免的。

（三）急性发作时治疗

发作时应立即休息，至少应迅速停止诱发心绞痛的活动。随即舌下含服硝酸甘油以缓解症状。对初次服用硝酸甘油的患者应嘱其坐下或平卧，以防发生低血压，还有诸如头晕、头胀痛、面红等不良反应。

应告知患者，若心绞痛发作 > 10 ~ 20 分钟，休息和舌下含服硝酸甘油不能缓解，应警惕发生心肌梗死并应及时就医。

（四）药物治疗

1. 对症治疗，改善缺血

（1）短效硝酸酯制剂：硝酸酯类药为内皮依赖性血管扩张剂，能减少心肌需氧和改善心肌灌注，从而缓解心绞痛症状。快速起效的硝酸甘油能使发作的心绞痛迅速缓解。口服该药因肝脏首过效应，在肝内被有机硝酸酯还原酶降解，生物利用度极低。舌下给药吸收迅速完全，生物利用度高。硝酸甘油片剂暴露在空气中会变质，因而宜在开盖后 3 月内使用。

硝酸甘油引起剂量依赖性血管舒张不良反应，如头痛、面红等。过大剂量会导致低血压和反射性交感神经兴奋引起心动过速。对硝酸甘油无效的心绞痛患者应怀疑心肌梗死的可能。

（2）长效硝酸酯制剂：长效硝酸酯制剂能降低心绞痛发作的频率和严重程度，并能增加运动耐量。长效制剂只是对症治疗，并无研究显示它能改善预后。血管舒张不良反应如头痛、面红与短效制剂类似。其代表药有硝酸异山梨酯、单硝酸异山梨酯醇。

当机体内硝酸酯类浓度达到并超过阈值，其对心绞痛的治疗作用减弱，缓解疼痛的作用大打折扣，即发生硝酸酯类耐药。因此，患者服用长效硝酸酯制剂时应有足够长的间歇期以保证治疗的高效。

（3）β-受体阻滞剂：β-受体阻滞剂能抑制心脏 β-肾上腺素能受体，从而减慢心率、减弱心肌收缩力、降低血压，以减少心肌耗氧量，可以减少心绞痛发作和增加运动耐量。用药后要求静息心率降至 55 ~ 60 次/分，严重心绞痛患者如无心动过缓症状，可降至 50 次/分。

只要无禁忌证，β-受体阻滞剂应作为稳定型心绞痛的初始治疗药物。β-受体阻滞剂能降低心肌梗死后稳定性心绞痛患者死亡和再梗死的风险。目前可用于治疗心绞痛的 β-受体阻滞剂有很多种，当给予足够剂量时，均能有效预防心绞痛发作。更倾向于使用选择性 $β_1$-受体阻滞剂，如美托洛尔、阿替洛尔及比索洛尔。同时具有 α 和 β-受体阻滞的药物，在慢性稳定性心绞痛的治疗中也有效。

在有严重心动过缓和高度房室传导阻滞、窦房结功能紊乱、明显的支气管痉挛或支气管哮喘的患者，禁用 β-受体阻滞剂。外周血管疾病及严重抑郁是应用 β-受体阻滞剂的相对禁忌证。慢性肺心病的患者可小心使用高度选择性 $β_1$-受体阻滞剂。没有固定狭窄的冠状动脉痉挛造成的缺血，如变异性心绞痛，不宜使用 β-受体阻滞剂，这时钙拮抗剂是首选药物。

推荐使用无内在拟交感活性的 β-受体阻滞剂。β-受体阻滞剂的使用剂量应个体化，从较小剂量开始。

（4）钙拮抗剂：钙拮抗剂通过改善冠状动脉血流和减少心肌耗氧起缓解心绞痛作用，对变异性心绞痛或以冠状动脉痉挛为主的心绞痛，钙拮抗剂是一线药物。地尔硫革和维拉帕米能减慢房室传导，常用于伴有心房颤动或心房扑动的心绞痛患者，而不应用于已有严重心动过缓、高度房室传导阻滞和病态窦房结综合征的患者。

长效钙拮抗剂能减少心绞痛的发作。ACTION 试验结果显示，硝苯地平控释片没有显著降低一级疗效终点（全因死亡、急性心肌梗死、顽固性心绞痛、新发心力衰竭、致残性脑卒中及外周血管成形术的联合终点）的相对危险，但对于一级疗效终点中的多个单项终点而言，硝苯地平控释片组降低达到统计学差异或有降低趋势。值得注意的是，亚组分析显示，占52%的合并高血压的冠心病患者中，一级终点相对危险下降13%。CAMELOT 试验结果显示，氨氯地平组主要终点事件（心血管性死亡、非致死性心肌梗死、冠状血管重建、由于心绞痛而入院治疗、慢性心力衰竭入院，致死或非致死性卒中及新诊断的周围血管疾病）与安慰剂组比较相对危险降低达31%，差异有统计学意义。长期应用长效钙拮抗剂的安全性在 ACTION 及大规模降压试验 ALLHAT 及 ASCOT 中都得到了证实。

外周水肿、便秘、心悸、面部潮红是所有钙拮抗剂常见的不良反应，低血压也时有发生，其他不良反应还包括头痛、头晕、虚弱无力等。

当稳定型心绞痛合并心力衰竭而血压高且难于控制者必须应用长效钙拮抗剂时，可选择氨氯地平、硝苯地平控释片或非洛地平。

（5）钾通道开放剂：钾通道开放剂的代表药物为尼克地尔，除了抗心绞痛外，该药还有心脏保护作用。一项针对尼克地尔的试验证实稳定型心绞痛患者服用该药能显著减少主要冠脉事件的发生。但是，尚没有降低治疗后死亡率和非致死性心肌梗死发生率的研究，因此，该药的临床效益还有争议。

（6）联合用药：β-受体阻滞剂和长效钙拮抗剂联合用药比单用一种药物更有效。此外，两药联用时，β-受体阻滞剂还可减轻二氢吡啶类钙拮抗剂引起的反射性心动过速不良反应。非二氢吡啶类钙拮抗剂地尔硫革或维拉帕米可作为对 β-受体阻滞剂有禁忌的患者的替代治疗。但非二氢吡啶类钙拮抗剂和 β-受体阻滞剂的联合用药能使传导阻滞和心肌收缩力的减弱更明显，要特别警惕。老年人、已有心动过缓或左室功能不良的患者应尽量避免合用。

2. 改善预后的药物治疗

与稳定型心绞痛并发的疾病如糖尿病和高血压应予以积极治疗，同时还应纠正高脂血症。HMG-CoA 还原酶抑制剂（他汀类药物）和血管紧张素转换酶抑制剂（ACEI）除各自的降脂和降压作用外，还能改善患者预后。对缺血性心脏病患者，还需加用抗血小板药物。

阿司匹林通过抑制血小板内环氧化酶使血栓素 A_2 合成减少，达到抑制血小板聚集的作用。其应用剂量为每天 75 ~ 150 mg。CURE 研究发现每日阿司匹林剂量若 > 200 mg 或 < 100 mg 反而增加心血管事件发生的风险。

所有患者如无禁忌证（活动性胃肠道出血、阿司匹林过敏或既往有阿司匹林不耐受的病史），给予阿司匹林 75 ~ 100 mg/d。不能服用阿司匹林者，则可应用氯吡格雷作为替代。

所有冠心病患者应用他汀类药物。他汀类降脂治疗减少动脉粥样硬化性心脏病并发症，可同时应用于患者的一级和二级预防。他汀类除了降脂作用外，还有抗炎作用和防血栓形成，能降低心血管危险性。血脂控制目标为：总胆固醇（TC）< 4.5 mmol/L，低密度脂蛋白胆固醇（LDL-C）至少应 < 2.59 mmol/L；建议逐步调整他汀类药物剂量以达到上述目标。

ACEI 可防止左心室重塑，减少心衰发生的危险，降低病死率，如无禁忌可常规使用。在稳定型心绞痛患者中，合并糖尿病、心力衰竭或左心室收缩功能不全的高危患者应该使用 ACEI。所有冠心病患者均能从 ACEI 治疗中获益，但低危患者获益可能较小。

（五）非药物治疗（血运重建）

血运重建的主要指征：有冠脉造影指征及冠脉严重狭窄；药物治疗失败，不能满意控制症状；无创检查显示有大量的危险心肌；成功的可能性很大，死亡及并发症危险可接受；患者倾向于介入治疗，并且对这种疗法的危险充分知情。

1. 冠状动脉旁路移植手术（CABG）

40多年来，CABG逐渐成了治疗冠心病的最普通的手术，CABG对冠心病的治疗的价值已进行了较深入的研究。对于低危患者（年病死率＜1%）CABG并不比药物治疗给患者更多的预后获益。在比较CABG和药物治疗的临床试验的荟萃分析中，CABG可改善中危至高危患者的预后。对观察性研究及随机对照试验数据的分析表明，某些特定的冠状动脉病变解剖类型手术预后优于药物治疗，这些情况包括：①左主干的明显狭窄。②3支主要冠状动脉近段的明显狭窄。③2支主要冠状动脉的明显狭窄，其中包括左前降支（LAD）近段的高度狭窄。

根据研究人群不同，CABG总的手术死亡率在1%～4%之间，目前已建立了很好的评估患者个体风险的危险分层工具。尽管左胸廓内动脉的远期通畅率很高，大隐静脉桥发生阻塞的概率仍较高。血栓阻塞可在术后早期发生，大约10%在术后1年发生，5年以后静脉桥自身会发生粥样硬化改变。静脉桥10年通畅率为50%～60%。

CABG指征：①心绞痛伴左主干病变（ⅠA）。②心绞痛伴三支血管病变，大面积缺血或心室功能差（ⅠA）。③心绞痛伴双支或3支血管病变，包括左前降支（LAD）近端严重病变（ⅠA）。④CCSⅠ～Ⅳ，多支血管病变、糖尿病（症状治疗ⅡaB）（改善预后ⅠB）。⑤CCSⅠ～Ⅳ，多支血管病变、非糖尿病（LA）。⑥药物治疗后心绞痛分级CCSⅠ～Ⅳ，单支血管病变，包括LAD近端严重病变（ⅠB）。⑦心绞痛经药物治疗分级CCSⅠ～Ⅳ，单支血管病变，不包括LAD近端严重病变（ⅡaB）。⑧心绞痛经药物治疗症状轻微（CCSⅠ），单支、双支、3支血管病变，但有大面积缺血的客观证据（ⅡbC）。

2. 经皮冠状动脉介入治疗（PCI）

30多年来，PCI日益普遍应用于临床，由于创伤小、恢复快、危险性相对较低，易于被医生和患者所接受。PCI的方法包括单纯球囊扩张、冠状动脉支架术、冠状动脉旋磨术、冠状动脉定向旋切术等。随着经验的积累、器械的进步、特别是支架极为普遍的应用和辅助用药的发展，这一治疗技术的应用范围得到了极大的拓展。近年来，冠心病的药物治疗也获较大发展，对于稳定型心绞痛并且冠状动脉解剖适合行PCI患者的成功率提高，手术相关的死亡风险为0.3%～1.0%。对于低危的稳定性心绞痛患者，包括强化降脂治疗在内的药物治疗在减少缺血事件方面与PCI一样有效。对于相对高危险患者及多支血管病变的稳定性心绞痛患者，PCI缓解症状更为显著，生存率获益尚不明确。

经皮冠脉血运重建的指征：①药物治疗后心绞痛CCS分级Ⅰ～Ⅳ，单有血管病变（ⅠA）。②药物治疗后心绞痛CCS分级Ⅰ～Ⅳ，多支血管病变，非糖尿病（ⅠA）。③稳定型心绞痛，经药物治疗症状轻微（CCS分级Ⅰ），为单支、双支或3支血管病变，但有大面积缺血的客观证据（ⅡbC）。

成功的PCI使狭窄的管腔狭窄程度减少至20%～50%以下，血流达到TIMIⅢ级，心绞痛消除或显著减轻，心电图变化改善；但半年后再狭窄率达20%～30%。如不成功需急症行主动脉–冠脉旁路移植手术。

第二节　隐性冠心病与无症状性冠心病

一、隐性冠心病的定义及类型

（一）定义

隐性冠心病即隐性心肌缺血或无症状性心肌缺血，是指病理解剖上已经有足以引起冠心病的冠状动脉粥样硬化病变，但临床上患者并无心肌缺血或其他心脏方面的症状，因而也没有被诊断过，是没有症状的隐性患者。1980年以前，经全国有关会议讨论，冠心病诊断标准中，隐性冠心病为其中的一个类型，即40岁以上的患者，休息时心电图有明显的缺血表现，或运动试验阳性的客观证据者，无其他原因（除外其他心脏病、显著贫血、自主神经功能失调等）可诊断为隐性冠心病，并载入教科书中。

1980 年以前，我国冠心病普查，基本是根据心电图来判定冠心病的，普查检出的冠心病，70％～80％为隐性冠心病。我们 1972 年在石家庄城乡进行的冠心病普查，隐性冠心病占检出患者的 79.4％。

有的患者，过去从无冠心病的有关症状，心电图的确发现有陈旧性心肌梗死，称其为未被及时发现的心肌梗死，其意为在急性发病时未被及时诊断，后来在某些情况下发现而诊断为陈旧性心肌梗死，也叫隐性心肌梗死。我们认为此也应属于隐性冠心病的一个类型。也有的患者，从来没有冠心病的有关症状而发生猝死，生前没有做过心电图或相关检查，但死后尸检证明其死因为冠心病。在过去的尸检中，也常有死于其他疾病的人，生前没有冠心病症状，尸检发现有严重的足以可以诊断为冠心病的冠状动脉粥样硬化性狭窄或心肌梗死。

自从 1961 年 Holter 动态心电图问世以后，发现在监测过程中，心绞痛的患者，除了在心绞痛发作时心电图有 ST-T 改变的缺血型表现外，在没有心绞痛症状时也常有心肌缺血的 ST-T 的缺血型心电图表现，并将其称作无痛性心肌缺血或无症状性心肌缺血。我们认为这种无痛性心肌缺血或无症状性心肌缺血的心电图表现亦即隐性冠心病的表现之一。大量报告表明，冠心病有心绞痛的患者，无痛性心肌缺血的 ST-T 心电图改变占 60％～80％，心绞痛发作时的 ST-T 心电图改变仅占总 ST-T 心电图改变的 20％～40％。

我国 1980 年在全国第一届内科学术会议上，心血管病学组建议我国采用世界卫生组织 1979 年的冠心病诊断标准，该标准中没有隐性冠心病的诊断。其后，在国际联合的大型研究或国内的流行学调查研究中，多采用"急性冠心病事件"即急性心肌梗死和冠心病猝死事件作为金标准。

我们认为在临床上，隐性冠心病的诊断还是十分必要的。因为这一类患者随访期间急性心肌梗死率或猝死的发生率都很高。虽然单独依靠心电图诊断 ST-T 改变存在一定的假阳性或假阴性，但当前心电图或动态心电图仍是临床上最常用的诊断工具，无创、价廉、操作简便，能及时看出检查结果。在对隐性冠心病的长期随访观察中，他们大多数是死于冠心病。加之在尸检中，发现生前没有冠心病症状的严重冠状动脉狭窄或陈旧性心肌梗死也并非少见，我们认为临床上仍应将隐性冠心病列为一个重要的类型并加强防治。随着核医学、超声心动图学的发展及冠状动脉造影的广泛应用，为临床诊断隐性冠心病提供更多客观依据。临床上对单独依靠心电图诊断为隐性冠心病的患者如有疑问，可加做超声学或核医学检查，甚至做冠状动脉造影。

许多报告（包括尸检报告）显示，在猝死患者中，许多病例的死亡原因是冠心病。由于病例来源不同，这些冠心病猝死者在猝死总死亡病例中占 70％～90％，并且多数死者，死前没有冠心病病史。20 世纪 70 年代，我们调查的 106 例冠心病猝死的病例中，一半患者在猝死前没有冠心病病史或有关症状。猝死是其冠心病的首发症状，也是最后一个症状。这些从前没有冠心病症状而因冠心病猝死者，也属于隐性冠心病的一个类型。

（二）类型

1. 完全无症状者的隐性冠心病

临床上从未出现过冠心病的有关症状，心电图或有关检查发现有心肌缺血或严重冠状动脉狭窄。

2. 无痛性心肌缺血（混合型）

临床上有冠心病心绞痛症状，动态心电图监测，在心绞痛发作时，有心肌缺血的心电图表现；在非心绞痛发作的时间，也出现心肌缺血的心电图表现，这种非心绞痛发作时间出现的心肌缺血心电图表现为无痛性心肌缺血。

3. 隐性心肌梗死（未被及时发现的心肌梗死）

临床上从无冠心病或心肌梗死的有关症状，心电图或有关检查发现有陈旧性心肌梗死。

二、隐性冠心病的患病率与发病率

（一）完全无症状者的隐性冠心病

1980 年以前，许多地区采用常规心电图或加运动试验调查冠心病的患病率。我国 40 岁以上人口中，冠心病的患病率在 5％左右，其中 70％～90％是完全无症状的隐性冠心病患者。1972 年我们对石家庄地区采用常规 12 导联心电图加双倍二阶梯运动试验对 40 岁以上 3 474 例城乡人口进行普查，检出冠心病 233 例，患病率为 6.71%。在检出的冠心病患者中，79.4% 为无症状的隐性患者；休息心电图缺血占 33.9%；双倍二阶梯运动试验阳性占 45.4%。无症状的隐性心肌梗死患者尚未包括在内。在以后的每隔 2 年随访普查 1 次中，40 岁以上人口中，冠心病的发病率为 0.96%，这个数值比西方国家低得多，其中 80.0% 是无症状的隐性患者。1980 年以后，一般不采用该方法调查，但从住院急性心肌梗死的相对发病率和人群冠心病事件登记的流行学研究，均一致证明我国冠心病明显增加。我们估计，完全无症状的隐性冠心病的患病率和发病率必然也相应增加。

（二）无痛性心肌缺血（混合型）

自从 1961 年 Holter 将动态心电图监测应用于临床以来，发现冠心病心绞痛患者除了在发作心绞痛时有心肌缺血的心电图表现外，在非心绞痛发作时间也有心肌缺血的心电图表现，称无痛性心肌缺血。因这一类患者既有心绞痛时的心电图心肌缺血，又有非心绞痛发作时的心电图心肌缺血出现，称其为混合型。在同一个患者，无痛性心肌缺血的心电图出现的次数远超过心绞痛心肌缺血的次数。据报道，心绞痛患者无痛性心肌缺血心电图发生的次数，占总心肌缺血心电图发生次数的 60% ~ 80%。我国 1991 年召开的心肌缺血研讨会的综合资料：对心绞痛患者进行动态心电图监测，无痛性心电图心肌缺血发生的次数占总心肌缺血心电图次数的 67.4% ~ 79.0%。表明心肌缺血心电图总次数的 2/3 甚至更多次数是毫无症状。人们认识到冠心病心绞痛患者出现的心肌缺血心电图表现占比例较少，还有更多次的心肌缺血心电图表现是在非心绞痛发作出现的。同时也指出，对这类患者的治疗，单凭症状是不全面的，应当重视有症状心肌缺血和无症状心肌缺血总负荷概念。

（三）隐性心肌梗死（未被及时发现的心肌梗死）

隐性心肌梗死或被未被及时发现的心肌梗死，即是我们曾报道过的未被及时发现的心肌梗死。因为发现这些患者时，即已经将其诊断为心肌梗死了，但该患者在最初发生心肌梗死时没有症状，也没有被诊断过，后来被我们发现了，所以我们称其为"未被及时发现的心肌梗死"。在 1972 年我们普查 40 岁以上的 3 474 人口中，检出陈旧性心肌梗死 8 例，患病率为 0.23%，共中 4 例为无症状的隐性心肌梗死，占总检出人数的 50.0%。我们分析 1972—1976 年河北省正定心血管病防治区，每两年 1 次心电图普查，经心电图证实为心肌梗死者共 62 例，其中 42 例曾被诊断过急性心肌梗死，20 例为无症状的隐性心肌梗死，隐性心肌梗死占总心肌梗死患者数的 32.3%。

美国弗来明汉（Framingham）地区在每两年 1 次心电图普查的研究中，18 年共发现 259 例，其中 60 例为隐性。每次普查，隐性心肌梗死占心肌梗死患病总数的 20.5% ~ 23.6%。他们认为这较实际数字为低，因为部分隐性心肌梗死后，在心电图普查时可能已经恢复了正常，因而发生遗漏。冰岛对 9 141 例 40 岁以上年龄人口随访 4 ~ 20 年，年发病率 300/10 万，1/3 为隐性心肌梗死，女性比男性多，70 岁以上老年人比 65 岁以下者患病率高，其预后和有症状者相似。Medalie 等对 10 059 例 40 岁以上人群随访 5 年，共发生心肌梗死 427 例，其中 170 例为未被临床发现的隐性心肌梗死，占总数的 40.0%。有人认为人群中每发生 1 例有临床症状的急性心肌梗死，很可能还有 1 例没有症状的隐性患者。这个估计似不为过，如 Master 收集了 3 组尸检证实为愈合性心肌梗死，该 3 组中隐性心肌梗死分别占 39%、50% 和 52%。

有学者曾对 364 例住院的冠心病进行分析，隐性冠心病仅占 5 例，这 5 例都是因为需要做手术，在手术前进行心电图检查时发现的。我们另外分析了 134 例住院心肌梗死患者的资料，92 例因急性心肌梗死发病住院，另有 42 例为陈旧性心肌梗死。其中 31 例过去未被诊断过心肌梗死。但仔细追问病史，多数过去有类似冠心病的症状，完全没有症状者仅有 5 例。按此计算，住院患者中完全没有冠心病症状的隐性心肌梗死患者，仅占住院心肌梗死总数的 3.73%。隐性心肌梗死都是因其他疾病住院被发现的，大量隐性心肌梗死因为没有症状，如不做心电图或有关检查则不会发现。所以，住院患病率并不能反映自然人群中的实际患病情况。

三、隐性冠心病的临床意义

当前，对隐性冠心病的研究比较少，因此对命名和认识还不完全一致。但许多研究资料表明，各类型的隐性冠心病的预后并不乐观，它与各类有症状的冠心病有同等重要的意义。

（一）无症状的隐性冠心病

无症状的隐性冠心病患者散布在自然人群中，数量很大，危害也最大。因为他们没症状，多数也没有被诊断过，自己认为是一个正常的健康人，缺少警报系统。平时没有防治措施，常可在某些特殊情况下，如过度劳累、旅游、爬山、情绪激动、饮食等情况下而诱发（或者说是促发）心脏事件。长期随访研究资料表明，其心肌梗死和冠心病猝死的发病率和病死率与症状者相似。有对 1 835 例 40 岁以上人群隐性冠心病随访 14.5 年的报告，其冠心病死亡率增加 4 ～ 5 倍。

我们对朱河防治点普查及 3 年随访资料表明，普查时诊断为冠心病的患者（80% 是隐性冠心病），在随访期间 11.6% 死于冠心病，平均每年死亡 3.8%；非冠心病者，随访期间死于冠心病者平均每年仅 0.29%，两者相差 10 倍以上。死于其他疾病者无明显差别（表 6-3）。

表 6-3　普查时诊断为冠心病者的死亡情况

普查时诊断	总例数	随访期间死亡原因及例数		
		冠心病心衰	心肌梗死	其他疾病
冠心病	112	9	4	6
非冠心病	1 882	3	8	87
显著性		P < 0.01	P < 0.01	P > 0.5

从个体来说，确有一些隐性冠心病患者，在相当长时间继续从事原有工作并不产生症状；但就总体来说，隐性冠心病显然较非冠心病者危险性大。

Robb 等曾先后两次随访分析 1949—1970 年做过双倍二阶梯运动试验的病例共 3 325 例，其中阳性 449 例，阴性 2 876 例。随访期间，不仅运动试验阳性者冠心病死亡率高，而且死亡率和 ST 段压低的程度密切相关，即 ST 段压低越多，死亡比率越大。

他们将 ST 段压低分为以下 3 级：

Ⅰ级：0.1 ～ 0.9 mm，死亡比率为 2.0。

Ⅱ级：1.0 ～ 1.9 mm，死亡比率为 3.1。

Ⅲ级：≥ 2.0 mm，死亡比率为 10.3。

（二）无痛性心肌缺血（混合型）

完全无症状的隐性冠心病，因为没有临床症状，一般并不住院治疗。自从动态心电图监测发现在心绞痛患者除了心绞痛发作时有心肌缺血的心电图变化外，在不发作心绞痛时还有更多次心肌缺血的心电图出现，此后人们对此进行了许多研究。

心肌缺血是心肌得不到足够的血液供应，他可以是因冠状动脉狭窄供血不足，也可能是心肌需氧增加，或是两者兼有。心肌缺血先是引起心脏功能性改变，继而是心肌代谢异常和电生理异常；如果此时心肌仍得不到足够的血液供应，将发生可逆性心肌损伤；此阶段如果心肌缺血仍然持续，有可能发展为不可逆的心肌损伤，即心肌坏死，或叫心肌梗死。

球囊闭塞冠状动脉研究，观察其病理生理变化，其顺序是：冠状动脉堵塞→心脏舒张功能异常→收缩功能异常→血流动力学异常→心电图改变→心绞痛。该研究说明心肌缺血达到一定程度和足够时间后，才能引起心绞痛。但是，他不能解释隐性心肌梗死患者的情况，因为该患者已经达到并发生了心肌坏死，而仍没有疼痛的症状。

国内外有较多的研究，认为和个体血液中的镇痛物质水平不同有关。无痛性心肌缺血者血浆中内源性吗啡样物质水平高。国内吴林也曾报道运动前后隐性冠心病较相应的心绞痛者血浆内啡肽高，运动后又较运动前高。

其他，还有认为无痛性心肌缺血是因为个体的痛觉阈值高，或是识别痛觉的神经通道功能受损。

无论是怎样的解释，但都承认心肌缺血可以是没有疼痛的，或无痛性心肌缺血这个事实是存在的。无痛性心肌缺血和有心绞痛的心肌缺血应该同等对待。在临床治疗方面就不只是针对心绞痛，而是要治疗无痛性心肌缺血和有心绞痛的心肌缺血的总负荷。

（三）隐性心肌梗死

无症状的心肌梗死或隐性心肌梗死（未被及时发现的心肌梗死），我们过去称之为未被及时发现的心肌梗死。我们报道的无症状性心肌梗死病例都是生前在体检时做心电图时发现的陈旧性心肌梗死，在急性期未被及时发现。这类无症状的隐性心肌梗死在发现后，也是因为没有症状，也就没有警觉，一些患者在被发现后也不重视。这一类患者心血管病事件的发生率比同龄非冠心病的死亡率高 16 倍。它的预后和诊断过急性心肌梗死的患者相似。

四、隐性冠心病的防治

隐性冠心病占整个冠心病的 70% ~ 90%，数量很大。上述资料多是社区人群普查得来的。由于隐性冠心病一般并不到医院门诊或住院治疗，所以对其防治已经超越医院的范围。鉴于它没有症状，不容易被发现，或发现了也不被重视，以致对本病失去警惕，在某种程度上来说，其预后可能更差。随着我国冠心病发病率的不断增多，隐性冠心患者的数量必将相应增加，所以对隐性冠心病的防治应该给予应有的重视。

（一）预防

预防隐性冠心病和预防其他类型的冠心病相同，主要是向群众宣传有关防治知识，尽可能地减少冠心病的易患因素，合理的膳食和生活制度，积极治疗和控制与冠心病相关的疾病，如高血压、血脂异常和糖尿病等。

（二）尽早发现和检出隐性冠心病

治疗的关键，首先是要检出和发现隐性冠心病的患者。在当前，简便易行的方法是每年（对 30 岁或 40 岁以上人口）定期做 1 次常规心电图检查，对疑似者可进一步做心电图负荷试验、24 小时动态心电图、超声学或放射性核素检查，必要时也可考虑做冠状动脉造影。将病情告诉患者，促使其知情并主动进行治疗。

（三）治疗原则

基于我们对隐性冠心病的上述认识，所以我们认为隐性冠心病的治疗原则上应和有症状的冠心病患者相同对待。对既有心绞痛，又有无痛性心肌缺血的患者，不能满足于单纯心绞痛的治疗，还要考虑无痛性心肌缺血心电图的总效益。

第三节　不稳定型心绞痛和非 ST 段抬高型心肌梗死

不稳定型心绞痛（UA）指介于稳定型心绞痛和急性心肌梗死之间的临床状态，包括了除稳定型劳力性心绞痛以外的初发型、恶化型劳力性心绞痛和各型自发性心绞痛。它是在粥样硬化病变的基础上，发生了冠状动脉内膜下出血、斑块破裂、破损处血小板与纤维蛋白凝集形成血栓、冠状动脉痉挛及远端小血管栓塞引起的急性或亚急性心肌供氧减少所致。它是 ACS 中的常见类型。若 UA 伴有血清心肌坏死标志物明显升高，此时可确立非 ST 段抬高型心肌梗死（NSTEMI）的诊断。

一、发病机制

ACS 有着共同的病理生理学基础，即在冠状动脉粥样硬化的基础上，粥样斑块松动、裂纹或破裂，使斑块内高度致血栓形成的物质暴露于血流中，引起血小板在受损表面黏附、活化、聚集，形成血栓，导致病变血管完全性或非完全性闭塞。冠脉病变的严重程度，主要取决于斑块的稳定性，与斑块的大小无直接关系。不稳定斑块具有如下特征：脂质核较大，纤维帽较薄，含大量的巨噬细胞和 T 细胞，血管平滑肌细胞含量较少。UA/NSTEMI 的特征是心肌供氧和需氧之间平衡失调，目前发现其最常见病因是心肌血流灌注减少，这是由于粥样硬化斑块破裂发生的非阻塞性血栓导致冠状动脉狭窄所致。血小板聚集和破裂斑块碎片导致的微血管栓塞，使得许多患者的心肌标志物释放。其他原因包括动力性阻塞（冠状动脉痉挛或收缩）、进行性机械性阻塞、炎症和 / 或感染、继发性 UA 即心肌氧耗增加或氧输送障碍的情况（包括贫血、感染、甲状腺功能亢进、心律失常、血液高黏滞状态或低血压等），实际上这 5 种病因相互关联。

近年来的研究发现，导致粥样斑块破裂的机制如下。

（1）斑块内 T 细胞通过合成细胞因子 γ - 干扰素（IFN- γ）能抑制平滑肌细胞分泌间质胶原使斑块纤维帽结构变薄弱。

（2）斑块内巨噬细胞、肥大细胞可分泌基质金属蛋白酶如胶原酶、凝胶酶、基质溶解酶等，加速纤维帽胶原的降解，使纤维帽变得更易受损。

（3）冠脉管腔内压力升高、冠脉血管张力增加或痉挛、心动过速时心室过度收缩和扩张所产生的剪切力及斑块滋养血管破裂均可诱发与正常管壁交界处的斑块破裂。由于收缩压、心率、血液黏滞度、内源性组织纤溶酶原激活剂（tPA）活性、血浆肾上腺素和皮质激素水平的昼夜节律性变化一致，使每天晨起后 6 时至 11 时最易诱发冠脉斑块破裂和血栓形成，由此产生了每天凌晨和上午 MI 高发的规律。

二、病理解剖

冠状动脉病变或粥样硬化斑块的慢性进展，即使可导致冠状动脉严重狭窄甚至完全闭塞，由于侧支循环的逐渐形成，通常不一定产生 MI。若冠状动脉管腔未完全闭塞，仍有血供，临床上表现为 NSTEMI 即非 Q 波型 MI 或 UA，心电图仅出现 ST 段持续压低或 T 波倒置。如果冠脉闭塞时间短，累计心肌缺血 < 20 分钟，组织学上无心肌坏死，也无心肌酶或其他标志物的释出，心电图呈一过性心肌缺血改变，临床上就表现为 UA；如果冠脉严重阻塞时间较长，累计心肌缺血 > 20 分钟，组织学上有心肌坏死，血清心肌坏死标志物也会异常升高，心电图上呈持续性心肌缺血改变而无 ST 段抬高和病理性 Q 波出现，临床上即可诊断为 NSTEMI 或非 Q 波型 MI。NSTEMI 虽然心肌坏死面积不大，但心肌缺血范围往往不小，临床上依然很高危；这可以是冠状动脉血栓性闭塞已有早期再通，或痉挛性闭塞反复发作，或严重狭窄的基础上急性闭塞后已有充分的侧支循环建立的结果。NSTEMI 时的冠脉内附壁血栓多为白血栓；也有可能是斑块成分或血小板血栓向远端栓塞所致；偶有由破裂斑块疝出而堵塞冠脉管腔者被称为斑块灾难。

三、临床表现

UA 的临床表现一般具有以下 3 个特征之一。

（1）静息时或夜间发生心绞痛常持续 20 分钟以上。

（2）新近发生的心绞痛（病程在 2 个月内）且程度严重。

（3）近期心绞痛逐渐加重（包括发作的频度、持续时间、严重程度和疼痛放射到新的部位）。发作时可有出汗、皮肤苍白湿冷、恶心、呕吐、心动过速、呼吸困难、出现第三或第四心音等表现。而原来可以缓解心绞痛的措施此时变得无效或不完全有效。UA 患者中约 20% 发生 NSTEMI 需通过血肌钙蛋白和心肌酶检查来判定。UA 和 NSTEMI 中很少有严重的左心室功能不全所致的低血压（心源性休克）。

UA 或 NSTEMI 的 Braunwald 分级是根据 UA 发生的严重程度将之分为 Ⅰ、Ⅱ、Ⅲ级，而根据其发生的临床环境将之分为 A、B、C 级。

Ⅰ级：初发的、严重或加剧性心绞痛。发生在就诊前 2 个月内，无静息时疼痛。每日发作 3 次或 3 次以上，或稳定型心绞痛患者心绞痛发作更频繁或更严重，持续时间更长，或诱发体力活动的阈值降低。

Ⅱ级：静息型亚急性心绞痛。在就诊前 1 个月内发生过 1 次或多次静息性心绞痛，但近 48 小时内无发作。

Ⅲ级：静息型急性心绞痛。在 48 小时内有 1 次或多次静息性心绞痛发作。

A级：继发性 UA。在冠状动脉狭窄的基础上，同时伴有冠状动脉血管床以外的疾病引起心肌氧供和氧需之间平衡的不稳定，加剧心肌缺血。这些因素包括：贫血、感染、发热、低血压、快速性心律失常、甲状腺功能亢进、继发于呼吸衰竭的低氧血症。

B级：原发性 UA。无可引起或加重心绞痛发作的心脏以外的因素，且患者 2 周内未发生过 MI。这是 UA 的常见类型。

C级：MI 后 UA。在确诊 MI 后 2 周内发生的 UA。约占 MI 患者的 20%。

四、危险分层

由于不同的发病机制造成不同类型 ACS 的近、远期预后有较大的差别，因此正确识别 ACS 的高危人群并给予及时和有效的治疗可明显改善其预后，具有重要的临床意义。对于 ACS 的危险性评估遵循以下原则：首先是明确诊断，然后进行临床分类和危险分层，最终确定治疗方案。

（一）高危非 ST 段抬高型 ACS 患者的评判标准

美国心脏病学会 / 美国心脏病协会（ACC/AHA）将具有以下临床或心电图情况中的 1 条作为高危非 ST 段抬高型 ACS 患者的评判标准。

（1）缺血症状在 48 小时内恶化。

（2）长时间进行性静息性胸痛（> 20 分钟）。

（3）低血压，新出现杂音或杂音突然变化、心力衰竭，心动过缓或心动过速，年龄 > 75 岁。

（4）心电图改变：静息性心绞痛伴一过性 ST 段改变（> 0.05 mV），新出现的束支传导阻滞，持续性室性心动过速。

（5）心肌标志物（cTnI、cTnT）明显增高（> 0.1 μg/L）。

（二）中度危险性 ACS 患者的评判标准

中度危险为无高度危险特征但具备下列中的 1 条。

（1）既往 MI、周围或脑血管疾病，或冠脉搭桥，既往使用阿司匹林。

（2）长时间（> 20 分钟）静息性胸痛已缓解，或过去 2 周内新发 CCS 分级 Ⅲ级或 Ⅳ级心绞痛，但无长时间（> 20 分钟）静息性胸痛，并有高度或中度冠状动脉疾病可能；夜间心绞痛。

（3）年龄 > 70 岁。

（4）心电图改变：T 波倒置 > 0.2 mV，病理性 Q 波或多个导联静息 ST 段压低 < 0.1 mV。

（5）cTnI 或 cTnT 轻度升高（即 < 0.1 μg/L，但 > 0.01 μg/L）。

（三）低度危险性 ACS 患者的评判标准

低度危险性为无上述高度、中度危险特征，但有下列特征。

（1）心绞痛的频率、程度和持续时间延长，诱发胸痛阈值降低，2 周至 2 个月内新发心绞痛。

（2）胸痛期间心电图正常或无变化。

（3）心脏标志物正常。近年来，在结合上述指标的基础上，将更为敏感和特异的心肌生化标志物用于危险分层，其中最具代表性的是心肌特异性肌钙蛋白、C 反应蛋白、高敏 C 反应蛋白（HsCRP）、脑钠肽（BNP）和纤维蛋白原。

五、实验室检查和辅助检查

（一）心电图检查

应在症状出现 10 分钟内进行。UA 发作时心电图有一过性 ST 段偏移和 / 或 T 波倒置；如心电图变化持续 12 小时以上，则提示发生 NSTEMI。NSTEMI 时不出现病理性 Q 波，但有持续性 ST 段压低 ≥ 0.1 mV（aVR 导联有时还有 V₁ 导联则 ST 段抬高），或伴对称性 T 波倒置，相应导联的 R 波电压进行性降低，ST 段和 T 波的这种改变常持续存在（图 6-1）。

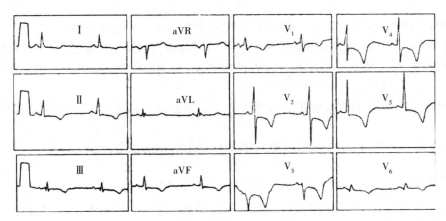

图 6-1　急性非 Q 波性心肌梗死的心电图
图示除 I 、aVL、aVR 外各导联 ST 段压低伴 T 波倒置

（二）心脏标志物检查

UA 时，心脏标志物一般无异常增高；NSTEMI 时，血 CK–MB 或肌钙蛋白常有明显升高。肌钙蛋白 T 或 I 及 C 反应蛋白升高是协助诊断和提示预后较差的指标。

（三）其他

需施行各种介入性治疗时，可先行选择性冠状动脉造影，必要时行血管内超声或血管镜检查，明确病变情况。

六、诊断

对年龄 > 30 岁的男性和年龄 > 40 岁的女性（糖尿病患者更年轻）主诉符合上述临床表现的心绞痛时应考虑 ACS，但须先与其他原因引起的疼痛相鉴别。随即进行一系列的心电图和心脏标志物的检测，以判别为 UA、NSTEMI 抑或是 STEMI。

七、鉴别诊断

鉴别诊断要考虑下列疾病。

（一）急性心包炎

尤其是急性非特异性心包炎，可有较剧烈而持久的心前区疼痛，心电图有 ST 段和 T 波变化。但心包炎患者在疼痛的同时或以前已有发热和血白细胞计数增高，疼痛常于深呼吸和咳嗽时加重，坐位前倾时减轻。体检可发现心包摩擦音，心电图除 aVR 外，各导联均有 ST 段弓背向下的抬高，无异常 Q 波出现。

（二）急性肺动脉栓塞

肺动脉大块栓塞常可引起胸痛、咯血、气急和休克，但有右心负荷急剧增加的表现，如发绀、肺动脉瓣区第二心音亢进、三尖瓣区出现收缩期杂音、颈静脉充盈、肝大、下肢水肿等。发热和白细胞增多出现也较早，多在 24 小时内。心电图示电轴右偏，T 导联出现 S 波或原有的 S 波加深，III 导联出现 Q 波和 T 波倒置，aVR 导联出现高 R 波，胸导联过渡区向左移，右胸导联 T 波倒置等。血乳酸脱氢酶总值增高，但其同工酶和肌酸磷酸激酶不增高，D– 二聚体可升高，其敏感性高但特异性差。肺部 X线检查、放射性核素肺通气 – 灌注扫描、X 线 CT 和必要时选择性肺动脉造影有助于诊断。

（三）急腹症

急性胰腺炎、消化性溃疡穿孔、急性胆囊炎、胆石症等，患者可有上腹部疼痛及休克，可能与 ACS 患者疼痛波及上腹部者混淆。但仔细询问病史和体格检查，不难做出鉴别。心电图检查和血清肌钙蛋白、心肌酶等测定有助于明确诊断。

（四）主动脉夹层分离

以剧烈胸痛起病，颇似 ALCS。但疼痛一开始即达高峰，常放射到背、肋、腹、腰和下肢，两上肢血压及脉搏可有明显差别，少数有主动脉瓣关闭不全，可有下肢暂时性瘫痪或偏瘫。X 线胸片示主动脉增宽，X 线 CT 或 MRI 主动脉断层显像及超声心动图探测到主动脉壁夹层内的液体，可确立诊断。

（五）其他疾病

急性胸膜炎、自发性气胸、带状疱疹等心脏以外疾病引起的胸痛，依据特异性体征、X 线胸片和心电图特征不难鉴别。

八、预后

约 30% 的 UA 患者在发病 3 个月内发生 MI，猝死较少见，其近期死亡率低于 NSTEMI 或 STEMI。但 UA 或 NSTEMI 的远期死亡率和非致死性事件的发生率高于 STEMI，这可能与其冠状动脉病变更严重有关。

九、治疗

ACS 是内科急症，治疗结局主要受是否迅速诊断和治疗的影响，因此应及早发现，及早住院，并加强住院前的就地处理。UA 或 NSTEMI 的治疗目标是稳定斑块、治疗残余心肌缺血、进行长期的二级预防。溶栓治疗不宜用于 UA 或 NSTEMI。

（一）一般治疗

UA 或 NSTEMI 患者应住入冠心病监护病室，卧床休息至少 12 ~ 24 小时，给予持续心电监护。病情稳定或血运重建后症状控制，应鼓励早期活动。下肢作被动运动可防止静脉血栓形成。活动量的增加应循序渐进。应尽量对患者进行必要的解释和鼓励，使其能积极配合治疗而又解除焦虑和紧张，可以应用小剂量的镇静剂和抗焦虑药物，使患者得到充分休息和减轻心脏负担。保持大便通畅，便时避免用力，如便秘可给予缓泻剂。有明确低氧血症（动脉血氧饱和度低于 92%）或存在左心室功能衰竭时才需补充氧气。在最初 2 ~ 3 天饮食应以流质为主，以后随着症状减轻而逐渐增加粥、面条等及其他容易消化的半流质，宜少量多餐，钠盐和液体的摄入量应根据汗量、尿量、呕吐量及有无心力衰竭而作适当调节。

（二）抗栓治疗

抗栓治疗可预防冠状动脉内进一步血栓形成、促进内源性纤溶活性溶解血栓和减少冠状动脉狭窄程度，从而可减少事件进展的风险和预防冠状动脉完全阻塞的进程。

1. 抗血小板治疗

（1）环氧化酶抑制剂：阿司匹林可降低 ACS 患者的短期和长期病死率。若无禁忌证，ACS 患者入院时都应接受阿司匹林治疗，起始负荷剂量为 160 ~ 325 mg（非肠溶制剂），首剂应嚼碎，加快其吸收，以便迅速抑制血小板激活状态，以后改用小剂量维持治疗。除非对阿司匹林过敏或有其他禁忌证外，主张长期服用小剂量 75 ~ 100 mg/d 维持。

（2）二磷酸腺苷（ADP）受体拮抗剂：氯吡格雷和噻氯匹定能拮抗血小板 ADP 受体，从而抑制血小板聚集，可用于对阿司匹林不能耐受患者的长期口服治疗。氯吡格雷起始负荷剂量为 300 mg，以后 75 mg/d 维持；噻氯匹定起效较慢，不良反应较多，已少用。对于非 ST 段抬高型 ACS 患者不论是否行介入治疗，阿司匹林加氯吡格雷均为常规治疗，应联合应用 12 个月，对于放置药物支架的患者这种联合治疗时间应更长。

（3）血小板膜糖蛋白 IIb/IIIa（GP IIb/IIIa）受体拮抗剂：激活的 GP IIb/IIIa 受体与纤维蛋白原结合，形成在激活血小板之间的桥梁，导致血小板血栓形成。阿昔单抗是直接抑制 GP IIb/IIIa 受体的单克隆抗体，在血小板激活起重要作用的情况下，特别是患者进行介入治疗时，该药多能有效地与血小板表面的 GP IIb/IIIa 受体结合，从而抑制血小板的聚集；一般使用方法是先静注冲击量 0.25 mg/kg，然后 10 μg/（kg·h）静滴 12 ~ 24 小时。合成的该类药物还包括替罗非班和依替巴肽。以上三种

GP Ⅱ b/ Ⅲ a 受体拮抗剂静脉制剂均适用于 ACS 患者急诊 PCI（首选阿昔单抗，因目前其安全性证据最多），可明显降低急性和亚急性血栓形成的发生率，如果在 PCI 前 6 小时内开始应用该类药物，疗效更好。若未行 PCI，GP Ⅱ b/ Ⅲ a 受体拮抗剂可用于高危患者，尤其是心脏标志物升高或尽管接受合适的药物治疗症状仍持续存在或两者兼而有之的患者。GP Ⅱ b/ Ⅲ a 受体拮抗剂应持续应用 24 ～ 36 小时，静脉滴注结束之前进行血管造影。不推荐常规联合应用 GP Ⅱ b/ Ⅲ a 受体拮抗剂和溶栓药。近年来还合成了多种 GP Ⅱ b/ Ⅲ a 受体拮抗剂的口服制剂，如西拉非班、珍米洛非班、拉米非班等，但其在剂量、生物利用度和安全性方面均需进一步研究。

（4）环核苷酸磷酸二酯酶抑制剂：近年来一些研究显示西洛他唑加阿司匹林与噻氯匹定加阿司匹林在介入治疗中预防急性和亚急性血栓形成方面有同等的疗效，可作为噻氯匹定的替代药物。

2. 抗凝治疗

除非有禁忌证（如活动性出血或已应用链激酶或复合纤溶酶链激酶），所有患者应在抗血小板治疗的基础上常规接受抗凝治疗，抗凝治疗药物的选择应根据治疗策略及缺血和出血事件的风险。常用有的抗凝药包括普通肝素、低分子肝素、磺达肝癸钠和比伐卢定。需紧急介入治疗者，应立即开始使用普通肝素或低分子肝素或比伐卢定。对选择保守治疗且出血风险高的患者，应优先选择磺达肝癸钠。

（1）肝素和低分子肝素：肝素的推荐剂量是先给予 80 U/kg 静注，然后以 18 U/（kg·h）的速度静脉滴注维持，治疗过程中需注意开始用药或调整剂量后 6 小时测定部分激活凝血酶时间（APTT），根据 APTT 调整肝素用量，使 APTT 控制在 45 ～ 70 s。但是，肝素对富含血小板的血栓作用较小，且肝素的作用可由于肝素结合血浆蛋白而受影响。未口服阿司匹林的患者停用肝素后可能使胸痛加重，与停用肝素后引起继发性凝血酶活性增高有关。因此，肝素以逐渐停用为宜。低分子肝素与普通肝素相比，具有更合理的抗 Xa 因子及 Ⅱ a 因子活性的作用，可以皮下应用，不需要实验室监测，临床观察表明，低分子肝素较普通肝素有疗效肯定、使用方便的优点。使用低分子肝素的参考剂量：依诺肝素 40 mg、那曲肝素 0.4 mL 或达肝素 5 000 ～ 7 500 U，皮下注射，每 12 小时一次，通常在急性期用 5 ～ 6 天。磺达肝癸钠是 Xa 因子抑制剂，最近有研究表明在降低非 ST 段抬高型 ACS 的缺血事件方面效果和低分子肝素相当，但出血并发症明显减少，因此安全性较好，但不能单独用于介入治疗中。

（2）直接抗凝血酶的药物：在接受介入治疗的非 ST 段抬高型 ACS 人群中，用直接抗凝血酶药物比伐卢定较联合应用肝素 / 低分子肝素和 GP Ⅱ b/ Ⅲ a 受体拮抗剂的出血并发症少，安全性更好，临床效益相当。但其远期效果尚缺乏随机双盲的对照研究。

（三）抗心肌缺血治疗

1. 硝酸酯类药物

硝酸酯类药物可选择口服，舌下含服，经皮肤或经静脉给药。硝酸甘油为短效硝酸酯类，对有持续性胸部不适、高血压、急性左心衰竭的患者，在最初 24 ～ 48 小时的治疗中，静脉内应用有利于控制心肌缺血发作。先给予舌下含服 0.3 ～ 0.6 mg，继以静脉点滴，开始 5 ～ 10 μg/min，每 5 ～ 10 分钟增加 5 ～ 10 μg，直至症状缓解或平均压降低 10% 但收缩压不低于 12.0 kPa（90 mmHg）。目前推荐静脉应用硝酸甘油的患者症状消失 24 小时后，就改用口服制剂或应用皮肤贴剂。药物耐受现象可能在持续静脉应用硝酸甘油 24 ～ 48 小时内出现。由于在 NSTEMI 患者中未观察到硝酸酯类药物具有减少死亡率的临床益处，因此在长期治疗中此类药物应逐渐减量至停用。

2. 镇痛剂

如硝酸酯类药物不能使疼痛迅速缓解，应立即给予吗啡，10 mg 稀释成 10 mL，每次 2 ～ 3 mL 静脉注射。哌替啶 50 ～ 100 mg 肌内注射，必要时 1 ～ 2 小时后再注射 1 次，以后每 4 ～ 6 小时可重复应用，注意呼吸功能的抑制。给予吗啡后如出现低血压，可仰卧或静脉滴注生理盐水来维持血压，很少需要用升压药。如出现呼吸抑制，应给予纳洛酮 0.4 ～ 0.8 mg。有使用吗啡禁忌证（低血压和既往过敏史）者，可选用哌替啶替代。疼痛较轻者可用罂粟碱，30 ～ 60 mg 肌内注射或口服。

3. β 受体阻滞剂

β - 受体阻滞剂可以用于所有无禁忌证（如心动过缓、心脏传导阻滞、低血压或哮喘）的 UA 和

NSTEMI 患者，可减少心肌缺血发作和心肌梗死的发展。使用 β－受体阻滞剂的方案如下：①首先排除有心力衰竭、低血压 [收缩压低于 12.0 kPa（90 mmHg）]、心动过缓（心率低于 60 次 / 分）或有房室传导阻滞（PR 间期 > 0.24 s）的患者。②给予美托洛尔，静脉推注每次 5 mg，共 3 次。③每次推注后观察 2 ~ 5 分钟，如果心率低于 60 次 / 分或收缩压低于 13.3 kPa（100 mmHg），则停止给药，静脉注射美托洛尔的总量为 15 mg。④如血流动力学稳定，末次静脉注射后 15 分钟，开始改为口服给药，每 6 小时 50 mg，持续 2 天，以后渐增为 100 mg，2 次 / 日。作用极短的 β－受体阻滞剂艾司洛尔静脉注射 50 ~ 250 μg/（kg·min），安全而有效，甚至可用于左心功能减退的患者，药物作用在停药后 20 分钟内消失，用于有 β－受体阻滞剂相对禁忌证，而又希望减慢心率的患者。β－受体阻滞剂的剂量应调整到患者安静时心率 50 ~ 60 次 / 分。

4. 钙拮抗剂

钙拮抗剂与 β－受体阻滞剂一样能有效地减轻症状。但所有的大规模临床试验表明，钙拮抗剂应用于 UA，不能预防 AMI 的发生或降低病死率，目前仅推荐用于全量硝酸酯和 β 受体阻滞剂之后仍有持续性心肌缺血的患者或对 β－受体阻滞剂有禁忌的患者，应选用心率减慢型的非二氢吡啶类钙拮抗剂。对心功能不全的患者，应用 β－受体阻滞剂后再加用钙拮抗剂应特别谨慎。

5. 血管紧张素转换酶抑制剂（ACEI）

近年来一些临床研究显示，对 UA 和 NSTEMI 患者，短期应用 ACEI 并不能获得更多的临床益处。但长期应用对预防再发缺血事件和死亡有益。因此除非有禁忌证（如低血压、肾衰竭、双侧肾动脉狭窄和已知的过敏），所有 UA 和 NSTEMI 患者都可选用 ACEI。

6. 调脂治疗

所有 ACS 患者应在入院 24 小时之内评估空腹血脂谱。近年的研究表明，他汀类药物可以稳定斑块，改善内皮细胞功能，因此如无禁忌证，无论血基线 LDL-C 水平和饮食控制情况如何，均建议早期应用他汀类药物，使 LDL-C 水平降至 < 800 g/L。常用的他汀类药物有辛伐他汀 20 ~ 40 mg/d、普伐他汀 10 ~ 40 mg/d、氟伐他汀 40 ~ 80 mg/d、阿托伐他汀 10 ~ 80 mg/d 或瑞舒伐他汀 10 ~ 20 mg/d。

（四）血运重建治疗

1. 经皮冠状动脉介入术（PCI）

UA 和 NSTEMI 的高危患者，尤其是血流动力学不稳定、心脏标志物显著升高、顽固性或反复发作心绞痛伴有动态 ST 段改变、有心力衰竭或危及生命的心律失常者，应早期行血管造影术和 PCI（如可能，应在入院 72 小时内）。PCI 能改善预后，尤其是同时应用 GP Ⅱ b/ Ⅲ a 受体拮抗剂时。对中危患者及有持续性心肌缺血证据的患者，也有早期行血管造影的指征，可以识别致病的病变、评估其他病变的范围和左心室功能。对中高危患者，PCI 或 CABG 具有明确的潜在益处。但对低危患者，不建议进行常规的介入性检查。

2. 冠状动脉旁路移植术（CABG）

对经积极药物治疗而症状控制不满意及高危患者（包括持续 ST 段压低、cTnT 升高等），应尽早（72 小时内）进行冠状动脉造影，根据下列情况选择治疗措施：①严重左冠状动脉主干病变（狭窄 > 50%），最危及生命，应及时外科手术治疗。②有多支血管病变，且有左心室功能不全（LVEF < 50%）或伴有糖尿病者，应进行 CABG。③有 2 支血管病变合并左前降支近段严重狭窄和左心室功能不全（LVEF < 50%）或无创性检查显示心肌缺血的患者，建议施行 CABG。④对 PCI 效果不佳或强化药物治疗后仍有缺血的患者，建议施行 CABG。⑤弥漫性冠状动脉远端病变的患者，不适合行 PCI 或 GABG。

第七章

心脏瓣膜病

第一节　二尖瓣狭窄

一、病因和病理改变

临床上所见的二尖瓣狭窄（mitral stenosis），绝大多数都是风湿热的后遗病变，因二尖瓣狭窄而行人工瓣膜置换术的患者中，99％为风湿性二尖瓣狭窄。但有肯定的风湿热病史者仅占60％；在少见病因中，主要有老年人的二尖瓣环或环下钙化以及婴儿及儿童的先天性畸形；更罕见的病因为类癌瘤及结缔组织病；有人认为，病毒（特别是 Coxsackie 病毒）也可引起慢性心脏瓣膜病，包括二尖瓣狭窄。淀粉样沉着可以发生在风湿性瓣膜病变的基础上并导致左房灌注障碍。Lutembacher 综合征为二尖瓣狭窄合并房间隔缺损。左房肿瘤（特别是黏液瘤）、左房内球瓣栓塞以及左房内的先天性隔膜如三房心，也可引起左房血流障碍，而与二尖瓣狭窄引起的血流动力学改变相似，但这些情况不属于二尖瓣器质性病变的范畴。风湿性心脏病患者中大约25％为单纯二尖瓣狭窄，40％为二尖瓣狭窄合并关闭不全。二尖瓣狭窄的患者中约2/3为女性。

在风湿热病程中，一般从初次感染到形成狭窄，估计至少需要2年，一般常在5年以上的时间，多数患者的无症状期在10年以上。

风湿性二尖瓣狭窄的基本病理变化是瓣叶和腱索的纤维化和挛缩，瓣叶交界面相互粘连。交界粘连、腱索缩短，使瓣叶位置下移，严重者如漏斗状，漏斗底部朝向左房，尖部朝向左室。在正常人，血流可自由通过二尖瓣口，经乳头肌间和腱索间进入左室。在风湿性二尖瓣狭窄的患者，腱索融合，瓣叶交界融合，造成血流阻塞，引起一系列病理生理改变。

正常二尖瓣口面积约 $4 \sim 6~\text{cm}^2$。当二尖瓣受风湿性病变侵袭后，随着时间的推移，瓣口面积逐渐缩小。瓣口面积缩小至 $1.5 \sim 2.0~\text{cm}^2$ 时，属轻度狭窄；$1.0 \sim 1.5~\text{cm}^2$ 时，属中度狭窄；$< 1.0~\text{cm}^2$ 时属重度狭窄。

二、病理生理

二尖瓣狭窄时，基本的血流动力学变化是：在心室舒张期，左房左室之间出现压力阶差，即跨二尖瓣压差。轻度二尖瓣狭窄，"压差"仅见于心室快速充盈期；严重狭窄，"压差"见于整个心室舒张期。值得注意的是在同一患者，跨二尖瓣压差的高低还与血流速度有关。后者不仅决定于心排血量，还决定于心室率。心室率加快，舒张期缩短，左房血经二尖瓣口流入左室的时间缩减，难于充分排空。在心排量不变的情况下，心室率增快，跨二尖瓣压差增大，左房压力进一步升高。临床可见不少原来无症状的二尖瓣狭窄患者，一旦发生心房颤动，心室率增快时，可诱发急性肺水肿。流体力学研究证明，瓣口面积恒定的情况下，跨瓣压差是血流速度平方的函数，也就是说，流速增加一倍，跨瓣压差将增加三倍。

（一）左房 – 肺毛细血管高压

瓣口面积大于 $2.0~\text{cm}^2$ 时，除非极剧烈的体力活动，左房平均压一般不会超过肺水肿的压力阈值（25 ~ 30 mmHg），因此患者不会有明显不适。瓣口面积 1.5 ~ 2.0 cm² 时，静息状态，左房 - 肺毛细血管平均压低于肺水肿的压力阈值；但在中度活动时，由于血流加快，再加上心跳加快，心室舒张期缩短，二尖瓣两侧压差增大，左房 - 肺毛细血管平均压迅速超过肺水肿的压力阈值，因此可出现一过性间质性肺水肿。活动停止，左房 - 肺毛细血管压又迅速下降，肺间质内液体为淋巴回流所清除，肺水肿减轻或消失。这类患者，安静时无症状，但在较重的体力活动时，则表现出呼吸困难。

瓣口面积 1.0 ~ 1.5 cm²，左房 - 肺毛细血管压持续在高水平，轻微活动，甚至休息时，也可能超过肺水肿的压力阈值，因此，患者常主诉劳力性气促和阵发性夜间呼吸困难。稍微活动，即可诱发急性肺泡性肺水肿。左房 - 肺毛细血管高压期，心排血量大体正常，患者无明显疲乏感。

（二）肺动脉高压

二尖瓣狭窄患者肺动脉高压产生机制包括：①左房压力升高，逆向传导致肺动脉压被动升高；②左房高压，肺静脉高压触发反射性肺小动脉收缩；③长期而严重的二尖瓣狭窄导致肺小动脉壁增厚。从某种意义上说，肺血管的这些变化有一定的保护作用，因毛细血管前阻力增高，避免较多的血液进入肺毛细血管床，减少肺水肿的发生。然而，这种保护作用是以右心排血量减少为代价的。

随着肺动脉压力进行性增高，劳力性呼吸困难、阵发性夜间呼吸困难、急性肺水肿等表现会逐渐减轻。但右室功能受损表现及心排血量减少的症状逐渐明显。

瓣口面积 1.5 ~ 2.0 cm² 时，可有阵发性左房 - 肺毛细血管高压，但肺动脉压一般不高。

瓣口面积 1.0 ~ 1.5 cm²，持续性左房 - 肺毛细血管高压，肺动脉压也可以被动性升高。

瓣口面积 < 1.0 cm²，肺动脉压主动性地、明显地升高，而左房 - 肺毛细血管压略有下降，心排出量也下降。患者常诉疲乏无力，劳动耐量减低。

（三）左心房电活动紊乱

二尖瓣狭窄和风湿性心肌炎可引起左房扩大、心房肌纤维化、心房肌排列紊乱。心房肌排列紊乱，进一步导致心房肌电活动传导速度快慢不一，不应期长短有别。由自律性增高或折返激动所形成的房性期前收缩，一旦落在心房肌易损期即可诱发心房颤动。心房颤动的发生与二尖瓣狭窄的严重程度、左房大小、左房压高低密切相关。开始时，心房颤动呈阵发性。心房颤动本身又可促进心房肌进一步萎缩，左房进一步扩大，心房肌传导性和不应性差距更为显著，心房颤动逐渐转为持续性。

40% ~ 50% 的症状性风湿性二尖瓣狭窄患者，合并有心房颤动。

二尖瓣狭窄早期，一般为窦性心律。

当瓣口面积 1.0 ~ 15 cm²，可发生阵发性心房颤动。心房颤动发作时，心室率快而不规则，心室舒张期短，每可诱发急性肺水肿。

当瓣口面积 < 1.0 cm²，常为持久性心房颤动。因此，持久性心房颤动，多提示血流动力学障碍明显。

（四）心室功能改变

二尖瓣口面积 > 1.0 cm²，左房，肺毛细血管压升高，肺动脉压力也可被动性升高。但是，这种程度的肺动脉高压，不会引起明显的右室肥厚，更不会引起右室衰竭。二尖瓣口面积 < 1.0 cm² 时，肺动脉压主动性地、明显地升高，甚至超过体循环压水平。长期压力负荷增重，右室壁代偿性肥厚，继之右室扩大，右室衰竭。

Grash 等研究发现，约 1/3 的风湿性二尖瓣狭窄患者存在左室功能异常，其原因尚有争议。一般认为，二尖瓣口狭窄，舒张期左室充盈减少，前负荷降低，导致心排血量降低。Silverstein 则认为，风湿性炎症造成的心肌损害、心肌内在收缩力降低为其主要原因。临床上，外科二尖瓣分离术后，左室射血分数不能随二尖瓣口面积的扩大而增加，也支持 Silver-stem 的观点。Holzer 则指出，二尖瓣狭窄时，心排血量降低与冠状动脉供血不足、心肌收缩力受损有关。还有人提出，二尖瓣狭窄时，右室后负荷增重，收缩状态改变，可影响左室功能。汤莉莉等对 20 例风湿性二尖瓣狭窄患者行球囊扩张术，术前及术后测定多种左室功能指标，发现术前各项左室功能降低主要与前负荷不足有关。这一结论与外科二尖瓣分离术所得结论相矛盾，其原因可能是外科手术中全麻开胸等多种因素改变了心肌收缩力以及心脏的前、后负荷的结果。

（五）血栓前状态出现

血栓前状态是指机体促凝和天然抗凝机制的平衡失调，具体地讲，是血管内皮细胞、血小板、血液抗凝、凝血、纤溶系统及血液流变等发生改变所引起的有利于血栓形成的病理状态。

血栓栓塞是二尖瓣狭窄的常见的、严重的并发症。据统计，该病血栓栓塞并发症的发生率约20%，二尖瓣狭窄合并心房颤动时，血栓栓塞的危险性较窦性心律时提高 3 ~ 7 倍。有学者对 34 例二尖瓣狭窄患者的止血系统多项指标进行过研究，结果发现，这类患者止血系统多个环节发生异常，即存在着血栓前状态。其严重程度与二尖瓣口狭窄严重程度相关，合并心房颤动者较窦性心律者更为严重。

（六）心血管调节激素的改变

如前所述，随着二尖瓣狭窄的发生和发展，左房压力逐渐增高，继之肺动脉压力升高，右室负荷增重，最终将导致右心衰竭。这些血流动力学改变必然会启动机体一系列心血管调节激素的代偿机制。

1. 心钠素分泌的变化

近年来发现，心脏具有分泌心钠素的功能，在一些心血管疾病中，其分泌可发生程度不等的变化。Leddome 在狗的左心房放置一气囊，造成二尖瓣口的部分阻塞以模拟二尖瓣狭窄。研究结果显示血浆心钠素浓度随左房压力升高而升高。Daussele 发现严重二尖瓣狭窄但不伴右心衰竭的患者，外周血心钠素浓度为正常人的 7 ~ 10 倍。多数学者（包括外国学者）认为二尖瓣狭窄时，血心钠素水平升高的主要原因是左房压力升高刺激心房壁肌细胞分泌心钠素。Waldman 发现二尖瓣狭窄时，血心钠素水平不仅与左房压力有关，而且与左房容积和左房壁张力有关。Malatino 通过对 24 例二尖瓣狭窄患者的研究发现，心房颤动组与窦性心律组相比，左房内径较大，血心钠素水平较高；心房颤动组血心钠素水平与左房压力高低无关。这一结果说明，心房快速颤动，心房容量增大，心房壁显著扩张是二尖瓣狭窄合并心房颤动患者血心钠素升高的主要原因。

二尖瓣狭窄患者血心钠素水平升高的意义在于：①促进水钠排泄；②抑制肾素 – 血管紧张素 – 醛固酮系统的分泌；③扩张肺动脉、降低肺动脉压或推迟肺动脉高压的发生；④降低交感神经兴奋性。

2. 肾素 – 血管紧张素 – 醛固酮系统的变化

二尖瓣狭窄时，肾素 – 血管紧张素 – 醛固酮系统（RAS）随病程的变化而有不同的改变。早期，即左房高压期，心肺压力感受器兴奋，交感神经活性减弱，血中肾素 – 血管紧张素 – 醛固酮系统水平降低。一旦肺动脉压力明显升高或右心衰竭出现，心排血量下降，重要脏器供血不足，交感神经及 RAS 兴奋，相关心血管调节激素分泌增加，血中去甲肾上腺素、肾素、醛固酮水平升高。体外试验证明，心钠素与 RAS 是一对相互拮抗的心血管调节激素。但对二尖瓣狭窄患者的研究发现，血浆心钠素水平与 RAS 系统的变化似乎相关性不大。Luwin 等发现，经皮二尖瓣球囊扩张（PB–MV）术后 10 ~ 60 分钟，心钠素水平下降同时肾素、醛固酮水平上升；Ishikura 等报告，PB–MV 术前，心钠素水平显著升高，肾素、醛固酮水平也显著升高，血管紧张素水平无明显变化；术后，血心钠素水平显著下降，同时肾素、血管紧张素Ⅱ、醛固酮水平未见明显上升。

上述资料说明，二尖瓣狭窄患者，体内 RAS 变化是很复杂的，可能受多种机制所控制。

3. 血管加压素分泌的变化

血管加压素由垂体分泌，左房也有感受器，其分泌受血浆晶体渗透压和左房容量双重调节。二尖瓣狭窄患者，左房容量增加，左房内感受器兴奋，血管加压素水平升高；PBMV 术后，左房容量下降，血管加压素水平也降低。

三、临床表现

（一）症状

1. 呼吸困难

劳力性呼吸困难为最早期症状，主要由肺的顺应性减低所致。由于肺血管充血和间质水肿而使活动能力降低。日常活动时即有左室灌注受阻和呼吸困难的患者，一般有端坐呼吸并有发生急性肺水肿的危险。后者可由劳累、情绪激动、呼吸道感染、性交、妊娠或快速房颤等而诱发。肺血管阻力显著升高的患者，右室功能受损，致右室排血受阻，因此，这类患者很少有突然的肺毛细血管压力升高，故反而较少发生急性肺水肿。由于二尖瓣狭窄是一种缓慢进展性疾病，患者可以逐渐调整其工作和生活方式，使之接近于静息水平，避免了呼吸困难发生。若行运动试验，方可客观判断心功能状态。

2. 咯血形式

（1）突然的咯血（有时称之为肺卒中），常为大量，偶可致命。系由于左房压突然升高致曲张的支气管静脉破裂出血所造成，多见于二尖瓣狭窄早期，无肺动脉高压或仅有轻、中度肺动脉高压的患者；后期因曲张静脉壁增厚，咯血反而少见。

（2）痰中带血或咳血痰，常伴夜间阵发性呼吸困难，此与慢性支气管炎、肺部感染和肺充血或毛细血管破裂有关。

（3）粉红色泡沫痰，为急性肺水肿的特征，由肺泡毛细血管破裂所致。

（4）肺梗死，为二尖瓣狭窄合并心力衰竭的晚期并发症。咳血性痰是由于毛细血管有渗血和肺组织有坏死的缘故。

3. 胸痛

二尖瓣狭窄的患者中，约15%有胸痛，其性质有时不易与冠状动脉疾患所致的心绞痛相区别。有人认为可能是由于肺动脉高压以致肥大的右室壁张力增高，同时由于心排血量降低致右室心肌缺血所致，或继发于冠状动脉粥样硬化性狭窄，其确切机制尚不明。大多数患者通过成功的二尖瓣分离术或扩张术，胸痛症状可以得到缓解。

4. 血栓栓塞

血栓栓塞为二尖瓣狭窄的严重并发症，约20%的患者在病程中发生血栓栓塞，其中15%~20%由此导致死亡。在开展抗凝治疗和外科手术以前，二尖瓣狭窄患者中约1/4死于血栓栓塞。血栓形成与心排血量减低、患者的年龄和左心耳的大小有关。此外，瓣膜钙质沉着可能是一危险因素，有10%的二尖瓣钙化的患者，在施行瓣膜分离术后发生栓塞。有栓塞病史的患者，在手术时左房中常见不到血栓。发生栓塞者约80%有心房颤动。若患者发生栓塞时为窦律，则可能原有阵发性房颤或合并有感染性心内膜炎，或原发病为心房黏液瘤而并非是二尖瓣狭窄。栓塞可能是首发症状，甚至发生在劳力性呼吸困难以前。35岁以上的房颤患者，尤其是伴有心排血量降低和左心耳扩大者是发生栓塞最危险的因素，因此应该给予预防性的抗凝治疗。

临床所见约半数的栓塞发生在脑血管。冠状动脉栓塞可导致心肌梗死和/或心绞痛，肾动脉栓塞可引起高血压。约25%的患者可反复发生或为多发性栓塞，偶尔左房内有巨大血栓，似一带蒂的球瓣栓子，当变换体位时可阻塞左房流出道或引起猝死。

5. 其他

左房显著扩大、气管－支气管淋巴结肿大、肺动脉扩张可压迫左侧喉返神经，引起声嘶；此外，由于食管被扩张的左房压迫可引起吞咽困难。发生右心衰竭者，常有纳差、腹胀、恶心、呕吐等消化系统症状，小便量亦少。

（二）体征

1. 望诊和触诊

严重二尖瓣狭窄可出现二尖瓣面容，特征是患者两颊呈紫红色。发生机制是，心排血量减低，周围血管收缩。二尖瓣狭窄，尤其是重度二尖瓣狭窄，心尖冲动往往不明显（左室向后移位）。若能触及与第一心音（S_1）同时出现的撞击（tappmg）感，其意义与 S_1 亢进等同，提示二尖瓣前内侧瓣活动性好。令患者左侧卧位，可在心尖区触及舒张期震颤。肺动脉高压时，胸骨左缘第 2 肋间触及肺动脉瓣震荡感，胸骨左缘触及右室抬举感；当右室明显扩大，左室向后移位，右室占据心尖区，易将右室搏动误为左室搏动。

2. 听诊

二尖瓣狭窄，在心尖区多可闻及亢进的第一心音，它的存在提示二尖瓣瓣叶弹性良好，当二尖瓣瓣叶增厚或钙化，这一体征即告消失。随着肺动脉压增高，肺动脉瓣关闭音变响，传导也较广，甚至在主动脉瓣听诊区及心尖区可闻及；第二心音分裂变窄，最后变成单一心音。重度肺动脉高压，还可在胸骨左缘第 2 肋间闻及喷射音，吸气时减弱，呼气时增强；在胸骨左缘 2～3 肋间闻及肺动脉关闭不全的格一史（Graham-Steell）杂音；在胸骨左下缘闻及三尖瓣关闭不全的收缩期杂音以及右室源性的第三心音和第四心音。

二尖瓣开瓣音（opening snap），在心尖区采用膜型胸件易于闻及，往往与亢进的 S_1 同时存在，二者均提示二尖瓣瓣叶弹性良好。钙化仅累及二尖瓣瓣尖，该音依然存在，但累及二尖瓣瓣体时，该音即告消失。开瓣音与主动脉瓣关闭音之间的时距愈短，提示二尖瓣狭窄愈重；相反，则愈轻。

二尖瓣狭窄最具诊断价值的听诊是，在心尖区用钟型胸件听诊器听诊可闻及舒张期隆隆样杂音，左侧卧位尤易检出。该杂音弱时，仅局限于心尖区；强时，可向左腋下及胸骨左缘传导。杂音响度与二尖瓣狭窄轻重无关，但杂音持续时间却与之相关，只要左侧房室压力阶差超过 3 mmHg，杂音即持续存在。轻度二尖瓣狭窄，杂音紧跟开瓣音之后出现，但持续时间短暂，仅限于舒张早期，但舒张晚期再次出现；严重二尖瓣狭窄，杂音持续于整个舒张期，若为窦性心律，则呈舒张晚期增强。二尖瓣狭窄舒张期隆隆样杂音在下述情况下可能被掩盖：胸壁增厚，肺气肿，低心排血量状态，右室明显扩大，二尖瓣口高度狭窄。这种二尖瓣狭窄谓之"安静型二尖瓣狭窄"。对疑有二尖瓣狭窄的患者，常规听诊未发现杂音，可令患者下蹲数次，或登梯数次，再左侧卧位，并于呼气末听诊，可检出舒张期隆隆性杂音。

（三）辅助检查

1. X 线检查

X 线所见与二尖瓣狭窄的程度和疾病发展阶段有关，仅中度以上狭窄的病例在检查时方可发现左房增大（极度左房扩大罕见），肺动脉段突出，左支气管抬高，并可有右室增大等。后前位心影如梨状，称为"二尖瓣型心"。主动脉结略小，右前斜位吞钡检查可发现扩张的左房压迫食管，使其向后并向左移位，左前斜位检查易发现右室增大。老年患者常有二尖瓣钙化，青壮年患者亦不少见，以荧光增强透视或断层 X 线检查最易发现二尖瓣钙化。肺门附近阴影增加，提示肺静脉高压所致的慢性肺瘀血和肺间质水肿。

2. 心电图检查

轻度二尖瓣狭窄者，心电图正常。其最早的心电图变化为具特征性的左房增大的 P 波，P 波增宽且呈双峰型，称之为二尖瓣型 P 波（P Ⅱ > 0.12 秒，$PtfV_1 ≤ -0.03$ mm·s，电轴在 +45°～-30° 之间），见于 90% 显著二尖瓣狭窄患者。随着病情发展，当合并肺动脉高压时，则显示右室增大，电轴亦可右偏。病程晚期，常出现心房颤动。

3. 超声心动图检查

超声心动图对二尖瓣狭窄的诊断有较高的特异性，除可确定瓣口有无狭窄及瓣口面积之外，尚可帮助了解心脏形态，判断瓣膜病变程度及决定手术方法，对观察手术前后之改变及有无二尖瓣狭窄复发等方面都有很大价值。

超声诊断的主要依据如下：

（1）二维超声心动图上见二尖瓣前后叶反射增强，变厚，活动幅度减小，舒张期前叶体部向前膨出呈气球状，瓣尖处前后叶的距离明显缩短，开口面积亦变小。

（2）M 型超声心动图示二尖瓣前叶曲线上，舒张期正常的双峰消失，E 峰后曲线下降缓慢，EA 间凹陷消失，呈特征性城墙状。根据狭窄程度的不同，下降速度亦有差异，与此相应，E 峰后下降幅度即 EA 间垂直距离减小；二尖瓣前叶与后叶曲线呈同向活动；左房扩大，右室及右室流出道变宽，有时还可发现左房内有血栓形成。

（3）Doppler 图像上舒张期可见通过二尖瓣口的血流速率增快。

（4）Doppler 超声心动图运动试验：运动试验可用于某些二尖瓣狭窄患者，以了解体力活动的耐受水平，揭示隐匿的二尖瓣狭窄的相关症状。运动试验可与 Doppler 超声心动图相结合，以评价二尖瓣狭窄在运动时的血流动力学。Doppler 超声心动图运动实验通常是在运动中止后静息状态下行 Doppler 检查。Doppler 超声心动图主要用于下列情况：①证实无症状的二尖瓣狭窄，患者具有良好的运动能力，在强度和日常生活活动相等的工作负荷状态下可以无症状；②评价运动期间肺动脉收缩压；③对于那些有症状但静息状态下检查却只有轻度二尖瓣狭窄的患者，可用这种方法了解运动时血流动力学变化。

四、并发症

（一）心房颤动

心房颤动见于重度二尖瓣狭窄的患者，左房明显增大是心房颤动能持续存在的解剖基础；出现心房颤动后，心尖区舒张期隆隆样杂音可减轻，收缩期前增强消失。

（二）栓塞

常见于心房颤动患者，以脑梗死最为多见，栓子也可到达四肢、肠、肾脏和脾脏等处；右房出来的栓子可造成肺栓塞或肺梗死；少数病例可在左房中形成球瓣栓塞，这种血栓可占据整个左房容积的 1/4，若堵住二尖瓣口则可造成晕厥，甚至猝死。

（三）充血性心力衰竭或急性肺水肿

病程晚期大约有 50%－75% 发生充血性心力衰竭，并是导致死亡的主要原因，呼吸道感染为诱发心力衰竭的常见原因，在年轻女性患者中，妊娠和分娩常为主要诱因。急性肺水肿是高度二尖瓣狭窄的严重并发症，往往由于剧烈体力活动、情绪激动、感染、妊娠或分娩、快速房颤等情况而诱发，上述情况均可导致左室舒张充盈期缩短和左房压升高，因而使肺毛细血管压力增高，血浆易渗透到组织间隙或肺泡内，故引起急性肺水肿。

（四）呼吸道感染

二尖瓣狭窄患者，由于常有肺静脉高压、肺瘀血，故易合并支气管炎和肺炎。临床上凡遇心力衰竭伴发热、咳嗽的患者时，即应考虑到合并呼吸道感染的可能，应及时给予抗生素治疗，以免诱发或加重心力衰竭。显著二尖瓣狭窄的患者，一般不易感染肺结核。

五、自然病程

由于介入治疗和外科治疗的飞速发展，使得了解二尖瓣狭窄以及其他类型瓣膜病的自然病程相当困难。仅有少数资料能提供二尖瓣狭窄病程信息。在温带地区，如美国和西欧，首次风湿热发生后 15～20 年才出现有症状的二尖瓣狭窄。从心功能 II 级进展为心功能 III～IV 级约需 5～10 年；在热带和亚热带地区，病变进展速度相对较快。经济发展程度和种族遗传因素也可能起一定作用。如在印度，6～12 岁儿童即可患有严重的二尖瓣狭窄，但在北美和西欧，有症状的二尖瓣狭窄却见于 45～65 岁。Sagie 采用 Doppler 超声心动图对 103 例二尖瓣狭窄患者进行随访后指出，二尖瓣口面积减小速率为 0.09 cm^2/ 年。

外科治疗二尖瓣狭窄出现前的年代，有关二尖瓣狭窄自然病程的资料提示，症状一旦出现，预后不良，其 5 年存活率在心功能 III 级为 62%，IV 级为 15%。1996 年，Horstkotte 报告一组拒绝行手术治疗的有症状的二尖瓣狭窄患者，5 年存活率为 44%。

六、治疗

二尖瓣狭窄患者，可发生肺水肿、心力衰竭、心律失常以及血栓栓塞等并发症，已如前述。一般来说，二尖瓣狭窄患者，若未出现并发症，可不必治疗，但应防止受凉，注意劳逸结合，应用长效青霉素预防乙型溶血性链球菌感染；有并发症者，宜选择适当方式进行治疗。

二尖瓣狭窄的治疗方式分内科治疗和外科治疗两方面。此处只介绍内科治疗部分。

（1）β 受体阻滞剂：由于二尖瓣狭窄合并间质性肺水肿或肺泡性肺水肿的主要成因是二尖瓣口的机械性阻塞，二尖瓣跨瓣压差增大，左房压力和肺静脉 – 肺毛细血管压力增高。二尖瓣跨瓣压差与心率、心排血量之间的关系是：压力阶差 = 心排血量 /（K·舒张充盈期）（K 为一常数，包含二尖瓣口面积）。心排血量增加或舒张充盈期缩短可导致压力阶差上升。若能减慢心率及（或）降低心排出量，就可降低二尖瓣跨瓣压差，降低左房、肺静脉 – 毛细血管压，减轻患者肺瘀血症状。

1977 年，Steven 等对 8 例单纯二尖瓣狭窄呈窦性心律的患者进行了研究，用普萘洛尔 2 mg 静脉注射，注射前及注射后 10 分钟测心率、肺小动脉楔嵌压、左室收缩压、左室舒张压以及心排血量。结果显示心率下降（13.0 ± 2.6）次 / 分（$P < 0.01$），心排血量下降（0.5 ± 0.2）L/min（$P < 0.05$），二尖瓣跨瓣压差下降（7.1 ± 1.6）mmHg（$P < 0.05$），肺小动脉楔嵌压下降（6.9 ± 1.2）mmHg（$P < 0.01$），左室收缩压下降（5.1 ± 2.6）mmHg（$P > 0.05$），左室舒张末期压力无变化。

有学者也曾用普萘洛尔静脉注射抢救单纯二尖瓣狭窄合并急性肺水肿的患者，还曾用普萘洛尔口服治疗单纯二尖瓣狭窄合并慢性肺瘀血的患者，疗效均非常满意。β 受体阻滞剂能有效地减慢窦房结冲动，因此可用于：①二尖瓣狭窄合并窦性心动过速。②二尖瓣狭窄合并窦性心动过速和急性肺水肿。③二尖瓣狭窄合并快速型室上性心律失常。

（2）钙通道阻滞剂：如维拉帕米和硫氮䓬酮，这两种药物均能直接作用于窦房结，减慢窦性频率；还可作用于房室结，延缓房室传导。但是这两种药物还能扩张周围血管，引起交感神经兴奋，间接地使窦性频率加快，房室结传导加速。因此，钙通道阻滞剂对房室结和窦房结的净效应与剂量相关，为有效减慢窦性心律，延缓房室传导，常须用中等剂量或大剂量。由于用量较大，常发生诸如头痛、便秘、颜面潮红及肢体水肿等副作用。所以这种药物，多用作洋地黄的辅助用药，以减慢快速心房颤动患者的心室率。

（3）洋地黄制剂：对窦房结基本无直接作用，但能有效地抑制房室结，延缓房室传导。对二尖瓣狭窄、窦性心动过速合并肺水肿的患者，临床应用价值有限，甚至有人认为有害。对二尖瓣狭窄快速心房颤动合并肺水肿者，应用洋地黄制剂，疗效满意。

应该指出的是：洋地黄对静息状态下的快速心房颤动，能显著减慢心室率，在应激状态下，洋地黄控制心房颤动的心室率的能力较差。其原因在于：洋地黄减慢房室结传导的作用，主要是通过兴奋迷走神经实现的，在应激状态下，交感神经兴奋，房室传导加速，这种交感神经的兴奋作用超过迷走神经的抑制作用，因此心房颤动患者心室率难以减慢，为解决这一问题，可加用 β 受体阻滞剂或钙通道阻滞剂，辅助洋地黄控制应激状态下心房颤动患者的心室率。

经皮球囊二尖瓣成形术的禁忌证包括：①左房内血栓形成。②近期（3 个月）内有血栓栓塞史。③中、重度二尖瓣关闭不全。④左室附壁血栓。⑤右房明显扩大。⑥心脏、大血管转位。⑦主动脉根部明显扩大。⑧胸、脊柱畸形。

第二节　二尖瓣关闭不全

一、病因和病理改变

二尖瓣装置包括瓣环、瓣叶、腱索和乳头肌，它们在功能上是一个整体。正常的二尖瓣功能，有赖于上述四成分的结构和功能的完整，其中任何一个或多个成分出现结构异常或功能障碍便可产生二尖瓣关闭不全（mitral regurgitation），当左室收缩时，血液便可反流入左房。以前，在人群中，风湿热、风湿性心瓣膜炎发生率很高，因此认为风湿性二尖瓣关闭不全极为常见，即使临床未发现伴有二尖瓣狭窄的二尖瓣关闭不全，若未查到其他病因，也认为是风湿性二尖瓣关闭不全。随着心脏瓣膜病手术治疗的开展及尸检资料的累积，对二尖瓣关闭不全的病因的认识也随着发生了变化。据报告，风湿性单纯性二尖瓣关闭不全占全部二尖瓣关闭不全的百分数逐渐在减少。1972年，Seizer报告风湿性二尖瓣关闭不全占44%；1976年，Amlie报告占33%；1987年，Kirklin及中尾报告为3%~21%。非风湿性单纯性二尖瓣关闭不全的病因，以腱索断裂最常见，其次是感染性心内膜炎、二尖瓣黏液样变性、缺血性心脏病等。缺血性心脏病之所以造成二尖瓣关闭不全，其机制可能与左室整体收缩功能异常、左室节段性室壁运动异常以及心肌梗死后左室重构等有关。

二尖瓣关闭不全的病因分类，详见表7-1。

表7-1 二尖瓣关闭不全的病因分类

病损部位	慢性	急性或亚急性
瓣叶-瓣环	风湿性	感染性心内膜炎
	黏液样变	外伤
	瓣环钙化	人工瓣瓣周漏
	结缔组织疾病	
	先天性，如二尖瓣裂	
腱索-乳头肌	瓣膜脱垂	原发性腱索断裂
	（腱索或乳头肌过长）	继发性腱索断裂
	乳头肌功能不全	感染性心内膜炎或慢性瓣膜病变所致
		心肌梗死并发乳头肌功能不全或断裂
		创伤所致腱索或乳头肌断裂
心肌	扩张型心肌病	
	肥厚性梗阻型心肌病	
	冠心病节段运动异常或室壁瘤	

（一）瓣叶异常

由于瓣叶受累所致的二尖瓣关闭不全，常见于慢性风湿性心瓣膜病，男性多于女性，其主要病理改变为慢性炎症及纤维化使瓣叶变硬、缩短、变形，或腱索粘连、融合、变粗等，病程久者可钙化而加重关闭不全。风湿性二尖瓣关闭不全的患者中，约半数合并二尖瓣狭窄。此外，结缔组织疾病、感染性心内膜炎、穿通性或非穿通性创伤均可损毁二尖瓣叶；心内膜炎愈合期二尖瓣尖的回缩也能引起二尖瓣关闭不全。

（二）瓣环异常

1. 瓣环扩张

成人二尖瓣环的周径约10 cm，在心脏收缩期，左室肌的收缩可使瓣环缩小，这对瓣膜关闭起重要作用，因此，任何病因的心脏病凡引起严重的左室扩张者，均可使二尖瓣环扩张，从而导致二尖瓣关闭不全。一般原发性瓣膜关闭不全比继发于二尖瓣环扩张引起的关闭不全严重些。

2. 瓣环钙化

在尸检中，二尖瓣环特发性钙化甚为常见。一般这种退行性变对心脏功能影响很小，严重的二尖瓣环钙化，则是引起二尖瓣关闭不全的重要原因。高血压、主动脉瓣狭窄和糖尿病以及Marfan综合征等，均可使二尖瓣环的钙化加速，并可使二尖瓣环扩张，因而更易造成二尖瓣关闭不全；此外，慢性肾衰竭和继发性甲状旁腺功能亢进的患者，也易发生二尖瓣环钙化。严重钙化的患者，钙盐可能侵入传导系统，导致房室和/或室内传导阻滞，偶尔钙质沉着扩展可达冠状动脉。

（三）腱索异常

这是引起二尖瓣关闭不全的重要原因。腱索异常可由下列原因引起，先天性异常、自发性断裂或继发于感染性心内膜炎、风湿热的腱索断裂。多数患者腱索断裂无明显原因，后叶腱索断裂较前叶腱索断裂多见，常伴有乳头肌纤维化，腱索断裂也可由创伤或急性左室扩张引起。根据腱索断裂的数目和速度而引起不同程度的二尖瓣关闭不全，临床上可表现为急性、亚急性或慢性过程。

（四）乳头肌受累

任何妨碍乳头肌对瓣叶有效控制的因素，均可导致二尖瓣关闭不全。乳头肌是由冠状动脉的终末支供血，因此，对缺血很敏感，乳头肌血供的减少，可引起乳头肌缺血、损伤、坏死和纤维化伴功能障碍。唯乳头肌断裂在临床上罕见。若缺血呈一过性，乳头肌功能不全和二尖瓣关闭不全也呈一过性，且伴有心绞痛发作。若缺血严重而持久，引起慢性二尖瓣关闭不全。后内侧乳头肌的血供较前外侧少，故较易受缺血的影响。引起乳头肌受累的原因，归纳起来有下列几种：①乳头肌缺血，常见者为冠心病；②左室扩大，使乳头肌在心脏收缩时发生方位改变；③乳头肌的先天性畸形，如乳头肌过长、过短、一个乳头肌缺如等；④感染性心内膜炎时合并乳头肌脓肿，可引起急性瓣下二尖瓣关闭不全；⑤其他，如肥厚型心肌病、心内膜心肌纤维化、左房黏液瘤、外伤等。

根据乳头肌受累的程度及速度，临床上可表现为急性二尖瓣关闭不全或慢性二尖瓣关闭不全的征象。

二、病理生理

二尖瓣关闭不全时，左室排血可经两个孔道，即二尖瓣孔和主动脉瓣孔，因此排血阻力降低。在主动脉瓣打开之前，几乎半量的左室血液先期反流左房。反流量的多少，决定于二尖瓣孔的大小和左室-左房压力阶差。而二尖瓣孔的大小和左室-左房压力阶差又是可变的。左室收缩压或者左室-左房压力阶差决定于周围血管阻力；正常二尖瓣环有一定弹性，其横截面可由多种因素调节，如前负荷、后负荷、心肌收缩力。当前负荷和后负荷增加，心肌收缩力降低，左室腔扩大，二尖瓣环扩张，反流孔增大，反流量增加；当采用某些措施（如正性肌力药物、利尿剂、血管扩张剂）使左室腔缩小，反流孔变小，反流量减少。

（一）左室功能的变化

当急性二尖瓣关闭不全发生开始时，左室以两种方式来代偿，一是排空更完全，二是增加前负荷。此时，左室收缩末压降低，内径缩短，室壁张力明显下降，心肌纤维缩短程度和速率增加。当二尖瓣关闭不全持续而变为慢性二尖瓣关闭不全，特别是严重二尖瓣关闭不全，左室舒张末期容量增大，收缩末期容量恢复正常。根据 Laplace 定律（心肌张力与心室内压和心室半径乘积相关），由于左室舒张末期容量增大，室壁张力增加至正常水平或超过正常水平，此谓严重二尖瓣关闭不全的慢性代偿阶段。左室舒张末期容量增加，即前负荷增加，二尖瓣环扩大，二尖瓣关闭不全加重，即进入二尖瓣关闭不全引起二尖瓣关闭不全的恶性循环。在慢性二尖瓣关闭不全，左室舒张末期容量及左室质量均是增加的，左室发生典型的离心性肥厚，肥厚的程度与扩大的程度不成比例。二尖瓣关闭不全，由于左室后负荷降低，射血分数（EF）可以维持于正常水平或超过正常水平。

多数严重二尖瓣关闭不全患者，心功能代偿期可持续多年；部分患者，由于左室长期容量超负荷，最终发生心肌失代偿，收缩末期容量，前负荷后负荷均增加，而射血分数和每搏出量降低。左室功能失代偿者，神经内分泌系统激活，循环炎性因子增加，磷酸肌酸与三磷酸腺苷比例降低。

严重二尖瓣关闭不全患者，冠状动脉血流速度加快，而与主动脉瓣病变相比较，心肌氧耗量的增加并不显著，因为这类患者心肌纤维缩短程度和速度虽然增高，但这不是心肌氧耗量的主要决定因素，主要决定因素是室壁张力，心肌收缩力和心率，前者（平均左室壁张力）实际是降低的，而后两者变化不大。因此，二尖瓣关闭不全的患者很少出现心绞痛。

反映心肌收缩力强弱的各种射血指标（如射血分数，左室短轴缩短率）是与后负荷大小成反比的，二尖瓣关闭不全早期，上述射血指标增高。许多患者最终之所以有症状，是因为二尖瓣反流量大，左室压和肺静脉压增高，而各种射血指标却无变化，甚至增高。也有部分患者，症状严重，提示左室收缩功能严重减低，各种射血指标降至低于正常水平或正常低水平。即使二尖瓣关闭不全合并明显左室衰竭，左室射血分数及短轴缩短率仅有轻、中度降低。因此，当射血分数为正常低水平时，即提示左室收缩功能受损。当射血分数中度减低（0.40～0.50），则提示左室收缩功能严重受损，而且在二尖瓣矫治术后常难以逆转；当射血分数低于 0.35，提示左室收缩功能极度受损，二尖瓣矫治术的风险很大，术后疗效不佳。

（二）左房顺应性的变化

左房顺应性是严重二尖瓣关闭不全患者血流动力学和临床表现的主要决定因素。依据左房顺应性的差别，可将二尖瓣关闭分为三个亚组。

1. 左房顺应性正常或降低组

该组左房扩大不明显，左房平均压显著增高，肺瘀血症状突出。见于急性二尖瓣关闭不全，如腱索断裂、乳突肌头部梗死、二尖瓣叶穿孔（外伤或感染性心内膜炎）。数周、数月后左房壁逐渐增厚，收缩力增强，排空更充分，左房顺应性低于正常；急性二尖瓣关闭不全发生后 6～12 个月，肺静脉壁增厚，肺动脉壁也增厚，肺动脉血管阻力增加，肺动脉压力增高。

2. 左房顺应性显著增高组

该组左房明显扩大，左房平均压正常或略高于正常。见于严重慢性二尖瓣关闭不全。这类患者，肺血管阻力和肺动脉压力正常或稍高于正常，常有心房颤动和心排血量减低的表现。

3. 左房顺应性中度增高组

该组介于第一组和第二组之间，临床上最常见。见于严重二尖瓣关闭不全，左房可有不同程度扩大，左房平均压升高，肺静脉压力、肺血管阻力和肺动脉压力可能升高，心房颤动迟早也会发生。

三、临床表现

（一）症状

慢性二尖瓣关闭不全患者临床症状的轻重，取决于二尖瓣反流的严重程度、二尖瓣关闭不全进展的速度、左房和肺静脉压高低、肺动脉压力水平以及是否合并有其他瓣膜损害和冠状动脉疾病等。

慢性二尖瓣关闭不全的患者在出现左室衰竭以前，临床上常无症状。部分慢性二尖瓣关闭不全合并肺静脉高压或心房颤动患者可于左室衰竭发生前出现症状。从罹患风湿热至出现二尖瓣关闭不全的症状，一般常超过 20 年。二尖瓣关闭不全的无症状期比二尖瓣狭窄长，急性肺水肿亦比二尖瓣狭窄少见，可能与左房压较少突然升高有关，咯血和栓塞的机会远比二尖瓣狭窄少，而由于心排血量减少所致的疲倦、乏力则表现较突出。

轻度二尖瓣关闭不全的患者，可能终身无症状，多数患者仅有轻度不适感。但如有慢性风湿活动、感染性心内膜炎或腱索断裂，则可使二尖瓣关闭不全进行性加重，由低心排血量或肺充血引起之症状亦会逐渐明显，有时甚至发展为不可逆的左心衰竭。二尖瓣关闭不全的患者出现心房颤动时，虽会影响病程的进展，但不如二尖瓣狭窄时明显，可能因为二尖瓣关闭不全患者出现快速房颤时，不至于使左房压明显升高之故。

严重二尖瓣关闭不全的患者，由于心排血量很低，因此患者有极度疲乏力、无力的感觉，活动耐力也大受限制，一旦左心衰竭，肺静脉压力升高，患者即可出现劳力性呼吸困难，亦可有夜间阵发性呼吸困难，进而可出现右心衰竭的征象，表现为肝脏瘀血肿大、踝部水肿，甚至出现胸、腹水；合并冠状动脉疾病患者，可出现心绞痛的临床症状。

（二）体征

心界向左下扩大，心尖区出现有力的、局限性的收缩期搏动，亦表示左室肥厚、扩张。二尖瓣瓣叶病变所致二尖瓣关闭不全，第一心音常减低。由于左室排空时间缩短，主动脉瓣关闭提前，常可出现第二心音宽分裂。合并肺动脉高压时，肺动脉瓣关闭音增强。在左室快速充盈期，流经二尖瓣口血流量增大、增速，常可在心尖部闻及左室源性第三心音，有时伴有短促的舒张期隆隆性杂音。

二尖瓣关闭不全最重要的体征是心尖区收缩期杂音。多数患者，杂音在 S_1 后立即发生，持续于整个收缩期，超过甚至掩盖主动脉关闭音，该杂音响度稳定，呈吹风性，调较高，可向左腋下和左肩下放射，若为后外侧瓣病变，杂音还可向胸骨和主动脉瓣区放射，后者特别多见于二尖瓣后叶脱垂时。二尖瓣关闭不全杂音，不随左室每搏输出量大小变化而变化，其强弱也与二尖瓣关闭不全的严重程度无关。某些患者，因左室扩大、急性心肌梗死、人工瓣瓣周漏、严重肺气肿、肥胖、胸廓畸形，虽有严重二尖瓣关闭不全，杂音很难听到，甚至完全听不到，此谓安静型二尖瓣关闭不全（silent mitral regurgitation）。

风湿性二尖瓣病，可表现为单纯二尖瓣狭窄、二尖瓣关闭不全，但更多表现为二尖瓣狭窄合并二尖瓣关闭不全。在二尖瓣狭窄合并二尖瓣关闭不全的患者，如果听诊发现心尖部 S_1 减低，又可闻及第三心音，说明以关闭不全为主；若发现心尖部 S_1 亢进，有明显开瓣音，收缩期杂音柔和而又短促，提示以狭窄为主。

（三）辅助检查

1. X 线检查

轻度二尖瓣关闭不全，X 线检查无明显异常发现，较严重者可有左房增大及左室增大。严重二尖瓣关闭不全者，可呈巨大左房，有时可使食管向右、向后移位，并组成右心缘的一部分。若有心力衰竭或肺动脉高压症存在，则出现右室增大。透视下可见二尖瓣钙化，有时可见左房收缩期搏动。有肺静脉高压时，可见 Kerley B 线。急性严重二尖瓣关闭不全常有肺水肿的征象，而左房、左室扩大不显著。左室造影对二尖瓣关闭不全的诊断，很有帮助，且能提示反流量的大小。

2. 心电图检查

轻度二尖瓣关闭不全者，心电图正常；较重者，主要示左室肥大和劳损，当出现肺动脉高压后，可有左、右室肥大或右房肥大的表现。病程短者，多呈窦性心律，约 1/3 的慢性二尖瓣关闭不全者示心房颤动。窦性心律者，标准导联中 P 波可增宽并出现切迹，V_1 导联 ptf 负值增大，提示左房增大。

3. 超声心动图检查

对重症二尖瓣关闭不全的诊断准确率很高，轻症者因反流量小，心脏形态改变不显著，故较难肯定。超声诊断的主要依据如下。

（1）M 型图可示左房左室增大及容量负荷过重的现象，有时可见瓣膜钙化。右室及肺动脉干亦可能扩大或增宽。

（2）切面超声心动图上可见瓣叶增厚、反射增强，瓣口在收缩期关闭对合不佳。

（3）Doppler 检查时，在左房内可见收缩期血液返回所引起湍流。

（4）左心声学造影时，可见造影剂在收缩期由左室返回左房。

（5）腱索断裂时，二尖瓣可呈连枷样改变，在左室长轴切面观可见瓣叶在收缩期呈鹅颈样钩向左房，舒张期呈挥鞭样漂向左室。

运动超声心动图可协助判断二尖瓣关闭不全的严重程度，了解运动期间血流动力学的异常改变，尤其对那些轻度二尖瓣关闭不全但有症状患者以及病情稳定而无症状的二尖瓣关闭不全患者，运动超声心动图可客观地评价其心功能状态。

4. 放射性核素检查

超声心动图是诊断二尖瓣关闭不全最常用的影像学方法，但在下述情况下可进一步考虑门控血池核素造影或一期心血管造影：超声检查结果不甚满意；临床与超声诊断有出入；有必要更准确测定左室射血分数。此外，通过该法还可测量左室功能和反流分数；也可用于定期随访患者，若在随访期，静息射血分数进行性下降达正常值下限，或左室舒张末期以及（或）收缩末期容量进行增加，提示患者应考虑手术治疗。

四、自然病程

二尖瓣关闭不全的自然病史，取决于基本病因、反流程度及心肌功能状态。轻度二尖瓣关闭不全，可多年无症状，其中仅少数患者因感染性心内膜炎或腱索断裂而使病情加重。一般慢性风湿性二尖瓣关闭不全在诊断后的 5 年存活率为 80%，10 年存活率为 60%，但如已出现明显症状（心功能已达 Ⅲ ~ Ⅳ 级），则 5 年和 10 年存活率均明显降低，分别为 40% 和 15%。瓣膜脱垂综合征的病程大多为良性，寿命与正常人相近，但约有 15% 可进展为严重的二尖瓣关闭不全，若并发感染性心内膜炎或腱索断裂，则预后与急性二尖瓣关闭不全相同。

五、治疗

慢性瓣膜病由于相当时期内可无症状，因此，在诊断确立后仅需定期随访，内科治疗的重点是预防风湿热和感染性心内膜炎的发生及适当地限制体力活动。血管扩张剂特别是减轻后负荷的血管扩张剂，通过降低射血阻抗可减少反流量和增加心排出量，对急性二尖瓣关闭不全可产生有益的血流动力学效应，对于慢性二尖瓣关闭不全是否如此，目前尚无定论。洋地黄类药物对负荷过重的左室具正性肌力作用，故控制本病的心力衰竭症状较二尖瓣狭窄者更适宜，对伴有心房颤动者更有效。

六、急性二尖瓣关闭不全

有关急性二尖瓣关闭不全的病因详见表 7-1。其中，最重要的是自发性腱索断裂，感染性心内膜炎致瓣膜毁损和腱索断裂，缺血性乳头肌功能不全或断裂，人工瓣功能不全。急性二尖瓣关闭不全也可发生在慢性二尖瓣关闭不全的病程中，使病情突然加重。

急性二尖瓣关闭不全多发生于左房大小正常，房壁顺应性正常或降低的患者，当二尖瓣反流突然发生，左房压、肺静脉压迅速升高，可引起急性肺水肿，甚至引起肺动脉压升高，右心衰竭。而左室前向搏出量显著减少，收缩末期容量稍降低，但舒张末容量增加，压力升高。

（一）临床表现

1. 症状

突然发作呼吸困难，不能平卧。频频咳嗽，咳大量粉红色泡沫痰，伴极度乏力。

2. 体征

端坐位，精神紧张，全身大汗，皮肤青紫。听诊肺部满布哮鸣音或哮鸣音与湿性啰音混杂。重症者，可有血压下降，甚至发生心源性休克。心尖冲动位置大多正常。听诊心脏可发现心跳快速；第二心音宽分裂，左室源性第三心音或第四心音；肺动脉瓣关闭音增强；心尖区可闻及收缩早期递减型杂音，呈吹风性，调低而柔和，传导方向视受累瓣膜不同而不同。

（二）辅助检查

1. X 线检查

左房、左室不大，但有明显肺瘀血或肺水肿。若发生于慢性二尖瓣关闭不全的基础上，则可见左房、左室扩大。

2. 心电图

一般为窦性心动过速，无左房、左室扩大表现。

3. 超声检查

左房、左室稍大；收缩期，二尖瓣闭合不全；有时可发现二尖瓣在整个心动周期内呈连枷样运动；Doppler 超声检查可发现严重二尖瓣反流。

（三）治疗

吸氧，镇静，静脉给予呋塞米。内科治疗最重要的是使用血管扩张剂，特别是静脉滴注硝普钠。该药可以扩张动脉系统，降低周围血管阻力，从而减轻二尖瓣反流；同时可扩张静脉系统，减少回心血量，缓解肺瘀血。临床实践证明，硝普钠可以减轻症状，稳定病情，为下步手术治疗创造条件。急性二尖瓣关闭不全伴血压下降时，可同时使用正性肌力药，如多巴酚丁胺等；如有条件，应尽早应用主动脉内球囊反搏。

第三节　二尖瓣脱垂综合征

一、概述

1961 年，Reid 提出收缩中期喀喇音（click）和收缩晚期杂音均起源于心脏瓣膜。1963 年，Barlow 将收缩中期喀喇音、收缩晚期杂音、心电图 T 波改变和心室造影显示二尖瓣脱垂归纳为独特的综合征。以后人们称之为 Barlow 综合征，即本文所称的二尖瓣脱垂综合征（mitral valve prolapse syndrome）。二尖瓣脱垂综合征，又名听诊—心电图综合征，收缩中期喀喇音–收缩晚期杂音综合征，气球样二尖瓣综合征等。

目前认为，二尖瓣脱垂综合征是多种病因所造成的，在左室收缩时二尖瓣叶部分或全部突向左房，并同时伴有相应临床表现的一组综合征。

二瓣脱垂是一种最常见的瓣膜疾病。其患病率，根据受检人群及诊断标准的不同而异，文献报告的患病率为 0.4% ～ 17%。

2002 年发表的 Framingham 心脏研究，采用新的超声诊断标准（下面将讨论）对人群进行检查，二尖瓣脱垂综合征患病率为 2.4%，女性患病率为男性两倍。

虽然大多数原发性二尖瓣脱垂综合征是散发的，但有少数研究显示其家族性聚集倾向。有一报道在 17 例肯定受累的先证者家庭中，近 50% 的第一代亲族呈现二尖瓣脱垂的超声心动图特征。本病还曾在几对孪生儿中发现。Framingham 首次检出 100 例二尖瓣脱垂病例中，30% 的人至少有 1 名亲戚也有二尖瓣脱垂。从现有资料看，大多数为垂直遗传，在二代或多代中有听诊异常，提示为常染色体显性遗传。

二、病因

二尖瓣脱垂综合征的病因至今尚未完全澄清。有人曾试图从病因角度将该病分为原发性二尖瓣脱垂和继发性二尖瓣脱垂（表 7–2）。

表 7-2　二尖瓣脱垂综合征病因分类

原发性	家族性
	非家族性
继发性	Marfan 综合征
	风湿性心内膜炎
	冠心病
	扩张型心肌病
	特发性肥厚性主动脉瓣下狭窄
	心肌炎
	外伤
	甲状腺功能亢进
	左房黏液瘤
	结节性动脉周围炎
	系统性红斑狼疮
	肌营养不良
	骨发生不全
	Ehlers – Danlos 综合征
	假性弹性纤维黄色瘤先天性心脏病（第 2 孔型房间隔缺损、室间隔缺损、动脉导管未闭、爱伯斯坦畸形、矫正型大血管转位）
	运动员心脏

Tumer 综合征
Noonan 综合征
先天性 QT 间期延长综合征

从二尖瓣脱垂综合征猝死者和瓣膜置换术者的病理检查发现，这类患者均有不同程度的瓣膜和腱索的黏液瘤样变性。由于原发性二尖瓣脱垂患者死亡数少，换瓣者也不多，因此目前尚难确定是否大多数或所有原发性二尖瓣脱垂者均有瓣膜和腱索的黏液瘤样变性。

前已述及，部分患者有家族性发病倾向，常合并有骨骼异常和某些类型的先天性心脏病，因此应怀疑本综合征与胚胎期发育障碍有关。胚胎学研究业已证明，二尖瓣、三尖瓣、腱索、瓣环、房间隔、胸椎、肋骨和胸骨的发育均在胚胎的 35 ~ 42 天进行。因此这些成分的两种或两种以上异常并存就不足为怪了。

二尖瓣脱垂常与某些遗传性结缔组织疾病并存。其中知道最多的是 Marfan 综合征和 Ehlers-Danlos 综合征。在一组研究中，35 例 Marfan 综合征患者，91％有二尖瓣脱垂；另一组 13 例典型 Marfan 综合征患者，超声证实 4 例有二尖瓣脱垂，尸检和组织学发现所有病例二尖瓣均有酸性黏多糖沉积所致的黏液瘤样改变。在Ⅳ型 Ehlers-Danlos 综合征一个家系 10 例患者中，经切面超声心动图证实 8 例有二尖瓣脱垂。Ⅲ型胶原异常是Ⅳ型 Ehlers-Danlos 综合征的基本生化缺陷。最近有人报告，19 例瓣膜替换术时切除的黏液样变性的二尖瓣，多种胶原含量增加，特别是Ⅲ型胶原。故在原发性二尖瓣脱垂与遗传性胶原合成障碍疾病所致的二尖瓣脱垂之间，瓣叶的超微结构基础是不同的。Marfan 综合征，Ehlers-Danlos 综合征等结缔组织疾病，由于二尖瓣、瓣环、腱索组织脆弱，容易引起二尖瓣脱垂。

心室与瓣叶大小之间正常的平衡关系失调可引起解剖学卜的二尖瓣脱垂，这时，二尖瓣叶或腱索可无任何病理改变。左室明显缩小或几何形状发生显著改变时，二尖瓣叶于收缩期不能保持正常的位置和形状，从而形成某种程度的脱垂，如特发性梗阻性肥厚型心肌病、继发孔房间隔缺损、直背综合征、漏斗胸等。风湿性心肌炎、病毒性心肌炎、扩张型心肌病、冠心病，由于左室整体或节段性运动异常，也可引起二尖瓣脱垂。预激综合征患者，由于左室激动顺序异常，也可引起二尖瓣脱垂。

Tomaru 曾对 42 例脱垂瓣叶的切除标本作了病理分析，发现脱垂瓣叶有慢性炎症者 22 例。病变主要表现为瓣叶结构有明显破坏，有弥漫性小血管增生和瘢痕形成，因而瓣叶的海绵组织层变窄甚至消失。有作者据此称之为炎症后瓣叶脱垂。说明二尖瓣脱垂不仅可由黏液样变引起，也可由炎症后病变所致。

三、病理解剖

正常二尖瓣主要包括三层：第一，心房面层，含弹力纤维结缔组织；第二，中层，又称海绵组织层，含疏松的、黏液样的结缔组织；第三，心室面层，又称纤维质层，含浓密的胶原纤维。腱索也是由浓密的胶原纤维所构成，插入纤维质层。

原发性二尖瓣脱垂的基本病理改变是，海绵组织层组织含量增加（瓣叶肥大），侵入纤维质层，使之断裂；在纤维质层和腱索的连续部位胶原分解或发育不全，腱索分支点减少，附着点增加，排列杂乱无章，中央索呈退行性变，黏液样变性，腱索延长，位于腱索间的瓣膜节段脆弱、伸长，心室收缩时在压力的作用下异常的向左房鼓出，但二尖瓣关闭尚属正常。瓣膜病理改变不是均一的，后瓣受累最重；瓣环发生黏液样变，周径扩大。

由于瓣叶、腱索和左室内壁之间频繁接触摩擦，相应部位纤维增厚，即出现继发性摩擦病灶（friction lesion）。

在瓣叶，继发性摩擦病灶位于瓣叶间的接触处，局部纤维组织特别是胶原纤维沉积，细嫩的透明的瓣叶变为粗糙的不透明的瓣叶，形态也发生改变。尽管如此，前后叶交界处绝无粘连，这是区别于风湿性二尖瓣病的特征之一。

摩擦病灶也可出现于左室心内膜面与腱索接触处。其开始病变为在与有关腱索相对应的心室内膜出现线状纤维增厚，后者可以扩展并汇合。病程后期，有关腱索也被融合于左室内壁的纤维组织中。这样一来，腱索可以缩短。若左室内膜有广泛的纤维化，纤维化组织也可出现少有的钙化现象。

四、病理生理

二尖瓣脱垂是一种慢性进行性病理过程。绝大多数无并发症的二尖瓣脱垂，其血流动力学正常。

多数报道认为二尖瓣脱垂患者心室活动呈高动力状态，射血分数增加。少数研究者发现，这类患者左室有节段性收缩异常。偶有报道指出，左室后基底段和膈段强烈收缩，前壁向内凹陷，后者似乎与二尖瓣脱垂相应腱索张力增高有关。

二尖瓣环呈中度或显著扩大，其周径可较正常大 2/3 以上。瓣环扩大本身就可影响瓣叶的正常关闭。

曾有少数报道，可同时伴有三尖瓣脱垂及右室收缩功能异常。

五、临床表现

（一）症状

大多数二尖瓣脱垂患者无症状，只是在健康检查通过听诊或心电图有 T 波改变而被发现，实践证明，仅有收缩中期喀喇音而不伴收缩晚期杂音者多无明显症状。

常见症状有胸痛、心悸、呼吸困难、疲乏无力，头昏或晕厥，少数患者主诉焦虑和恐惧感。还有个别患者有神经精神症状。

胸痛发生率 40%～80%，多与劳力无关，部位局限而不向他处放射，性质如刀割样或撕裂样，可持续半小时、数天，硝酸甘油疗效差，个别患者，胸痛呈典型心绞痛样。胸痛机制不明。

心悸，见于半数以上病例。心悸的发生，可能与心律失常有关，但动态心电图检查发现，主观感觉心悸与记录到的心律失常之间相关性不高。

约 40% 患者主诉呼吸困难。不论活动时还是静息状态下均如此。经仔细询问有这种主诉者，多诉说"气不够用"，"长吸一口气好些"，并非真正的呼吸困难。这样异常感觉可能与换气过度有关。

少数患者有黑矇和晕厥。Wigle 等报告 7 例晕厥者均为短阵心室颤动引起。但晕厥也可在无心律失常时出现，其中部分患者可能为脑栓塞引起的一过性脑缺血发作，栓子来自心房壁或二尖瓣叶。

（二）体征

在体征方面，二尖瓣脱垂患者最重要的表现为体型、胸廓和脊柱以及心脏听诊的异常发现。

这类患者，多为无力体型。胸廓和脊柱常有异常，如正常脊柱胸段后曲消失（直背综合征），脊柱侧弯以及漏斗胸等。

听诊心脏时可能发现包括收缩中期或晚期喀喇音、收缩期杂音和第一心音改变。其中，以喀喇音和杂音尤为重要，是二尖瓣脱垂综合征特征性标志。这类患者听诊发现变化甚大，时有时无，时强时弱。有的患者既有收缩中期喀喇音又有收缩晚期杂音，另一些患者可能只有收缩中期喀喇音或只有收缩晚期杂音。因此应多次听诊、多体位听诊。Fontana 等强调至少需要在四个体位进行听诊，如仰卧位、左侧卧位、坐位和立位。

收缩中晚期喀喇音，为收缩期的高调的额外音，持续时间短暂，在心尖部和胸骨左缘近二尖瓣处最易闻及。喀喇音可以缺如，可呈单个或多个，多发生于收缩中期和晚期，偶尔发生于收缩早期。多个喀喇音可酷似心包摩擦音，这可解释何以过去易将二尖瓣脱垂综合征误诊为心包炎。经选择性左室造影和心脏超声检查证明，喀喇音出现的时间正好与脱垂二尖瓣叶活动达最高峰的时间相一致，此时瓣叶腱索结构突然被拉紧而产生振动，所以，曾被称之为"腱索拍击音"或瓣叶"帆样拍击"现象。由于收缩期喀喇音与喷血无关，因此又称为非喷射性喀喇音。喀喇音出现时间可随左室舒张末期容量及几何形态改变而改变，可提前也可错后。

收缩期杂音为一种高调、柔和的吹风性杂音，常紧跟喀喇音之后，也可在喀喇音稍前出现，因此，位于收缩中晚期，也可呈全收缩期。杂音为递增型，也可为递增—递减型，常超越第二心音的主动脉瓣成分。收缩期杂音是由二尖瓣脱垂、瓣口不能紧密闭合而使血液反流所致。杂音的最佳听诊部位在心尖区。和喀喇音一样，其发生时间也随左室舒张末期容量变化而变化，既可提前也可错后，可增强也可减弱。少数患者，可间歇闻及收缩期"喘息"（systolic whoop）音或"吼鸣"（honk）音。心尖部喘息音或吼鸣音是一种高频乐音，传导广泛并常伴震颤。其产生的可能机制是，由于脱垂瓣叶震荡，或从一侧脱垂瓣叶边缘漏出的非对称性血流冲击另一侧瓣叶所致。

心尖部第一心音的强度可有不同变化，这与二尖瓣脱垂发生的时间及特点有关。第一心音增强，提示二尖瓣呈早期脱垂或全收缩期脱垂。第一心音正常，提示二尖瓣中晚期脱垂。第一心音减弱，提示腱索断裂，二尖瓣呈连枷样脱垂。第一心音之所以增强，是由于喀喇音和第一心音几乎同时发生；第一心音之所以减弱，是由于二尖瓣关闭时，瓣叶不能很好弥合。

二尖瓣脱垂综合征的动态听诊（dynamic auscultation）详见表7-3。

表7-3 二尖瓣脱垂综合征的动态听诊

方法	喀喇音出现时间	收缩期杂音		
		出现时间	持续时间	响度
运动	↑	↑	↑	↑
站立	↑	↑	↑	↑
蹲踞	↓	↓	↓	↓
等长握拳	↓	↓	↓	↓
Valsalva 动作（屏气）	↑	↑	↑	↑
Valsalva 动作（呼气）	↓	↓	↓	↓
亚硝酸异戊酯吸入	↑	↑	↑	↓
去氧肾上腺素滴入	↓	↓	↓	↑
异丙肾上腺素滴入	↑	↑	↑	↑
普萘洛尔	↓	↓	↓	↓

注：↑：提前，延长，增强；↓：后移，缩短，减弱。

二尖瓣脱垂综合征的听诊表现可因为某些生理性措施和药物的影响使其发生时间、持续时间、响度明显改变，这一特点对于该综合征的诊断价值很大。其发生基础是左室舒张末期容量的改变，凡能降低左室射血阻力、减少静脉回流、加快心率、增加心肌收缩力的药物或生理性措施，均可使左室舒张末期容量减少，腱索与左室长轴相比相对过长，瓣叶较接近于脱垂位置，左室收缩一开始，二尖瓣瓣叶即迅速达到最大脱垂，因此喀喇音和杂音提前发生，并靠近第一心音。相反，凡能增加左室舒张末期容量的药物和生理性措施，均能使二尖瓣叶脱垂延迟发生，喀喇音和杂音则错后出现，并靠近第二心音。

一般来说，如果杂音出现时间后移，说明二尖瓣反流程度减轻，那么，杂音响度减轻，持续时间缩短。但是，某些措施却可引发矛盾性表现，如吸入亚硝酸异戊酯时，左室舒张末期容量减少，杂音提前发生，持续时间延长，但由于左室压力下降，反流减少，杂音减轻。相反，静脉滴入去氧肾上腺素时，杂音发生延迟、持续时间缩短、杂音却增强。对二尖瓣脱垂综合征的诊断来说，了解各种生理性措施和药物对杂音发生时间的影响比对杂音响度的影响更为重要。

值得注意的是，不少经选择性左室造影或超声检查证实有二尖瓣脱垂的患者，听诊时甚至动态听诊时完全无异常，此即所谓"隐匿性二尖瓣脱垂"。这类患者发生率究竟多高，尚未确定。据Framingham对2 931例人调查，经M型超声心动图证实有二尖瓣脱垂者中，不到15%的可听到喀喇音和/或杂音。这个报告是否可靠，不少人提出质疑。因为M型超声心动图本身对二尖瓣脱垂的诊断标准须进一步审订。

最后，需要提及的是，除二尖瓣脱垂能产生收缩中期喀喇音外，还有三尖瓣脱垂、心房间隔瘤、心腔内肿瘤、肥厚型心肌病以及胸膜－心包疾病，应该注意鉴别。

六、辅助检查

（一）心电图

大多数经心脏听诊和心脏超声检查证实有二尖瓣脱垂而无症状的患者，心电图检查都为正常；少数无症状患者及许多有症状患者，心电图检查时有异常发现，尤其是吸入亚硝酸异戊酯及运动期间更为明显。这些心电图异常，多属非特异性的。

最常见的心电图异常是 ST-T 改变，表现 II、III、aVF、$V_{4~6}$ 导联 T 波低平或倒置，可伴有 ST 段抬高或压低。这些表现可随体位变化而变化，还随时间推移而变化。ST-T 改变的发生率随各组选择病例的不同而不同，占 30% ~ 50%。心电图改变的机制可能是：二尖瓣叶和 / 或腱索张力增高，乳头肌和心内膜应激，发生相对性缺血。

二尖瓣脱垂综合征的患者，可发生多种心律失常，其中以室性期前收缩最常见。这里，特别应指出的是，二尖瓣脱垂综合征患者，常有阵发性室上性心动过速。Kligfield 认为这与这类患者预激综合征发生率高有关。在一般人群，有室上性心动过速发作史者仅 20% 有旁道存在；但在二尖瓣脱垂又有室上性心动过速发作史的患者中，60% 有旁道存在。而且旁道总在左侧。上述事实说明，二尖瓣脱垂合并阵发性室上性心动过速的患者，必须进一步做心脏电生理检查。

Bekheit 等通过研究发现，二尖瓣脱垂患者心电图上常有 QT 间期延长，这可能是室性心律失常的发生机制之一。

（二）动态心电图

二尖瓣脱垂综合征患者进行动态心电图监测时，85% 患者可检出频发性室性期前收缩，50% 可检出短暂性室性心动过速，30% 可检出室上性心律失常。心律失常的出现与性别、年龄、瓣膜脱垂程度、喀喇音有无、ST-T 改变、QT 间期延长与否等因素无明显相关性。

动态心电图监测时，偶可检出窦性心动过缓、窦性停搏、窦房传导阻滞及不同程度的房室传导阻滞。

（三）运动心电图

二尖瓣脱垂综合征患者运动心电图常呈异常，但冠脉造影正常。运动对心电图的影响报道不一。例如，在一组有心绞痛史的二尖瓣脱垂患者，50% 于亚极量或极量运动试验时，出现缺血性 ST 段压低，这种 ST 段压低与心律失常的检出无关；另组病情相似，但静息心电图有 ST-T 改变和严重心律失常，运动心电图却无 ST 段压低。原有静息心电图 ST-T 波改变人中，部分于运动时可转为正常，另一部分却在运动时变得更为明显，更为广泛；原无 ST-T 改变的患者，运动时可发生 ST-T 改变。

运动试验时，75% 以上二尖瓣脱垂综合征患者可检出心律失常，特别是室性心律失常。一般来说，心律失常出现于运动终末，心率减慢时。

（四）X 线表现

胸部骨骼异常为二尖瓣脱垂综合征患者最常伴随的 X 线征象（60% ~ 70%），大多数为直背、漏斗胸或胸椎侧突。

无并发症的二尖瓣脱垂患者，心影多为正常。合并二尖瓣关闭不全者，可有左房和左室扩大。

（五）负荷闪烁显像（stress scintigraphy）

对于某些既有胸痛又有心电图异常的二尖瓣脱垂患者，为除外冠心病合并二尖瓣脱垂，心电图运动试验固然有些帮助，但采用负荷闪烁显像检查更有价值。若检查结果阴性，即无运动诱发的局限性心肌缺血，则可排除冠心病；但阳性结果，则无鉴别诊断价值。

七、并发症

绝大多数二尖瓣脱垂综合征患者不会发生严重并发症。只有少数患者可发生进行性二尖瓣关闭不全、心律失常、心脏性猝死、体循环栓塞、感染性心内膜炎等严重并发症。

（一）进行性二尖瓣关闭不全

进行性二尖瓣关闭不全在二尖瓣脱垂综合征的患者中确切发生率尚不明确。Pocock 组患者随访时间 10 ~ 15 年，进行性二尖瓣脱垂发生率为 15%，既有喀喇音又有收缩期杂音的患者较仅有喀喇音的患者进行性二尖瓣关闭不全的发生率高。严重二尖瓣关闭不全多见于 50 岁以上男性二尖瓣脱垂综合征患者。

二尖瓣关闭不全呈进行性加重的机制：①二尖瓣叶退行性变和腱索延长呈进行性加重，致使二尖瓣脱垂加重；②二尖瓣环呈进行性扩大，早期阶段这种扩大属原发性（即与左室腔与左房腔大小无关的）扩大，随之而来的是继发性（即与二尖瓣关闭不全所致的左室和左房扩张相关的）扩大；③自发的或因某种应激所致腱索断裂；④感染性心内膜炎。后两者常使二尖瓣反流突然加重。

进行性二尖瓣关闭不全的结果是左房、左室扩大，左心衰竭。

（二）心律失常

早期一些报告认为二尖瓣脱垂综合征的患者中，室上性和室性心律失常的发生率较高。动态心电图记录发现，二尖瓣脱垂综合征的患者，室性期前收缩发生率为 50% ~ 80%；频发或复杂性室性期前收缩 30% ~ 50%；持续性和非持续性室性心动过速 10% ~ 25%。这类患者，室上性心律失常也相当常见；阵发性室上性心动过速发生率最高，少数患者可表现为窦房结功能不全，不同程度的房室传导阻滞以及各种束支和分支阻滞。

Framingham 地区调查时，采用 M 型超声心动图和动态心电图对 179 名无二尖瓣脱垂者和 61 例有二尖瓣脱垂者进行对比研究，发现二尖瓣脱垂患者复杂或频发室性期前收缩发生率较高，但与无二尖瓣脱垂者比较，统计学上无显著差异。

二尖瓣脱垂综合征患者室性心律失常发生率，运动时增高，休息时降低；Boudoulas 发现，室性心律失常发生率与尿中儿茶酚胺浓度明显相关；情绪不良时，室性心律失常频繁发生。这些事实均证明，室性心律失常与神经体液因素有着密切联系。另外，也有人认为脱垂瓣膜过度牵拉腱索，激惹心肌，也是室性心律失常发生的机制之一。

室上性心动过速的基础是存在房室结双通道或房室旁道。近年来，有关二尖瓣脱垂综合征与预激综合征并存的报告颇多（7% ~ 68%），但它的发生机制不同于过去概念，认为并非由于二尖瓣黏液样变性破坏引起，而是由于旁道的存在改变了心室肌的电－机械活动顺序，导致二尖瓣脱垂。二尖瓣脱垂后期患者，可出现心房颤动，这多由于进行性二尖瓣关闭不全，血流动力学改变，左房扩大所致。

（三）心脏性猝死

心脏性猝死与二尖瓣脱垂之间的关系尚未完全弄清。二尖瓣脱垂综合征的患者，可发生心脏性猝死。猝死可发生于运动中，也可发生于睡眠时，可有先兆症状，也可无先兆症状。有明确家族史者、严重二尖瓣关闭不全者、有复杂室性心律失常者及有 QT 间期延长者，猝死的危险较大。

猝死的直接原因多为心室颤动，Boudoulas 报告 9 例二尖瓣脱垂合并猝死者，8 例记录到心室颤动。也有个别报告猝死是由病态窦房结综合征或完全性房室传导阻滞引起。

尽管这类患者可以发生心脏性猝死，但发生率相当低。Devereux 组 387 例二尖瓣脱垂者中，4 例发生猝死。

（四）感染性心内膜炎

Corrigall 等经对照研究证实，二尖瓣脱垂综合征患者易于发生感染性心内膜炎，其发生率为对照组的 5 ~ 8 倍。临床报告说明，不论有无收缩期杂音都可能发生感染性心内膜炎，有收缩期杂音者、瓣叶增厚者、脱垂严重者更易于发生。

有学者报告 25 例二尖瓣脱垂合并感染性心内膜炎患者，除 1 例的诊断仅根据患者具有一清楚的喀喇音和收缩期杂音外，所有患者都是以超声心动图、心血管造影或病理检查确诊的。17 例于感染性心内膜炎发生前 2 ~ 49 年就有心脏杂音史。血培养结果以甲型链球菌最多，其次是 D 组链球菌、金黄色葡萄球菌等。

二尖瓣脱垂综合征之所以易于发生感染性心内膜炎与脱垂加于二尖瓣的应力，以及二尖瓣关闭不全时，血液由左室高速射向左房有关。

（五）体循环栓塞

Bamett 等收集众多文献说明，二尖瓣脱垂综合征是一过性脑缺血或脑卒中病因之一。许多神经科文献也证明了这一点。45 岁以上脑卒中患者中，50%～70%有二尖瓣脱垂；45 岁以下的患者，二尖瓣脱垂发现率为 40%。

栓塞除发生于脑动脉外，还可发生视网膜动脉、冠状动脉及其他体动脉。

二尖瓣脱垂综合征患者之所以易发生体循环栓塞，原因尚未澄清。可能由于瓣膜肥大、增厚、表层出现裂隙，有利于血小板聚集。Steele 研究证明，二尖瓣脱垂综合征患者的血小板活性是增强的。

八、病程经过

有关二尖瓣脱垂综合征自然病史报告不多，Zuppiroli 曾对经超声心动图检查证实的 316 例患者进行前瞻性研究，随访时间（102±32）个月。随访期间 29 例发生 3 三种严重或致死性并发症，每年总发生率为 1.2%；心脏性死亡 6 例（0.2%）；体循环栓塞 7 例（0.3%）；行二尖瓣置换者 11 例（0.4%）。Avierinos 等报告（2002）一组 833 例二尖瓣脱垂综合征患者，平均随访 10 年，19% 死亡，20% 发生与二尖瓣脱垂相关事件（如心力衰竭、心房颤动、脑血管事件、动脉血栓栓塞、感染性心内膜炎）。高龄、男性、存在全收缩期杂音是死亡和心血管并发症的独立预测指标。

一般认为，绝大多数二尖瓣脱垂综合征患者预后良好，可多年无症状，病情长期稳定。少数患者可发生进行性二尖瓣关闭不全，而且多见于瓣膜显著肥大，瓣叶增厚的年龄较大的男性患者。罕有发生心脏性猝死者，这类患者死前多有严重二尖瓣关闭不全或 QT 间期延长，或级别较高的室性心律失常。感染性心内膜炎发生率也相当低，而且多可采取措施加以防范。但体循环栓塞也并非少见，表现为一过性脑缺血发作、脑梗死、黑矇、视网膜动脉阻塞，瓣膜肥大而又增厚的患者易于发生，应注意预防。

九、诊断

关于二尖瓣脱垂综合征的诊断标准，尚未完全统一。这里引用 Perloff 诊断标准，以供参考。该标准分为肯定诊断标准和可疑诊断标准。

具有下述一项或多项即可确诊为二尖瓣脱垂：

（一）听诊

心尖部闻及收缩中晚期喀喇音和收缩晚期杂音或者仅在心尖部闻及吼鸣音。

（二）二维超声心动图

1. 心室收缩时，二尖瓣叶明显向心房侧移位，而且瓣叶结合点位于或高于（≥2 mm）二尖瓣环平面。

2. 心室收缩时，二尖瓣叶呈轻中度向心房侧移位，同时应伴有腱索断裂或多普勒显示二尖瓣反流，或二尖瓣环扩大。

（三）心脏听诊加上超声心动图

超声检查时，心室收缩期，二尖瓣叶呈轻中度向左房侧移位，同时应伴有下述之一者。

1. 心尖部可闻及明显的收缩中晚期喀喇音。

2. 年轻人心尖部可闻及收缩晚期杂音或全收缩期杂音。

3. 收缩晚期吼鸣音。

下述各项只能作为诊断二尖瓣脱垂综合征的怀疑线索，而不能作为确诊的依据。

1. 心脏听诊

心尖部可闻及响亮第一心音以及全收缩期杂音。

2. 二维超声心动图

（1）心室收缩时，二尖瓣后叶呈轻中度向左房侧移位。

（2）心室收缩时，二尖瓣前、后叶呈轻中度向左房侧移位。

3. 超声心动图加上病史心室收缩时，二尖瓣叶呈轻中度向左房侧移位，同时伴有下述条件之一者：

（1）年轻人有局灶性神经症状发作史或一过性黑矇病史。

（2）按肯定诊断标准确诊的二尖瓣脱垂综合征患者的第一代亲属。

在二尖瓣脱垂综合征的诊断方面，超声心动图占有十分重要的地位。超声检查时，应十分准确地了解瓣环与瓣叶的相对关系。许多研究表明，二尖瓣环并不是一平面结构，而是前后缘靠近左房侧，内外侧结合部靠近左室侧，构成所谓"马鞍"样形态。二维超声心动图检查时，在心尖四腔图上，瓣环连线位置较左心长轴切面瓣环连线的位置低，靠近左室，故诊断的假阳性率高。近年发展的三维超声心动图和四维超声心动图，能重建二尖瓣装置的马鞍形立体结构，直接显示瓣环和瓣叶的解剖关系，对正确诊断二尖瓣脱垂、重新评价其诊断标准可能有较大价值。

十、治疗

二尖瓣脱垂综合征的治疗包括下述四个方面：

（一）指导并安慰患者

无明显并发症的二尖瓣脱垂患者，一般预后良好，无须特别治疗，可每 2 ~ 4 年在门诊随访一次。心尖部有收缩期杂音者，每年门诊随访一次。应给患者作耐心说服教育工作，安慰患者，消除顾虑。

（二）对症治疗

因为许多症状缺乏器质性改变的基础，如心悸、胸痛、眩晕等。对此，除向患者说明病情外，可考虑使用镇静剂，也可用 β 受体阻滞剂如美托洛尔等。

（三）预防并发症

1. 感染性心内膜炎

对于确诊为二尖瓣脱垂的患者，是否一律应采取预防感染性心内膜炎的措施，一直存在着争议。因为这种患者感染性心内膜炎的发生率仅 5/10 万人口，所以预防感染性心内膜炎的措施仅适用于：①超声证实二尖瓣叶肥大而且增厚者。②心尖部有明显收缩期杂音者。③易于发生菌血症者（如有药瘾者）。

2. 心律失常和心脏性猝死

这类患者可以发生猝死，猝死最常见的原因是心律失常。心律失常的发现常有赖于动态心电图监测。由于二尖瓣脱垂综合征患者很常见，这么多的患者均作动态心电图，显然不实际。下述患者应考虑行动态心电图监测：①常规心电图存在心律失常者。②常规心电图存在 QT 间期延长者。③常规心电图有ST-T 改变者。④从事特殊职业者（如飞行员、高空作业工人）。

根据动态心电图所发现的心律失常类型和恶性程度，选择药物如美托洛尔、苯妥英钠、奎尼丁及胺碘酮等。极个别患者甚至要埋植心脏转复除颤器。

3. 进行性二尖瓣关闭不全

目前尚缺乏有效的预防措施。

4. 体循环栓塞

有体循环栓塞史的患者，可用抗凝剂及血小板聚集抑制剂，防止再次发生栓塞。

（四）治疗并发症

1. 感染性心内膜炎

治疗原则同一般感染性心内膜炎。若血流动力学改变明显，或者因瓣膜上有赘生物存在而反复发生栓塞者，应考虑换瓣手术。

2. 心律失常

根据心律失常类型及复杂程度，选择适合的抗心律失常药物，如美托洛尔、苯妥英钠、胺碘酮等。

3. 体循环栓塞

可选用抗凝剂和血小板聚集抑制剂，但是近期发生的脑梗死，这类药物应用宜谨慎。

第四节 主动脉瓣狭窄

一、病因和病理改变

主动脉狭窄（aortic stenosis）的病因主要有三种，即先天性病变，炎症性病变和退行性病变。单纯性主动脉瓣狭窄，极少数为炎症性，多为先天性或退行性，而且多见于男性。

（一）先天性主动脉瓣狭窄

先天性主动脉瓣狭窄，可来源于单叶瓣畸形，双叶瓣畸形，也可来源于三叶瓣畸形。

单叶瓣畸形，可引起严重的先天性主动脉瓣狭窄，是导致婴儿死亡的重要原因之一。

双叶瓣畸形本身不引起狭窄，但先天性瓣膜结构异常致紊流发生，损伤瓣叶，进而纤维化，钙化，瓣膜活动度逐渐减低，最后造成瓣口狭窄。这一过程常需数十年，因此此型狭窄多见于成人。部分双叶瓣畸形患者，也可表现为单纯先天性主动脉瓣关闭不全，或者既有狭窄又有关闭不全。双叶瓣畸形患者，常伴有升主动脉扩张，主动脉根部扩张也可引起主动脉瓣关闭不全。

三叶瓣畸形表现为三个半月瓣大小不等，部分瓣叶交界融合。虽然三叶瓣畸形主动脉瓣的功能可能终身保持正常，但不少患者，由于瓣叶结构异常，紊流发生，导致瓣膜纤维化，钙化，最终也可出现瓣口狭窄。

（二）炎症性主动脉瓣狭窄

引起炎症性主动脉瓣狭窄的病因主要为风湿热，其他少见病因如系统性红斑狼疮、风湿性心脏病等。主动脉瓣受风湿热侵袭后，主动脉瓣交界粘连，融合，瓣叶挛缩，变硬，瓣叶表面可有钙化沉积，主动脉瓣口逐渐缩小。风湿性主动脉瓣狭窄常同时有关闭不全，而且总是与二尖瓣病并存。

（三）退行性主动脉狭窄

与年龄相关的退行性（钙化性）主动脉瓣狭窄现已成为成年人最常见的主动脉瓣狭窄。Otto 等报告，65 岁以上的老年人中退行性钙化性主动脉瓣狭窄的发生率为 2%，主动脉瓣硬化（超声表现为主动脉瓣叶不规则增厚）但无明显狭窄的发生率为 29%。一般认为后者为一种早期病变。退行性病变过程包括有增生性炎症，脂类聚集，血管紧张素转化酶激活，巨噬细胞和 T 淋巴细胞浸润，最后骨化，该过程类似于血管钙化。瓣膜钙化呈进行性发展，起初仅发生于瓣叶与瓣环交界处，继之累及瓣膜，使之僵硬，活动度减低。

退行性钙化性主动脉瓣狭窄，常与二尖瓣环钙化并存，二者具有相同的易患因素，这些易患因素也同时是血管壁粥样硬化的易患因素，包括低密度脂蛋白胆固醇升高、糖尿病、吸烟、高血压等。回顾性研究提示，长期应用他汀类药物，可使退行性钙化主动脉瓣狭窄进展减缓。前瞻性试验研究也证实了这一结论。

二、病理生理

正常主动脉瓣口面积为 3 ~ 4 cm^2。当瓣口面积缩小至 1.5 ~ 2.0 cm^2 为轻度狭窄；1.0 ~ 1.5 cm^2 为中度狭窄；< 1.0 cm^2 为重度狭窄。主动脉瓣狭窄的基本血流动力学特征是左室前向射血受阻。一般来说，只有当主动脉瓣口面积缩小至正常的 1/3 或更多时，才会对血流产生影响。随着瓣口面积缩小，狭窄程度加重，心肌细胞肥大，左室呈向心性肥厚，左室游离壁和室间隔厚度增加，舒张末期左室腔内径缩小。

由于主动脉瓣狭窄在若干年内呈进行性加重，为维持同样的心排血量，左室腔内收缩压代偿性上升，收缩期跨主动脉瓣压差增大，左室射血时间延长。

主动脉瓣重度狭窄时，反映左室收缩功能的各种指标可能保持在正常范围内，但却有明显的舒张功能异常，表现为左室壁顺应性减低，左室壁松弛速度减慢，左室舒张末期压力升高；左房增大，收缩力增加。

左室肥厚，室壁顺应性降低，舒张末期压力上升。随之而来的是左房压、肺静脉压和肺毛细血管压力升高。反映这种左室舒张功能异常的临床表现是劳力性呼吸困难。病程的早期阶段，即在左室舒张功能减低的时候，收缩功能仍保持正常。随着时间的推移，收缩功能也逐渐下降，反映收缩功能的各项指标如心排血量、射血分数、射血速率相继减低，收缩末期容积稍增加，左室腔轻度增大，左室舒张压和左房压进一步升高。

左室一旦显著肥厚，心房对心室充盈的重要性就更为突出。心房收缩，可使左室舒张末期压提高至 20 ~ 35 mmHg，即使无左室收缩功能或舒张功能不全时也是如此。但是，左房平均压升高却不甚明显，因而不会引起肺瘀血或劳力性呼吸困难。这类患者，一旦出现心房颤动，说明左室舒张压和左房压显著升高，极易发生急性肺水肿。

左室心内膜下心肌，在正常情况下就易于发生缺血、缺氧，在有显著的心室壁向心性肥厚时，情况更是如此。之所以如此，原因有多种：①左室肥厚，氧耗增加。②血管增长，尤其是毛细血管的增长不能与心肌肥厚同步进行。③从心肌毛细血管到肥大心肌细胞之间的弥散距离增大。④收缩时间延长，一方面使收缩期张力一时间曲线乘积增大，氧耗增加；另一方面使舒张期缩短，冠状动脉灌注减少，供氧减少。⑤左室舒张末期压力升高妨碍心内膜下心肌灌注。⑥心肌内压力升高，也限制了收缩期及舒张期的冠状动脉血流。⑦主动脉腔内压力减低，冠状动脉灌注压下降。因此，某些严重的主动脉瓣狭窄的患者，虽无冠状动脉疾病，也可发生心绞痛或心肌梗死。

还有一种较少见的情况是，主动脉瓣狭窄的患者，由于肥厚的室间隔妨碍了右室向肺动脉射血，肺动脉一右室收缩压差增大，此即所谓 Bemheim 现象。

三、临床表现

生后即发现主动脉瓣区收缩期杂音，以后又持续存在，提示为先天性主动脉瓣狭窄。

生命后期出现杂音，提示获得性主动脉瓣狭窄。晚发心脏杂音患者，又有风湿热病史，提示风湿性主动脉瓣狭窄；单纯主动脉瓣狭窄而又缺乏风湿热病史患者，90% 以上为非风湿性主动脉瓣狭窄；70 岁后，出现主动脉瓣区收缩期杂音，提示退行性钙化性病变。

（一）症状

主动脉瓣狭窄患者，无症状期长，有症状期短。无症状期，3% ~ 5% 的患者可因心律失常猝死。有症状期，突出表现为所谓三联征，即心绞痛、晕厥和心力衰竭。未经手术治疗患者，三联征出现，提示预后不良，有心绞痛者，平均存活 5 年；有晕厥者，3 年；有心力衰竭者，2 年。预期寿限一般不超过 5 年。此期，也有 15% ~ 20% 发生猝死。

1. 心绞痛

对于重度主动脉瓣狭窄来说，这是一种最早出现又是最常见（50% ~ 70%）的症状。

与典型心绞痛所不同的是，这种患者的心绞痛发生于劳力后的即刻而不是发生在劳力当时；含服硝酸甘油也能迅速缓解疼痛，但易于发生硝酸甘油晕厥。

心绞痛产生的原因有：①心肌氧耗增加。心肌氧耗决定于左室收缩压和收缩时间的乘积。主动脉瓣狭窄患者，这两项参数皆增高，因而氧耗增高。② 50% 主动脉瓣狭窄患者可合并冠状动脉粥样硬化性狭窄。③极少数患者，主动脉瓣上钙化性栓子脱落后引起冠状动脉栓塞。

2. 晕厥

晕厥发生率为 15% ~ 30%。多发生于劳力当时，也可发生于静息状态下。晕厥发生前，多有心绞痛病史。也有部分患者，并无典型晕厥发生，只表现为头晕、眼花或晕倒倾向，此谓之近晕厥（near syncope）。近晕厥与晕厥具有同样的预后意义。

晕厥发生的机制可能为：①劳力期间，全身小动脉发生代偿性扩张，此时心脏不能随之增加心排血量。②劳力期间，并发室性心动过速或心室颤动。③劳力期间，并发房性快速性心律失常或一过性心脏阻滞。

3. 左心衰竭

左心衰竭表现为劳力性呼吸困难、端坐呼吸、阵发性夜间呼吸困难，乃至急性肺水肿。

左心衰竭之所以发生，开始阶段是由于左室舒张功能不全，以后又有左室收缩功能不全的参与。

此外，严重主动脉瓣狭窄的患者，可发生胃肠道出血，部分原因不明，部分可能由于血管发育不良，特别是右半结肠的血管畸形所致，较常见于退行性钙化性主动脉瓣狭窄。主动脉瓣置换术后一般出血可停止。年轻的主动脉瓣畸形患者较易发生感染性心内膜炎；钙化性主动脉瓣狭窄可发生脑栓塞或身体其他部位的栓塞，如视网膜动脉栓塞可引起失明。

疾病晚期可出现各种心排血量降低的临床表现，如疲倦、乏力、周围性发绀等，最后亦可发展至右心衰竭乃至全心衰竭。偶尔，右心衰竭先于左心衰竭，此可能由于 Bemheim 现象所致。

（二）体征

1. 动脉压

主动脉瓣明显狭窄的患者，脉压一般小于 50 mmHg，平均为 30 ~ 40 mmHg，收缩压极少超过 200 mmHg。但是，合并主动脉瓣关闭不全者以及老年患者的收缩压可达 180 mmHg，脉压可达 60 mmHg。因此不能单凭动脉脉压来预测狭窄的严重程度。

2. 颈动脉搏动

主动脉瓣狭窄患者，颈动脉搏动减弱或消失。如果将触诊颈动脉与听诊心脏结合起来，可以发现颈动脉搏动上升缓慢，搏动高峰紧靠主动脉瓣关闭音（A_2）或与 A_2 同时发生。颈动脉搏动消失或者只有收缩期震颤，提示极严重的主动脉瓣狭窄。主动脉瓣狭窄合并关闭不全，或者合并动脉硬化者，颈动脉搏动可以正常。

3. 主动脉瓣关闭音

主动脉瓣狭窄，A_2 延迟或减低，因此在心底部只听到单一第二心音；也可出现第二心音的反常分裂。

4. 主动脉瓣喷射音

在主动脉瓣狭窄的患者中，年龄越轻，越可能闻及主动脉瓣喷射音；年长患者，多半不能闻及。这种喷射音多发生在心尖部，其存在与否与主动脉瓣关闭音的响度密切相关。A_2 减低，多无喷射音；A_2 正常，多有喷射音。

5. 主动脉瓣狭窄性杂音

这种杂音的特征是：响亮、粗糙、呈递增、递减型，在胸骨右缘 1 ~ 2 肋间或胸骨左缘听诊最清楚，可向颈动脉，尤其是右侧颈动脉传导，10% 主动脉瓣狭窄患者，收缩期杂音最响部位在心尖部，特别是老年患者或者合并有肺气肿的患者易于发生这种情况。一般来说，杂音愈响，持续时间愈长，高峰出现愈晚，提示狭窄程度愈重。主动脉瓣狭窄患者，出现左心衰竭时，由于心排血量减少，杂音响度减低，甚至消失，隐匿性主动脉狭窄可能是顽固性心力衰竭的原因，应该注意搜寻。

四、实验室检查

（一）心电图

心电图的序列变化能较准确地反映"狭窄"的病程经过和严重程度：①轻度狭窄，心电图多属正常。②中度狭窄，心电图正常，或者 QRS 波群电压增高伴轻度 ST-T 改变。③重度狭窄，右胸前导联 S 波加深，左胸前导联 R 波增高，在 R 波增高的导联 ST 段压低、T 波深倒置。心电轴多无明显左偏。偶尔，心电图呈"微性梗死"图形，表现为右胸导联 R 波丢失。

心电图变化，还具有一定的预后意义。在主动脉瓣狭窄而发生猝死患者中，70% 患者心电图呈现左室肥厚伴 ST-T 改变，只 9% 的患者心电图正常。如果一系列心电图上，左室肥厚呈进行性加重，提示狭窄性病变在加重。

主动脉瓣狭窄患者，不论病情轻重，一般为窦性心律。如果出现心房颤动，年龄较轻者，提示合并有二尖瓣病变；年龄较长者，说明病程已属晚期。如前所述，这类患者，特别是同时有二尖瓣环钙化者，可出现各种心脏阻滞，其中以一度房室传导阻滞和左束支传导阻滞最常见，三度房室传导阻滞较少见。

（二）X 线检查

主动脉瓣狭窄患者，心影一般不大。但心形略有变化，即左心缘下 1/3 处稍向外膨出。

75%～85%的患者可呈现升主动脉扩张，扩张程度与狭窄的严重性相关性差，显著扩张提示主动脉瓣二瓣畸形或者合并有关闭不全。主动脉结正常或轻度增大。部分患者可见主动脉瓣钙化，35岁以上的患者，透视未见主动脉瓣明显钙化可排除严重主动脉瓣狭窄。

左房呈轻度增大。如果左房明显扩大，提示二尖瓣病变、肥厚性主动脉瓣狭窄，或者主动脉瓣狭窄程度严重。

（三）超声心动图检查

超声心动图检查可显示主动脉瓣开放幅度减小（常小于15 mm），开放速度减慢，瓣叶增厚，反射光点增大提示瓣膜钙化；主动脉根部扩大，左室后壁及室间隔呈对称性肥厚，左室流出道增宽。二维超声心动图可以发现二叶、三叶主动脉瓣畸形，如有瓣膜严重钙化、瓣膜活动度小、左室肥厚三项同时存在，则提示主动脉瓣狭窄严重。

Doppler超声可测定心脏及血管内的血流速度，通过测定主动脉瓣口血流速度可计算出最大跨瓣压力阶差，亦可计算出主动脉瓣口面积，此结果与通过心导管测定的数字有良好的相关性。若将Doppler超声与放射性核素心血管造影联合检查，则计算出的主动脉瓣口面积的准确度更大。

（四）导管检查

对于35岁以上的患者，特别是具有冠心病危险因素的患者，应加做冠状动脉造影，以了解有无冠心病伴存。这类患者，不宜行左室造影。

（五）磁共振显像

磁共振显像可了解左室容量、左室质量、左室功能。也可对主动脉瓣狭窄严重程度作定量评价。

五、治疗

（一）无症状期处理

对于无症状的主动脉瓣狭窄患者，内科治疗包括：①劝告患者避免剧烈的体力活动；②各种小手术（如镶牙术、扁桃体摘除术等）术前，选用适当的抗生素以防止感染性心内膜炎；③风湿性主动脉瓣狭窄可考虑终生应用磺胺类药物或青霉素，预防感染性心内膜炎；④一旦发生心房颤动，应及早行电转复，否则可导致急性左心衰竭。

（二）有症状期

1. 手术治疗

凡出现临床症状者，即应考虑手术治疗。

2. 主动脉瓣球囊成形术（balloon aortic valvuloplasty）

这是20世纪80年代狭窄性瓣膜病治疗的一个进展，其优点在于无须开胸、创伤小、耗资低，近期疗效与直视下瓣膜分离术相仿。经30多年临床实践证明，该治疗方法有许多不足之处，诸如多数患者术后仍有明显的残余狭窄，主动脉瓣口面积增加的幅度极为有限，远期再狭窄发生率及死亡率均很高，因此应用受到限制。

微信扫码
◆临床科研
◆医学前沿
◆临床资讯
◆临床笔记

第八章

心肌病

心肌病（cardiomyopathy）是由各种病因引起的一组非均质的心肌病变，包括心脏机械和电活动的异常，表现为心室不适当的肥厚或扩张。心肌病可以单纯局限于心脏，也可以是全身系统性疾病的一部分，最终导致心力衰竭或死亡。先天性心脏病、瓣膜病、高血压、冠心病等心血管疾病所引起的心肌异常不包括在心肌病的范畴。

1995年，世界卫生组织和国际心脏病学会（WHO/ISFC）工作组根据病理生理学将心肌病分为四型，即扩张型心肌病、肥厚型心肌病、限制型心肌病及致心律失常型右心室心肌病。不定型的心肌病仍保留。

2006年，美国心脏病学会临床心脏病、心力衰竭和移植委员会将心肌病分为原发性心肌病和继发性心肌病两大类，原发性心肌病仅局限在心肌，又分为遗传性（包括肥厚型心肌病、致心律失常型右心室心肌病/发育不全、左心室致密化不全、原发心肌糖原累积症、传导异常、线粒体肌病、离子通道异常）、获得性（包括炎症性心肌病、应激性心肌病、围生期心肌病、心动过速性心肌病、酒精性心肌病等）和混合性（包括扩张型心肌病、限制型心肌病）。继发性心肌病是指心肌病变作为全身多器官病变之一的疾病，即以往所指的特异性心肌病，例如浸润性疾病、中毒性疾病、内分泌疾病、神经肌肉性疾病、自身免疫病、癌症治疗并发症等累及心肌者。该分类方法首次将引起致命性心律失常的原发心电异常，如长QT综合征和Brugada综合征等归于原发性心肌病，引导我们从分子遗传学角度认识心肌病的发病机制，并且理顺了心肌病与其他心脏病之间的关系。

2007年欧洲心脏病学会为了方便临床诊断和治疗，注意依据心室形态和功能将心肌病分为扩张型心肌病、肥厚型心肌病、致心律失常型右心室心肌病、限制型心肌病和未定型心肌病（包括心肌致密化不全和心尖球囊样综合征）五大类，每一类心肌病又分为家族性/遗传性和非家族性/非遗传性两种。

本章综合上述的分类方法，将分节介绍扩张型心肌病、肥厚型心肌病、限制型心肌病、致心律失常型右心室心肌病、心肌致密化不全、心尖球囊样综合征以及继发性心肌病。

第一节　扩张型心肌病

扩张型心肌病（dilated cardiomyopathy，DCM），其特征为单侧或双侧心室扩大，心室收缩功能减退，伴或不伴充血性心力衰竭。室性或房性心律失常多见。病情呈进行性加重，死亡可发生于疾病的任何阶段。DCM是临床诊断中最常见的心肌病，也是造成心力衰竭和心脏移植的最主要原因。

一、发病情况

本病在我国的发病率为13/10万～84/10万，男性多于女性（2.5∶1），家族性者占2.25%～8.8%。

二、病因和发病机制

病因迄今未明，目前已发现本病与下列因素有关：

（一）病毒感染

动物模型显示嗜心性柯萨奇B组病毒（Coxsackie virus B，CVB）或脑心肌炎病毒（EMCV）感染引起的心肌炎可发展为扩张型心肌病。临床前瞻性随访观察提示急性病毒性心肌炎可转化为扩张型心肌病。总的报道约 15% 的心肌炎患者可演变为扩张型心肌病，但约 10% 的扩张型心肌病患者的心内膜心肌活检中呈现有炎症浸润的心肌炎证据。用分子生物学技术在本病患者的心肌活检标本中发现有肠道病毒或巨细胞病毒的 RNA，提示本病可能是感染的持续存在。心肌炎导致的心肌病是一系列心脏重构的病理反应，其中心肌纤维化的发生是关键，心肌局部微环境的改变和胶原合成与分解动态平衡之间的相互作用是 VMC 向 DCM 演变的重要环节。

（二）免疫功能异常

在 DCM 患者血清中能检测到抗肌凝蛋白抗体、抗线粒体腺苷载体（ATP/ADP 载体抗体）、抗 M7 抗原抗体、抗 α-酮戊二酸脱氢酶支链复合物抗体、抗 β 受体（AR-β）抗体，抗心肌胆碱能受体（MR）主要是 M2R 抗体———一种特异的抗 G 蛋白结合受体抗体等增高，认为在本病患者中出现抗 AR-B 自身抗体增高可能是导致电生理不平衡而易发生心律失常的机制之一，又血清中 MR 自身抗体的增高，减少 cAMP 而降低心肌收缩力。因此，抗体的产生可能是心肌受损的结果而非其原因。DCM 患者体内有人类白细胞因子（HLA）异常表达，包括 HLA-B27、HLA-A2、HLA-DR4、HLA-DQ4、HLA-DQ8 表达增加，HIA-DRW6 表达明显减少。这些都可能是扩张型心肌病的易感基因。在 DCM 患者心肌中有 T 细胞浸润，外周血中包括杀伤性 T 细胞（CD_8^+）、辅助性 T 细胞（CD_4^+）和自然杀伤细胞均有异常，由此发生细胞介导的免疫反应，引起血管和心肌损伤。

（三）遗传基因

通过家系调查和超声心动图对 DCM 患者家族筛查证实约 25%～50% 的患者为家族性 DCM。目前已发现的家族性 DCM 遗传表型有下列特点：①遗传异质性：不同基因的多种突变均可致病。②遗传基因的外显不全：家族成员的患病比例不一致，很多 DCM 患者亲属仅在超声心动图上有轻微心脏异常，为无症状的致病基因携带者。③遗传方式多样：有常染色体显性遗传、隐性遗传、X 连锁遗传和线粒体遗传，其中常染色体显性遗传最为常见。④外显率呈年龄依赖性：0～20 岁占 10%，20～30 岁占 34%，0～40 岁占 60%，40 岁以上占 90%。⑤临床期型多样：一部分为单纯 DCM，一部分患者有电生理异常（如房室传导阻滞）。至今已发现超过 20 个基因与 DCM 相关，95% 以上的 DCM 基因突变集中于其中 12 个基因。对这些主要突变基因进行检测可以帮助临床对有症状患者进行确诊，还可评估家族其他成员的患病风险，为早期干预治疗提供指导。

（四）交感神经系统异常

本病患者通过 β 受体兴奋收缩装置的 G-蛋白系统信号传输抑制的增强而导致心肌收缩功能减退。

（五）其他

内分泌异常、化学或毒素作用、心肌能量代谢紊乱、冠脉微血管痉挛或阻塞导致心肌细胞坏死、瘢痕等可能也是致病因素。

三、病理

心脏重量增加，外观心肌呈灰白色而松弛。四个心腔均可增大扩张，多见两心室腔明显扩大，偶尔一侧较另一侧更明显，尤以左心室扩大为甚。心肌虽肥大，但因心室腔扩大而室壁厚度仍近乎正常。二尖瓣、三尖瓣环扩大，乳头肌伸张。心腔内附壁血栓形成不少见，心腔内血栓脱落可导致肺栓塞或周围动脉栓塞。冠状动脉正常。心肌纤维化常见，尤多累及左心室心内膜下心肌。心脏的起搏传导系统均可受到侵犯。本病的心肌显微镜检查缺乏特异性发现，可以见到心肌纤维肥大，细胞核固缩、变形或消失，胞质内有空泡形成。纤维组织增多，因间质胶原组织增多或因局灶性心肌纤维被纤维组织替代所致。电镜检查见心肌细胞水肿，线粒体增多、增大或缩小，嵴断裂或消失。

四、病理生理

心肌收缩力减弱，心脏泵血功能障碍。早期由于反射性调节或神经兴奋，通过加速心率以维持足够的心排血量，后期随左心室排空受限，心室舒张和收缩末期容量增多、射血分数减少，心脏逐渐增大，产生相对性二尖瓣与三尖瓣关闭不全，导致充血性心力衰竭。此时，心室舒张末期压增高，尤以左心室为甚，心房压亦增高，肺循环和体循环静脉压增高、瘀血；晚期由于肺小动脉病变和反复发生肺小动脉血栓栓塞而出现肺动脉压力明显增高，使右心衰竭更为明显。心肌肥厚引起的相对性缺血缺氧时可出现心绞痛。心肌纤维化以及由于心肌受损心室重构等影响心肌细胞内钙、钾等离子通道异常，可引起各种心律失常。

五、临床表现

各年龄均可发病，但以中年居多。起病多缓慢，患者常先被发现有心脏扩大，心功能代偿而无自觉不适。经过一段时间后症状逐步出现，这一过程有时可达 10 年以上。症状以充血性心力衰竭为主，其中以气急和水肿为最常见。最初在劳动或劳累后气急，以后在轻度活动或休息时也有气急，或有夜间阵发性气急。由于心排血量低，患者常感乏力。体检发现心率加速，心尖冲动向左下移位，可有抬举性搏动，心浊音界向左扩大，常可听得第三心音或第四心音，心率快时呈奔马律。由于心腔扩大，可有相对性二尖瓣或三尖瓣关闭不全所致的收缩期吹风样杂音，此种杂音在心功能改善后减轻。血压多数正常，但晚期病例血压降低，脉压小，出现心力衰竭时舒张压可轻度升高。脉搏常较弱，交替脉的出现提示左心衰竭，心力衰竭时两肺基底部可有湿啰音。右心衰竭时肝脏肿大，从下肢开始出现水肿，胸水和腹水在晚期患者中不少见。各种心律失常都可出现，为首见或主要的表现，并有多种心律失常合并存在而构成比较复杂的心律，可以反复发生，有时甚顽固。高度房室传导阻滞、心室颤动、窦房传导阻滞或窦房结暂停可导致阿-斯综合征，成为致死原因之一。此外，尚可有脑、肾、肺等处的栓塞。

六、辅助检查

（一）X 线检查

示心影扩大，晚期外观如球形，说明各心腔均增大，外形颇似心包积液。少数患者以左心室、左心房或右心室增大为主，外观类似二尖瓣病变。透视下见心脏冲动较正常为弱。主动脉一般不扩大。病程较长的患者常有肺瘀血和肺间质水肿，两肺肋膈角处可有间隔线，肺静脉和肺动脉影可扩大；胸腔积液不少见。

（二）心电图检查

在有症状的患者中几乎都不正常，无症状者不少已有心电图改变，改变以心脏肥大、心肌损害和心律失常为主。左心室肥大多见，常合并心肌劳损，晚期常有右心室肥大；也可有左或右心房肥大。心肌损害常见，以 ST 段压低、T 波平坦、双相或倒置为主要表现，有时 T 波呈缺血型改变。少数患者可有病理性 Q 波，类似心肌梗死，其部位多在前间隔（V_1、V_2 导联），可能为间隔纤维化所致。心律失常常见，以异位心律和传导阻滞为主。异位心律可来自心房、房室交接处或心室，由期前收缩逐步演变为心动过速，以至扑动或颤动，亦可有病态窦房结综合征表现、房室交接处逸搏或逸搏心律，或心室自身心律等。一至三度房室传导阻滞均可发生。心室内传导阻滞常见，左、右束支或左束支分支的传导阻滞都可出现。

（三）超声心动图

在本病早期即可见到心腔轻度扩大，尤其是左心室，后期各心腔均扩大，室壁运动普遍减弱。二尖瓣、三尖瓣收缩期不能退至瓣环水平，彩色血流多普勒显示二尖瓣和三尖瓣反流。左心室射血分数常减至 50% 以下，心肌缩短率减小。可能有少量心包积液。

（四）化验检查

（1）cTnT、cTnI 是诊断心肌损伤的高敏感性、高特异性心肌损伤指标，DCM 病程中血清 cTnT 或 cTnI、CK-MB 增高常提示预后不良；

（2）心力衰竭是 DCM 最常见的临床表现之一，血浆脑利钠肽（brain natriuretic peptide，BNP），尤其是氨基末端脑钠素前体（NT-proBNP）水平与心力衰竭的严重程度相关，是 DCM 心力衰竭诊断的重要依据；

（3）近年来研究认为，检测 DCM 患者血清中抗心肌肽类抗体，如抗心肌线粒体 ADP/ATP 载体抗体、抗肌球蛋白抗体、抗 β_1- 受体抗体、抗 M_2 胆碱能受体抗体阳性，也有助于作为 DCM 的辅助诊断方法，并与 DCM 心力衰竭的严重程度相关；

（4）也有研究发现，DCM 患者心肌 β 受体敏感性降低，并与血儿茶酚胺浓度和 cTnT 浓度、心力衰竭的严重程度负相关。采用 ELISA 法和免疫转印法检测 DCM 患者血清抗肌球蛋白抗体、抗肌球蛋白重链和轻链抗体发现 DCM 患者的阳性率高于冠心病和正常对照者，提示该抗体的检测也有助于 DCM 和冠心病鉴别。

（五）磁共振成像

主要表现为左心室容积扩大、射血分数、短轴缩短率降低。心室壁信号强度在 Gd-DT-PA 增强后 T_1 加权图可有心肌局灶异常高信号，显示心肌退化、坏死及纤维化。该检查能有效显示扩张型心肌病的病理生理变化，可供临床参考。

核素心室造影可显示心腔扩大与室壁运动减弱，左心室射血分数减小，运动后更为明显。201 铊或 99m 锝平面或单光子发射断层扫描（SPECT）心肌灌注显像可示左心室腔扩大，室壁变薄，部分病例显示有小斑块状稀疏或灌注缺损，放射性分布不均匀。使用 PET 做 ^{11}C- 棕榈酸心肌显像，可发现本病病变处 ^{11}C- 棕榈酸分布不均及 ^{123}I-BMIPP 灌注缺损等改变。

七、诊断

1995 年中华心血管病学会组织专题研讨会，提出本病的诊断参考标准如下：

（一）临床表现

心脏扩大、心室收缩功能减低伴或不伴有充血性心力衰竭，常有心律失常，可发生栓塞和猝死等并发症。

（二）心脏扩大

心影可呈球形，X 线检查心胸比 > 0.5，超声心动图示全心扩大，尤以左心室扩大为明显，左心室舒张期末内径 > 2.7 cm/m^2。

（三）心室收缩功能减低

超声心动图检测室壁运动弥漫性减弱，射血分数小于正常值。

（四）必须排除其他特异性（继发性）心肌病和地方性心肌病（克山病）

其包括缺血性心肌病，围生期心肌病，酒精性心肌病、代谢性和内分泌性疾病如甲状腺功能亢进、甲状腺功能减退、淀粉样变性、糖尿病等所致的心肌病、遗传家族性神经肌肉障碍所致的心肌病、全身系统性疾病如系统性红斑狼疮、类风湿关节炎等所致的心肌病，以及中毒性心肌病等才可诊断特发性扩张型心肌病。

心内膜心肌活检。病理检查对本病诊断无特异性，但有助于与特异性心肌病和急性心肌炎的鉴别诊断。用心内膜心肌活检标本进行聚合酶链式反应（PCR）或原位杂交，有助于感染病因的诊断；或进行特异性细胞异常的基因分析。

八、鉴别诊断

（一）冠心病

中年以上患者，若有心脏扩大、心律失常或心力衰竭而无其他原因者须考虑冠心病和心肌病。存在高血压、高血脂或糖尿病等冠心病易患因素，室壁活动呈节段性异常者有利于诊断冠心病。心肌活动普遍减弱则有利于诊断扩张型心肌病。由冠状动脉病变引起心肌长期广泛缺血而纤维化，发展为心功能不全时称之为"缺血性心肌病"。若过去无心绞痛或心肌梗死，则与扩张型心肌病难以区别，且扩张型心肌病亦可有病理性 Q 波及心绞痛，此时鉴别须靠冠状动脉造影。

（二）风湿性心脏病

DCM 亦可有二尖瓣或三尖瓣区收缩期杂音，听诊类似风湿性心脏病，但一般不伴舒张期杂音，且在心力衰竭时较响，心力衰竭控制后减轻或消失，风湿性心脏病则与此相反。DCM 常有多心腔同时扩大，而风湿性心脏病以左心房、左心室或右心室为主。心脏超声检查有助于鉴别诊断。

（三）左心室致密化不全

左心室致密化不全是一种较少见的先天性疾病，有家族发病倾向，其特征包括左心室扩大，收缩舒张功能减退，左心腔内有丰富的肌小梁和深陷其中的隐窝，交织成网状，其间有血流通过。伴或不伴右心室受累。病理检查发现从心底到心尖致密心肌逐渐变薄，心尖最薄处几乎无致密心肌组织。受累的心室腔内显示多发、异常粗大的肌小梁和交错深陷的隐窝，可达外 1/3 心肌。病理切片发现病变部位心内膜为增厚的纤维组织，其间有炎症细胞，内层非致密心肌肌束粗大紊乱，细胞核异形，外层致密心肌肌束及细胞核形态基本正常。扩张型心肌病的左心室腔内没有丰富的肌小梁和交织成网状的隐窝，超声检查有助于诊断。

（四）继发性心肌病

全身性疾病如系统性红斑狼疮、硬皮病、血色病、淀粉样变性、糖原累积症、神经肌肉疾病等都有其原发病的表现可资区别。较重要的是与心肌炎的区分。急性心肌炎常发生于病毒感染的当时或不久以后，区别不十分困难。慢性心肌炎若确有急性心肌炎史则与 DCM 难以区分，实际上不少 DCM 是从心肌炎发展而来，即所谓"心肌炎后心肌病"，也可称慢性心肌炎。

九、预后

本病预后取决于左心室功能和血流动力学的代偿、稳定性和恶化程度。一般与纽约心脏病学会（NYHA）心功能分级相平行，据国外资料统计扩张型心肌病患者心功能 I 级者，1 年病死率为 10%，II 级者为 10% ~ 15%，III 级者为 20% ~ 25%，IV 级者达 50%。如左心室射血分数（LVEF）< 25% 预后很严重。此外，左心室内径大小，右心室功能保持情况以及血浆钠水平，心肌氧耗峰值等与预后均相关。病程长短不一，短者发病后一年死亡，长者可存活 20 年或以上。以往 5 年存活率在 50% 左右。近年来，由于治疗手段的改进，国内外 5 年存活率已明显提高，可达 65.5% ~ 75%。

十、防治

由于病因未明，预防较困难。部分病例由病毒性心肌炎演变而来，因此预防病毒感染有实际意义。本病常伴有心力衰竭，呼吸道感染常为其诱发或加重的因素，应预防和及时治疗。

治疗以针对临床表现为主：

1. 注意休息及避免劳累，有心脏扩大或心功能减退者更应注意长期休息，防止病情恶化。

2. 治疗心力衰竭者原则与治疗一般心力衰竭相同，采用正性肌力、利尿和扩血管药，由于心肌损坏较广泛，洋地黄类应用要谨慎。非洋地黄类正性肌力兴奋剂，如肾上腺素能受体兴奋剂和磷酸二酯酶抑制剂能短期静脉应用。利尿药有益，但在低肾小球滤过时，氢氯噻嗪可能失效，此时需用袢利尿药呋塞米等。螺内酯可以阻断醛固酮效应，对抑制心肌重构，改善预后有很好的作用。扩血管药，包括血管紧张素转换酶抑制剂都有用，用时须从小剂量开始，注意避免低血压。近年来发现本病有心力衰竭时用 β 受体阻断药有效，其机制可能是慢性心力衰竭时肾上腺素能神经过度兴奋，β 受体密度下调，除了临床常用的高选择性 β_1 受体阻断药，如美托洛尔、比索洛尔外，卡维地洛作为一种新型的非选择性肾上腺素受体阻断药无内在拟交感活性，避免了反射性交感神经兴奋所引起的周围血管收缩及外周阻力增加；此外，它有极强的抗氧自由基、调节细胞因子、抗心肌重构等多种作用。因此，已有许多学者将卡维地洛（10 ~ 20 mg，口服，每日 2 次）用于治疗扩张型心肌病。近来研究报道钙通道阻断药（如地尔硫䓬）也能改善心功能，应从小剂量开始。此外，脑钠素（BNP）类药物奈西立肽（nesiritide）可以均衡地扩张动脉和静脉，增加心排血量和尿量，可用于治疗急性心力衰竭。

3. 治疗心律失常，尤其有症状者需用抗心律失常药或电学方法治疗，对快速室性心律与高度房室传导阻滞而有猝死危险者治疗应更积极。

4. 有心腔明显扩大伴低射血分数、NYHA 心功能 IV 级、长期卧床，尤其是有血管栓塞史或深静脉有血栓形成的患者可使用华法林抗凝，但需及时监控凝血酶原时间，使国际正常化比率（INR）控制在

2～3 为妥。

5. 改善心肌代谢的药物，如维生素 C、三磷酸腺苷、辅酶 A、环磷腺苷、辅酶 Q10、曲美他嗪等，抗病毒的干扰素都可作为辅助治疗。

6. 国内在中医药调节免疫、抗病毒、改善心肌代谢的基础上采用中西医结合治疗 DCM 方面取得了明显有益的效果。研究发现，黄芪、牛磺酸、生物制剂等既能抗病毒，又能调节机体免疫，改善心脏功能的作用，不失为一种可取的 DCM 药物治疗手段。

7. 心脏再同步化治疗（cardiac resynchronization therapy）主要适用于药物效果不佳、QRS 波群时限延长＞120 ms、EF 值≤35%、QRS 波呈完全性左束支传导阻滞或心室内传导阻滞的扩张型心肌病患者，可考虑安装左右心室同步起搏的双腔、三腔或四腔心腔起搏治疗扩张型心肌病难治性心力衰竭，通过调整左右心室收缩顺序，改善心功能，缓解症状。对伴顽固性持续快速室性心律失常的患者可考虑安置植入式心脏复律除颤器（ICD）。

8. 左心室减容成形术通过切除部分扩大的左心室，同时置换二尖瓣，减小左心室舒张末容积，减轻反流，以改善心功能，被认为是难治性患者的可选用的治疗方法之一。但减容手术后心力衰竭加重和心律失常有关的死亡率较高，妨碍该手术在临床上的广泛应用。

9. 左心机械辅助循环是将左心的血液通过机械装置引入主动脉，以减轻左心室做功。为晚期 DCM 患者维持全身循环、等待有限心脏供体及不能进行心脏移植患者的一种有效治疗方法。目前的左心机械辅助循环装置由于价格昂贵，其广泛使用受到一定限制。

10. 对长期心力衰竭，一般内科治疗无效者可考虑干细胞移植以改善心脏功能，其疗效尚不够肯定。终末期心肌病患者可考虑心脏移植，术后应积极控制感染，改善免疫抑制，纠正排异反应，1 年后生存率可达 85% 以上。限制心脏移植的主要因素是供体严重短缺。

第二节　肥厚型心肌病

肥厚型心肌病（hypertrophic cardiomyopathy，HCM）的特征为心室肌肥厚，典型者在左心室，以室间隔为甚，可呈向心性肥厚。左心室腔容积正常或减小。偶尔有病变发生于右心室。通常为常染色体显性遗传。

一、发病情况

本病发病可为家族性亦可为散在性。目前多数学者认为本病是常染色体显性遗传性疾病，60%～70% 的患者家族中有本病的患者。女性患者症状出现较早也较重。临床病例中男性多于女性，各年龄均可发生本病，但心肌肥厚在 40 岁以下者比 40 岁以上者严重。

二、病因

本病病因不完全清楚。目前认为遗传因素是主要病因，其依据是本病有明显的家族性发病倾向，常合并其他先天性心血管畸形，家族性病例的缺陷基因尚不明，可能与肌原纤维蛋白基因突变，包括 β 肌球蛋白重链，心肌球蛋白结合蛋白 C，肌钙蛋白 I，肌钙蛋白 T，α-原肌球蛋白等有关。非家族性病例与肥胖、患糖尿病母亲的婴儿、淀粉样变性有关。

三、病理

病变以心肌肥厚为主，心脏重量增加。心肌肥厚可见于室间隔和游离壁，以前者为甚，常呈不对称（非同心）性肥厚，即心室壁各处肥厚程度不等，部位以左心室为常见，右心室少见。根据心室壁肥厚的部位，Maron 等将肥厚型心肌病分成四型：前室间隔肥厚（Ⅰ型），前和后室间隔肥厚（Ⅱ型），室间隔与左心室前侧壁均肥厚（Ⅲ型），肥厚累及后间隔和／或左心室侧壁，也可仅累及心尖部，前间隔和左心室下（后）壁不厚（Ⅳ型），其中Ⅲ型最常见占 52%，Ⅳ型最少见。根据左心室流出道梗阻与否，可将肥厚型心肌病分成梗阻性和非梗阻性。室间隔高度肥厚向左心室腔内突出，收缩时引起左心室流出道梗阻者，称为"梗阻性肥厚型心肌病"，旧称"特发性肥厚型主动脉瓣下狭窄（IHSS）"。室间隔肥厚程度较轻，收缩期未引起左心室流出道明显梗阻者，称为"非梗阻性肥厚型心肌病"。前乳头肌也可肥厚，常移位而影响正常的瓣膜功能。心肌高度肥厚时，左心室腔减小。不成比例的心肌肥厚常使室间隔的厚度与左心室后壁厚度之比 > 1.3，少数可达 3。有一种变异型肥厚型心肌病，以心尖区的心肌肥厚较著。肥厚型心肌病的冠状动脉数量常增多。显微镜下见心肌细胞排列紊乱，细胞核畸形，细胞分支多，线粒体增多，心肌细胞极度肥大，细胞内糖原含量增多，此外，尚有间质纤维增生。电镜下见肌原纤维排列也紊乱。2/3 的患者二尖瓣叶增大增长，常致二尖瓣关闭不全。随病程发展，心肌纤维化增多，心室壁肥厚减少，心腔狭小程度也减轻，甚至扩大，此为晚期表现。

四、病理生理

（一）左心室流出道梗阻

在收缩期，肥厚的心肌使心室流出道狭窄。在非梗阻型，此种影响尚不明显，在梗阻型则比较突出。心室收缩时，肥厚的室间隔肌凸入左心室腔，使处于流出道的二尖瓣前叶与室间隔靠近而向前移位，引起左心室流出道狭窄与二尖瓣关闭不全，此作用在收缩中、后期较明显。左心室射血早期，流出道梗阻轻，喷出约 30% 心搏量，其余 70% 在梗阻明显时喷出，因此，颈动脉波示迅速上升的升支，下降后再度向上形成一切迹，然后缓慢下降。流出道梗阻指在收缩期左心室腔与流出道之间存在压力阶差，流出道与主动脉间无压力阶差。有些患者在静息时流出道梗阻不明显，运动后变为明显。

（二）舒张功能异常

肥厚的心肌顺应性减低，使心室舒张期充盈发生障碍，舒张末期压可以升高。舒张期心腔僵硬度增高，左心室扩张度减低，充盈速率与充盈量均减小，由此心搏量减少。

（三）心肌缺血

由心肌需氧超过冠状动脉血供，心室壁内张力增高等引起。

五、临床表现

起病多缓慢。约 1/3 有家族史。症状大多开始于 30 岁以前。

主要症状为：①呼吸困难，多在劳累后出现，是由于左心室顺应性减低，舒张末期压升高，继而肺静脉压升高，肺瘀血之故。与室间隔肥厚伴存的二尖瓣关闭不全可加重肺瘀血。②心前区疼痛，多在劳累后出现，似心绞痛，但可不典型，是由于肥厚的心肌需氧增加而冠状动脉供血相对不足所致。③乏力、头晕与晕厥，多在活动时发生，是由于心率加快，使原已舒张期充盈欠佳的左心室舒张期进一步缩短，加重充盈不足，心排血量减低。活动或情绪激动时由于交感神经作用使肥厚的心肌收缩加强，加重流出道梗阻，心排血量骤减而引起症状。④心悸，由于心功能减退或心律失常所致。⑤心力衰竭，多见于晚期患者，由于心肌顺应性减低，心室舒张末期压显著增高，继而心房压升高，且常合并心房颤动。晚期患者心肌纤维化广泛，心室收缩功能也减弱，易发生心力衰竭与猝死。

常见的体征为：①心浊音界向左扩大。心尖冲动向左下移位，有抬举性冲动。②胸骨左缘下段心尖内侧可听到收缩中期或晚期喷射性杂音，向心尖而不向心底传播，可伴有收缩期震颤，见于有心室流出道梗阻的患者。凡增加心肌收缩力或减轻心脏负荷的措施例如洋地黄类、异丙肾上腺素、亚硝酸异戊酯、硝酸甘油、做 Valsalva 动作、体力劳动后或期前收缩后均可使杂音增强；凡减弱心肌收缩力或增加心脏负荷的措施，例如血管收缩药，β 受体阻断药，下蹲，紧握拳时均可使杂音减弱。约半数患者同时可听到二尖瓣关闭不全的杂音。③第二心音可呈反常分裂，是由于左心室喷血受阻，主动脉瓣延迟关闭所致。第三心音常见于伴有二尖瓣关闭不全的患者。

六、辅助检查

（一）X线表现

胸部平片可能见左心室增大，也可能在正常范围。X线或核素心血管造影可显示室间隔增厚，左心室腔缩小。核素心肌显像则可显示心肌肥厚的部位和程度。

（二）心电图表现

①ST-T改变见于80%以上患者，大多数冠状动脉正常，而心尖局限性心肌肥厚的患者，由于冠状动脉心肌内分布异常而有巨大倒置的T波。②左心室肥大征象见于60%患者，其存在与心肌肥大的程度与部位有关。③异常Q波的存在：V_5、V_6、aVL、Ⅰ导联上有深而不宽的Q波，反映不对称性室间隔肥厚，不能误认为心肌梗死；有时在Ⅱ、Ⅲ、aVF、V_1、V_2导联上也可有Q波，其发生可能与左心室肥厚后心内膜下与室壁内心肌中冲动不规则和延迟传导所致。④左心房波形异常，可能见于1/4患者。⑤部分患者合并预激综合征（图8-1）。

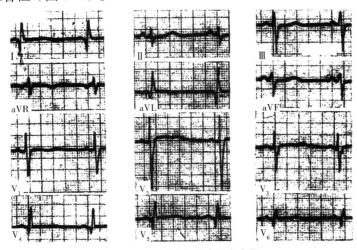

图8-1 肥厚型心肌病的心电图

图示Ⅰ、AVL导联见深而窄的Q波，多导联ST-T改变

（三）超声心动图表现

（1）不对称性室间隔肥厚，左心室肥厚形态可呈壶腹状，即中间大，两头小或弥漫至心尖部。病变部位室壁运动幅度减低，收缩期增厚率减小。严重者心室腔变小明显，收缩期甚至成闭塞状。虽然肥厚型心肌病的心肌肥厚大多呈非对称性或不均匀性，早年曾特别强调非对称性左心室壁肥厚在诊断肥厚型心肌病中的价值。但近年来研究发现，少数患者可表现为弥漫性对称性肥厚，诊断时需结合临床排除能导致左心室肥厚的各种原因，如主动脉瓣狭窄、高血压等。心尖肥厚型心肌病为日本学者Yamaguchi等于1976年首先报道。肥厚限于心尖部，前侧壁心尖部尤其明显，最厚处可达14～32mm。若不按照常规作系列标准切面很容易漏诊，尤其是心电图异常的患者必须对心尖部做仔细检查。

（2）二尖瓣前叶或腱索在收缩期前移。

（3）左心室舒张功能障碍，包括顺应性减低，快速充盈时间延长，等容舒张时间延长。

（4）应用多普勒法可以了解杂音的起源和计算梗阻前后的压力差。

心导管检查示心室舒张末期压增高。有左心室流出道梗阻者在心室腔与流出道之间有收缩期压力阶差。

七、诊断与鉴别诊断

有心室流出道梗阻的患者因具有特征性临床表现，诊断并不困难。超声心动图检查是极为重要的无创性诊断方法，无论对梗阻性与非梗阻性的患者都有帮助。室间隔明显肥厚并有二尖瓣前叶或腱索收缩期前移，应用连续多普勒测量左心室流出道压差，足以区分梗阻性与非梗阻性病例。心导管检查显示左心室流出道压力阶差可以确立诊断。心室造影对诊断也有价值。临床上在胸骨下段左缘有收缩期杂音应考虑本病，用生理动作或药物作用影响血流动力学而观察杂音改变有助于诊断。此外，还须做以下鉴别诊断。

（一）高血压心脏病

高血压患者也可出现左心室对称甚至非对称性肥厚表现，与本病的鉴别较困难。但高血压患者，一般不伴有左心室流出道梗阻。Maron 认为肥厚型心肌病与高血压左心室肥厚最可靠的鉴别点在于有无肥厚型心肌病的家族史。

（二）心室间隔缺损

此病收缩期杂音部位相近，但为全收缩期，心尖区多无杂音，超声心动图、心导管检查及心血管造影可以区别。

（三）主动脉瓣狭窄

此病症状和杂音性质相似，但杂音部位较高，并常有主动脉瓣区收缩期喷射音，第二心音减弱，还可能有舒张早期杂音。X 线示升主动脉扩张。生理动作和药物作用对杂音影响不大。左心导管检查显示收缩期压力阶差存在于主动脉瓣前后。超声心动图可以明确病变部位。

（四）冠心病

两病均可有心绞痛，心电图 ST-T 改变，而异常 Q 波也为两者共有。但冠心病无特征性杂音，主动脉多增宽或有钙化，高血压及高血脂多见；超声心动图上室间隔不增厚，但可能有节段性室壁运动异常。

八、预后

病程发展缓慢，预后不定。可以稳定多年不变，但一旦出现症状则可以逐步恶化。猝死与心力衰竭为主要的死亡原因。猝死多见于儿童及年轻人，其出现与体力活动有关。不明原因晕厥、直立运动试验（活动平板试验或踏车试验）时出现低血压、心肌明显肥厚（超过 30 mm）、有猝死家族史、自发持续性或非持续性室性心动过速者为猝死的危险因子。猝死的可能机制包括快速室性心律失常，窦房结病变与心脏传导障碍，心肌缺血，舒张功能障碍，低血压，以前两者最重要。心房颤动的发生可以促进心力衰竭。少数患者有感染性心内膜炎或栓塞等并发症。

九、防治

由于病因不完全清楚，预防较困难。为预防症状发作应避免劳累、激动、突然用力。凡增强心肌收缩力的药物如洋地黄类、β 受体兴奋药如异丙肾上腺素等，以及减轻心脏负荷的药物如硝酸甘油等使左心室流出道梗阻加重，尽量不用。如有二尖瓣关闭不全，应预防发生感染性心内膜炎。本病患者特别是年龄小于 60 岁者，应每年进行临床检查，包括详细询问患者及其家属病史，做超声心动图检查、24 或 48 小时动态心电图检查，了解直立运动试验时的血压反应等，以进行危险性评估。

治疗的目标为解除症状和控制心律失常。现用的治疗包括：①β 受体阻断药使心肌收缩减弱，从而减轻流出道梗阻，减少心肌氧耗，增加舒张期心室扩张，且能减慢心率，增加心搏量。普萘洛尔应用最早，开始每次 10 mg，3 ~ 4 次 / 日，逐步增大剂量，以求改善症状而心率和血压不过低，最多可达 200 mg/d 左右。近来使用的 β 受体阻断药有美托洛尔、比索洛尔等。②钙通道阻断药既有负性肌力作用以减弱心肌收缩，又能改善心肌顺应性而有利于舒张功能。维拉帕米 120 ~ 480 mg/d，分 3 ~ 4 次口服，可使症状长期缓解，对血压过低、窦房功能或房室传导障碍者慎用。地尔硫革治疗亦有效，用量为 30 ~ 60 mg，3 次 / 日。钙通道阻断药常用于 β 受体阻断药疗效不佳或哮喘病患者。③抗心律失常药用于控制快速室性心律失常与心房颤动，以胺碘酮为较常用。药物治疗无效时可考虑电复律。④对晚期已有心室收缩功能损害而出现充血性心力衰竭者，其治疗与其他原因所致的心力衰竭相同。对诊断肯定，药物治疗效果不佳的梗阻性肥厚型心肌病患者考虑外科手术治疗，作室间隔肌纵深切开术和肥厚心肌部分切除术，部分患者需要同时进行二尖瓣置换术或成形术以缓解症状。药物疗效不佳者还可以通过心导管注射无水酒精闭塞冠状动脉间隔支，造成肥厚的心肌坏死，以减轻梗阻。

近年来应用双腔永久起搏器作右心房室顺序起搏以缓解梗阻性患者的症状，取得一定疗效，但目前尚无证据表明双腔起搏器能够降低肥厚型心肌病患者心源性猝死率，或改善非梗阻性肥厚型心肌病患者的症状。

第三节　限制型心肌病

限制型心肌病（restrictive cardiomyopathy，RCM）的特征为原发性心肌和／或心内膜纤维化，或是心肌的浸润性病变，引起心脏充盈受阻，发生舒张功能障碍。

一、发病情况

本病主要发生于热带与亚热带地区包括非洲、南亚和南美。我国已发现的也多数在南方，呈散发分布。

二、病因和发病机制

迄今未完全清楚。除浸润性病变外，非浸润性的本型心肌病的发病机制研究，集中于嗜酸性粒细胞，在热带与温带地区所见的一些本病患者不少与嗜酸性粒细胞增多有关。早期为坏死期，一般在起病5周以内，心肌内嗜酸性粒细胞增多，到10个月时，心内膜增厚并有血栓形成，为血栓形成期；2年以后进入纤维化期，致密纤维沉积在心内膜及其下1/3心肌内，增厚的心内膜可达 4～5 mm。致密组织常延伸至房室瓣的乳头肌和腱索中，导致二尖瓣和三尖瓣关闭不全。

三、病理

心脏外观轻度或中度增大，心内膜显著纤维化与增厚，以心室流入道与心尖为主要受累部位，房室瓣也可被累及，纤维化可深入心肌内。附壁血栓易形成。心室腔缩小。心肌心内膜也可有钙化。显微镜下见心内膜表层为玻璃样变性的纤维组织，其下为胶原纤维层，间有钙化灶，再下面为纤维化的心肌，心肌有间质水肿和坏死灶。心室病变主要在流入道并延伸到心尖，可累及乳头肌、腱索、二尖瓣和三尖瓣。

四、病理生理

心内膜与心肌纤维化使心室舒张发生障碍，还可伴有不同程度的收缩功能障碍。心室腔减小，使心室的充盈受限制；心室的顺应性降低，回血障碍，随之心排血量也减小，造成类似缩窄性心包炎时的病理生理变化。房室瓣受累时可以出现二尖瓣或三尖瓣关闭不全。

五、临床表现

起病比较缓慢。早期可有发热，逐渐出现乏力、头晕、气急。病变以左心室为主者有左心衰竭和肺动脉高压的表现，如气急、咳嗽、咯血、肺基底部啰音，肺动脉瓣区第二心音亢进等；病变以右心室为主者有右心室回血受阻的表现，如颈静脉怒张、肝大、下肢水肿、腹水等。心脏冲动常减弱，浊音界轻度增大，心音低，心率快，可有舒张期奔马律及心律失常。心包积液也可存在。内脏栓塞不少见。

六、辅助检查

X线检查示心影扩大，可能见到心内膜心肌钙化的阴影。心室造影见心室腔缩小。心电图检查示低电压，心房或心室肥大，束支传导阻滞，ST-T改变，心房颤动，也可在 V_1、V_2 导联上有异常 Q 波。超声心动图可见下腔静脉和肝静脉显著增宽，心肌心内膜结构超声回声密度异常。左、右心房扩大，左、右心室腔不大或缩小，右心室心尖部心内膜增厚，甚至心腔闭塞，形成一僵硬变形的异常回声区，使整个心腔变形。心肌壁可以增厚，也可正常或厚度不均，室壁收缩活动减弱。当病变累及房室瓣时，可见二尖瓣和三尖瓣反流。心包膜一般不增厚。心导管检查示心室的舒张末期压逐渐上升，造成下陷后平台波型，在左心室为主者肺动脉压可增高，在右心室为主者右心房压力高，右心房压力曲线中显著的 v 波取代 a 波。收缩时间间期测定不正常。

七、诊断

由于本病的早期临床表现不明显，诊断较困难。临床症状出现后则依靠各项检查可以确诊，超声心动图为无创而有效的检查方法。心肌心内膜活组织检查，如有阳性的特异性发现，有助于诊断，也可能仅发现浸润性病变。在临床上须与缩窄性心包炎鉴别，尤其有心室病变为主的病例，两者临床表现相似。有急性心包炎史、X 线示心包钙化，胸部 CT 或磁共振检查示心包增厚，支持心包炎；心电图上心房或心室肥大、束支传导阻滞，收缩时间间期不正常支持心肌病；超声心动图对两者的鉴别有较大帮助，心尖部心腔闭塞及心内膜增厚可确立本病的诊断。对于诊断困难病例可作心室造影和心内膜心肌活检。

八、预后

病程发展快慢不一。过去由于治疗不彻底，一旦出现症状，即逐渐丧失劳动力，最后导致死亡。左心室病变为主者比右心室病变为主者预后略好。

九、防治

预防仅限于避免并发症。不宜劳累，防止感染。治疗以针对心力衰竭的症状为主。有心房颤动者可给予洋地黄类；有水肿和腹水者宜用利尿药。应用利尿药或血管扩张药时应注意不使心室充盈压下降过多而影响心功能。为防止栓塞可用抗凝药。近年来用手术切除纤维化增厚的心内膜，房室瓣受损者同时进行人工瓣膜置换术，有较好的效果。

第九章

冠状动脉内支架置入术

第一节　冠状动脉内支架置入的指征

1969 年，Dotter 首先报道了在人体外周动脉置入支架治疗动脉狭窄性病变的经验。他发现经过球囊扩张后，在外周动脉病变部位置入支架能有效预防或减轻术后近、远期再狭窄的发生。但是，在 1977 年 Gruanzig 发明经皮球囊冠状动脉腔内成形术（PTCA）后，外周血管支架技术未能马上被移植采用。其原因是：①最初的 PTCA 都限制在单支病变的 A 型病变上，PTCA 效果较好。②有限的病例数目对处理急性闭塞和再狭窄的要求尚不迫切。③临床上没有现成的冠状动脉支架可供使用。

随着 PTCA 适应证的不断扩大和治疗病例的积累，PTCA 的急性闭塞率和远期再狭窄率逐渐增加，且越来越成为制约冠心病介入治疗发展的重要因素。1986 年，在法国工作的瑞士籍学者 Ulrich Sigwart 首次将冠状动脉支架应用于人体，他的研究成果被发表在 1987 年《新英格兰医学杂志》上，冠状动脉支架时代从此开始。1994 年，Palmaz-Schatz 裸金属支架率先通过美国 FDA 认证并应用于临床，从此，冠状动脉支架术得以在临床上广泛推广。然而，裸金属支架术后令人难以接受的较高的再狭窄率也逐渐成为制约冠状动脉内支架置入技术发展的最大障碍，直到 2001 年 9 月，欧洲心脏病学会议上公布了第一个药物洗脱支架的临床试验结果（RAVEL 试验），从此冠状动脉支架进入了药物支架时代，药物洗脱支架以其卓越的抗再狭窄效果荣登当年 AHA 十大研究进展的榜首，从而也改变了冠心病血运重建治疗的格局，扩大了支架治疗冠心病的适应证。

根据支架在冠状动脉病变处的释放方式，可将支架主要分为两大类，即自扩张支架和球囊扩张支架。前者多呈螺旋状，预先被压缩在导管腔内，当定好位后，固定支架，回撤导管，于是支架从导管的束缚中逐渐松脱恢复原有形状，从而达到支撑病变组织的目的。由于支撑力有限、操作复杂、脱载率高、支架定位不准确等缺点，目前，冠状动脉支架中，这种自扩张支架已经被球囊扩张支架所取代。

下面将重点介绍不同支架时代的冠状动脉内支架置入指征。

一、裸金属支架时代的支架置入指征

球囊扩张支架的操作原理是：金属支架被预先压缩在折叠好的球囊导管上，通过导丝和指引导管将预装好的球囊支架送到病变部位，在透视下准确定位支架，然后通过压力泵充盈球囊，使支架充分扩张并支撑在血管病变的部位。这种支架具有操作简单、通过性好、脱载率低、定位准确和支撑力强等优点（图 9-1）。

裸金属支架时代，在国外多数医疗机构的心脏介入治疗中心，采用支架置入手段治疗冠心病的比例在 80％左右，而国内由于受各个医疗机构介入医生的经验、技术以及设备状况差异较大的限制，一些到没有实施介入手术条件或条件欠缺的医疗机构就诊的冠心病患者，常常被转往大的心脏介入中心接受支架置入治疗，因此在大的心脏介入中心，支架的使用率高达 95％以上。由于支架置入可有效解决 PTCA 夹层引起的急性冠状动脉闭塞、冠状动脉弹性回缩和提高冠状动脉长期开通率的作用，加之心脏介入医生技术和经验不断积累完善、有效抗血小板药物的不断发展和广泛应用、支架设计和制作工艺的不断改进以及患者对支架治疗冠心病的观念的改变，支架的使用越来越广泛，冠状动脉内支架置

入的指征也在不断扩大。然而，冠状动脉支架置入也有其局限性和并发症。作为术者，要时刻从患者能否获益或获益是否最大角度出发，让支架置入真正成为救治患者并改善患者生活质量的一种治疗手段。通过回顾以往的临床研究结果并结合作者的经验，建议在以下情况选择支架置入：

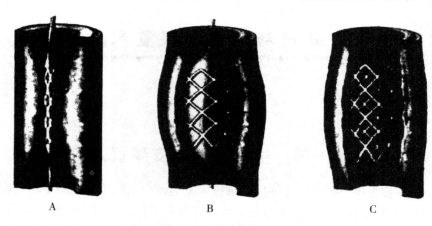

图 9-1　球囊扩张支架治疗冠状动脉狭窄性病变的示意图

A. 在病变部位定为支架；B. 通过压力泵充盈球囊，使支架充分扩张并支撑在血管病变部位；C. 退出球囊后，支架依靠自身的轴向支撑力继续对血管病变部位起支撑作用

（一）处理 PTCA 后急性血管闭塞或夹层

被扩张段冠状动脉夹层和继发性血栓是 PTCA 后急性冠状动脉闭塞的主要原因。在冠状动脉内支架问世以前，对这类严重并发症的处理方法是采用灌注球囊长时间低压贴靠或进行紧急冠状动脉搭桥手术。由于病变部位血管内膜撕裂是 PTCA 发生作用的主要机制，因此，如何处理好扩张不够导致弹性回缩和扩张过度导致严重夹层就成为 PTCA 操作者必须很好把握的重要问题之一。

1987 年，Sigwart 等首先报道了使用 Wallstent 自扩张支架的经验。随后，数种球囊扩张支架陆续应用于临床，均取得了满意结果。在 PTCA 的血管病变部位置入支架，由于支架的支撑作用，使得血管弹性回缩情况大大降低；其次，支架使得发生夹层部位的血管内膜与中膜贴靠更好，从而减少和防止了内膜下血栓形成的发生，降低了 PTCA 后急性冠状动脉闭塞率。

在 PTCA 中出现下列情况时，提示单纯球囊扩张效果不好、发生急性冠状动脉闭塞的可能性较大或者远期再狭窄率高，应置入支架加以预防：①血管壁弹性回缩造成 PTCA 后管腔直径残余狭窄 > 30%。②严重血管夹层。③血管病变处存在血栓影或管腔内膜不光滑，前向血流缓慢。④多次球囊扩张后患者仍然存在持续性心绞痛或心电图提示有心肌缺血。⑤无保护左主干 PTCA 后。⑥主要冠状动脉开口病变 PTCA 后。

在置入支架前，应首先明确如下问题：①造成急性冠状动脉闭塞的主要原因是血管夹层还是血栓形成。如果是前者，应尽快置入支架；如果是后者，置入支架后有可能诱发新的血栓形成，使病情恶化。应该在支架置入的同时或先后进行溶栓、抽吸血栓和有效的抗血小板治疗。②发生急性闭塞的冠状动脉病变处是否存在严重的冠状动脉痉挛。严重的冠状动脉痉挛一方面造成支架通过病变困难，另一方面影响对支架参数的正确选择。因此，当判断此情况存在时，应向冠状动脉内注射硝酸甘油 100 ~ 200μg，缓解冠状动脉痉挛，恢复冠状动脉的实际管腔。

（二）预防近、远期再狭窄的发生

靶病变再狭窄是制约 PTCA 技术广泛应用和发展的主要原因。冠状动脉内支架问世以前，临床上曾探索过很多预防、抑制和减轻再狭窄的措施，包括药物治疗、冠状动脉内放射治疗和激光治疗等，但效果并不理想。

理论上，对在体血管壁的任何损伤都会引起内膜增生性修复反应，如果这种非特异性组织增生反应过度，就会造成再狭窄。对机体组织而言，冠状动脉内支架一方面是一种异物，另一方面在支架置入过程中会造成不同程度的血管内膜损伤。因此，在置入支架后即开始出现血管壁对异物刺激的增生反应和血管对损伤产生的修复反应，表现为血管内膜的增生、中层平滑肌细胞的增殖和迁移，而且这种血管内膜和中层平滑肌细胞的增殖反应程度与血管壁损伤的严重程度有关，在哺乳动物，则损伤程度越重，修复反应越强烈。

随着大量随机临床试验的完成，越来越多的证据表明，对经过选择的冠状动脉病变，支架置入可使 PTCA 术后的再狭窄率显著下降，对于复杂病变和再狭窄风险高的病变，PTCA 后置入支架是非常必要的。这些病变包括大血管开口病变、弥漫性长病变、成角病变、钙化病变、完全闭塞病变、严重偏心病变、分叉病变、溃疡病变、PTCA 后再狭窄病变以及旋切 / 旋磨后的病变。

冠状动脉内支架的抗再狭窄作用主要是通过增加有效管腔面积来实现的，除了少数特制的支架如放射支架、涂层支架外，大多数普通支架本身对血管的再狭窄过程并无抑制作用。研究结果表明，PTCA 后，血管壁的弹性回缩可使 PTCA 获得的最大管腔损失 50％以上，置入支架可将这种损失减少到小于 8％（图 9-2）。

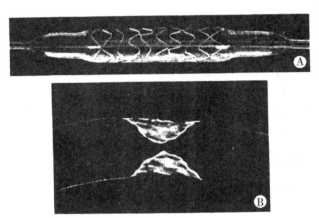

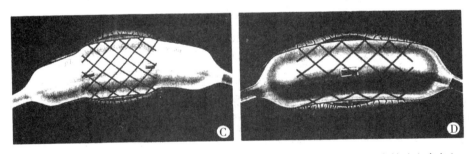

图 9-2　对冠状动脉内病变置入支架后，能增加球囊扩张后的最小内径，有效防止病变血管壁的弹性回缩，预防再狭窄；图示 CVD 公司根据病变特点设计的"聚焦"支架（focus stent）

A. 扩张支架的球囊两端逐渐变细，称为无损伤两端，可防止在扩张支架时球囊两端过度扩张造成支架近端或远端血管壁损伤或夹层；B. 典型的冠状动脉内局限性狭窄病变模式图；C. 聚焦支架扩张时，球囊张力主要集中于支架和支架下病变血管壁，防止对病变近远端血管壁（支架两端）的过度撕裂；D. 采用常规球囊扩张支架时，有可能对支架两端对正常的血管壁造成过度撕裂或夹层，诱发支架内血栓或早期支架内再狭窄

（三）处理冠状动脉桥血管的狭窄病变

冠状动脉动脉搭桥术后，因桥血管或桥血管吻合口部位发生狭窄或闭塞而再次发生心绞痛的治疗较为困难。早期曾经采用再次搭桥术进行处理，但手术难度较大，并发症和病死率较高，患者难以接受。裸金属支架时代，对这类病变的处理，只要技术上可行，应首选 PTCA 后支架置入术。

冠状动脉动脉搭桥术后早期（＜ 30 d）发生心肌缺血，通常是桥血管血栓形成所致，可发生在大隐静脉桥和动脉桥，应在积极抗血小板的前提下尽早实施介入治疗；如缺血发生在术后 1 ~ 12 个月，其病因通常是吻合口附近的桥血管发生狭窄，这段吻合口狭窄（无论是动脉桥还是静脉桥）对球囊扩张反应较好，只要技术上可行，应首选 PTCA 后支架置入术，对大隐静脉桥血管实施介入治疗时，可因为斑块脱落等原因造成桥血管血流减慢，常可导致血栓形成、远端血管栓塞和急性心肌梗死发生，远端保护装置能降低远端血管栓塞的并发症，建议在介入治疗时应用远端血栓保护装置；冠状动脉动脉搭桥术后 1 年以上发生的缺血，通常提示桥血管和 / 或自体冠状动脉发生了新的狭窄病变，对于自体冠状动脉的病变，只要技术上可行，应首选 PTCA 后支架置入术，对于桥血管病变的介入治疗要充分评价患者的获益后做出决定。

（四）冠状动脉内支架置入的具体适应证

药物洗脱支架问世以前，多数冠心病介入治疗专家认为，在下列情况下实施冠状动脉内支架置入具有较好的危险 / 利益比。

（1）球囊成形术后明显弹性回缩或残余狭窄 > 30% 的病变。

（2）急性血管闭塞或接近闭塞的病变（如严重夹层、血栓等）。

（3）大隐静脉桥血管的狭窄病变。

（4）左主干和主要冠状动脉开口部狭窄病变。

（5）直径较大的血管的局灶性狭窄病变。一般认为，对于直径 > 3 mm 的血管置入支架能明显降低再狭窄率。

（6）直径较大的血管再狭窄病变，尤其是经单纯 PTCA、旋切 / 旋磨和支架治疗后的再狭窄病变。

（7）急性心肌梗死的罪犯血管病变。

（8）严重影响心脏功能的重要血管的狭窄病变，如左前降支和优势右冠近段的病变。

（9）术者认为需要置入支架处理的其他病变。

二、药物洗脱支架时代的支架置入指征

针对裸金属支架术后较高的再狭窄率问题，人们曾尝试改进支架表面性质、使用切割球囊血管成形术、定向冠状动脉内斑块切除术、血管内近距离放射和药物治疗等方法消除支架内再狭窄，都未取得满意结果。为了解决上述问题，由美国强生公司率先研制出的药物洗脱支架（即雷帕霉素洗脱支架 –CypherTM）在欧洲应用于临床，早期的临床试验（如 FIM、REVAL）显示置入该支架 6 个月时的支架内再狭窄率和靶病变血运重建率均为 0，心脏不良事件的发生率明显低于裸金属支架，药物洗脱支架以其卓越的安全性和效果被誉为介入心脏病学领域的又一个里程碑，开创了介入心脏病学的新纪元。于是，美国 FDA 于 2003 年 4 月批准了该支架在美国上市，同年晚些时候在全球很多国家陆续上市。2004 年 3 月 FDA 又批准另一种药物洗脱支架——紫杉醇洗脱支架（TAXUSTM）上市。此后，国内一些企业研发的药物洗脱支架也陆续上市。不同厂家的支架，其制作工艺有所不同。到目前为止，市场上的药物洗脱支架已经有较多种类。为了便于了解这些药物支架的特点，我们认为地对其进行了分类。按照支架所携载的药物分为雷帕霉素及其衍生物洗脱支架（如美国生产的 CypherTM 和 EndeavorTM；国产的 FirebirdrTM、PartnerTM 和 EXCETM 等）和紫杉醇洗脱支架（如美国生产的 TAXUSTTM 系列支架）两种；按照支架使用的聚合物是否可降解分为聚合物不可降解药物洗脱支架（如 CypherTM、EndeavorTM、FirebirdTM、PartnerTM 以及 TAXUSTM 系列支架）和聚合物可降解药物洗脱支架（如 EXCELTM）。

在介绍药物洗脱支架之前，首先要明确药物支架的概念。到目前为止，药物支架大体上分为两大类：一类是在金属支架表面包被磷酸胆碱、肝素、地塞米松和碳化物的药物涂层支架；一类是通过高分子聚合物将具有抗增殖作用的药物携载到支架表面的药物洗脱支架。本章节将要介绍的是后者。目前，国内使用的药物洗脱支架主要有强生公司生产的 CypherTM 和 CYPHER SelectTM 支架、波士顿公司生产的 TAXUSTM 系列支架、美敦力公司生产的 EndeavorTM 支架和我国上海微创公司生产的 FirebirdTM 支架、山东吉威医疗制品有限公司生产的 EX–CELTM 支架和北京乐普医疗器械有限公司生产的 PartnerTM 支架等。这些药物洗脱支架的共同特点：它们都是由裸金属支架平台、高分子聚合物（药物载体）和抗平滑肌增殖药物三个部分组成的。所不同的是：①高分子聚合物不同。EXCELTM 支架所使用的高分子聚合物在体内 3 ~ 6 个月以后可以降解成 H_2O 和 CO_2，而其余支架的高分子聚合物都不能降解，将

和金属支架部分一起永久留在冠状动脉内。②所携载的抗平滑肌增殖作用的药物不同。TAXUSTM 支架携载的是具有抗肿瘤作用的紫杉醇，EndeavorTM 支架携载的是 ABT-578（一种雷帕霉素衍生物），其余支架携载的均为雷帕霉素。③涂层方法和工艺不同。EXCELTM 支架采用的是专利技术的单面涂层工艺，即仅在支架接触血管壁的一侧涂聚合物和药物，而其他支架则是在支架的所有部位都涂有聚合物和药物。正是药物洗脱支架之间的这些不同特点，导致了它们不同的临床效果。

自 2003 年美国 FDA 批准药物洗脱支架（CypherTM）上市以来，全球实施的心脏介入手术量逐年增加。2004 年，美国有近 100 万例、我国大约 5 万例冠心病患者接受了冠状动脉支架置入治疗；到 2005 年，全球冠心病介入手术量超过 240 万例，我国有 8 万例。而事实上，我国需要置入支架治疗的冠心病患者远远大于这个数字，实际的年增长率在 30% ~ 40%，其中使用药物洗脱支架的比例为 70% ~ 90%，在许多大的心脏介入中心这个比例高达 95% 以上。

因为药物洗脱支架表面有聚合物和药物涂层，为防止因操作不当造成支架涂层的破坏，操作时要注意：避免用手直接抓握或擦拭支架、对钙化或狭窄较重的病变要充分预扩张后再送入支架；其余操作与裸金属支架相同。

药物洗脱支架在处理 PTCA 后靶血管急性闭塞或夹层等方面的作用与裸金属支架完全相同。所不同的是药物洗脱支架对预防靶血管近、远期再狭窄的作用明显优于裸金属支架。目前为止，关于药物洗脱支架的临床试验结果和专家共识都认为，对于再狭窄风险高的患者（如合并糖尿病的患者）和冠状动脉病变（如左主干病变、开口病变、前降支病变、小血管病变、弥漫性病变、偏心性狭窄病变、慢性闭塞病变和严重狭窄病变等），只要技术上可行，均可首选介入治疗并植入药物洗脱支架。但以下情况应列为药物洗脱支架的禁忌证：①对 316 L 不锈钢、支架所使用的高分子聚合物和药物过敏者。②存在抗凝和抗血小板禁忌证者。③预期寿命小于 6 个月者。④孕妇及哺乳期妇女。⑤严重钙化病变，预期支架不能被充分扩张者。

具体植入药物洗脱支架的指征如下：

（1）术前存在 PTCA 后再狭窄的高危因素的患者，如高龄、不稳定型心绞痛、糖尿病、高血压、高胆固醇血症、肾脏疾病、吸烟及多支冠状动脉病变的患者。

（2）合并或不合并左前降支近段严重病变、无创检查提示有大面积或中等面积存活心肌的不稳定心绞痛 / 非 ST 段抬高性心肌梗死患者的 1 支或 2 支冠状动脉病变者。

（3）病变的解剖特点适合支架置入治疗，且患者左心室功能较好的多支冠状动脉病变患者。

（4）药物治疗无效、不适合再次外科手术治疗的大隐静脉桥局限性狭窄或多处狭窄的患者。

（5）严重的左主干病变（直径狭窄 > 50%）患者，存在外科手术禁忌证或者存在血流动力学不稳定情况需要在冠状动脉造影时急诊介入治疗的患者。

（6）术者认为需要置入药物支架的其他病变。

三、临床常用支架及其特点

（一）裸金属支架及其特点

临床上应用的支架绝大多数都是球囊预装被动扩张支架，反映这种支架主要特点的参数有：①支架直径，主要包括两个直径，即预装在球囊上的外径和球囊扩张、支架伸展后的内径。前者主要影响支架的通过能力和到位率，常用 French 号数表示；后者主要用于与病变血管相匹配，常用毫米（mm）表示。②支架长度，一方面反映支架金属撑杆的节段数，另一方面反应与病变长度的匹配情况，常用毫米（mm）表示。值得注意的是，当支架扩张后，都存在不同程度的缩短，因此，在定位病变（尤其是开口部位）时要考虑到这一点。③支架的支撑力，为了直观反映支架扩张后的支撑力，临床上常根据支架的结构进行大致分类，即支撑力较强的管状支架、较弱的缠绕支架和介于二者之间的混合支架。④支架扩张压力，包括三种。命名压指将支架伸展到其标定直径所需要的压力，用大气压表示；爆破压：即引起支架球囊破裂的最小压力；伸展压：指支架伸展超过标定直径所需要的压力，介于命名压和爆破压之间。⑤可透视性，指支架两端的 X 线标志及支架本身在透视下的可见程度，可以帮助支架到位和准确定位。⑥顺应性，指支架通过弯曲血管或阻力病变时的可变形通过能力（图9-3）。⑦分支血管保护能力，即当支架盖过非开口病变分支血管时，对分支血流的影响程度；当盖过开口存在病变的分支血管时，通过支架网眼送入导丝、球囊和支架扩张分支病变的能力。

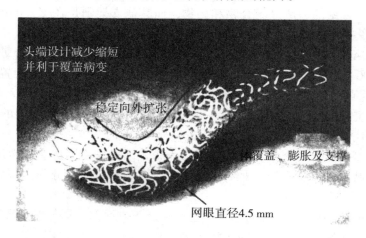

图9-3　举例说明冠状动脉内支架的常用参数，包括：①扩张后的外径（如3.0 mm）；②扩张后的长度（如20 mm）；③扩张后对血管壁的支撑力（管状支架）；④支架扩张压力（命名压：6个大气压；爆破压：16个大气压）；⑤可透视性（不带X线标记）；⑥顺应性：通过弯曲病变的能力；⑦分支保护能力（能通过支架网眼扩张分支血管）

世界各国制造冠状动脉内支架的厂家很多，他们所生产的支架在材料的选择、结构和外形的设计、制作工艺和性能方面都有所不同。由于受多种因素的影响，不同的医院、不同的导管室和不同的术者针对不同或相同的病变或病例所选用的支架也很不相同。这些情况虽然有利于支架制造的多样化和发展，但客观上也增加了临床医生对支架选择、使用和评价的难度。因此，目前很难从整体角度来评价各种支架之间的优缺点。对支架的比较结果大多数是基于支架的某一个或某几个特性而得出的。临床医生往往根据各自的知识、经验、条件和实际情况来选择支架。临床上曾应用较多的几种主要冠状动脉内裸金属支架有以下几种：

1. AVE 支架

该支架的材料是316 L不锈钢。早期的支架由0.008 in的不锈钢丝编制而成，形状类似多个"Z"字连成的圈。单节长4 mm，将不同数量的单节用激光焊接起来分别制成直径为2.5 mm、3.0 mm、3.5 mm和4.0 mm；长度为8 mm、12 mm、24 mm、30 mm和40 mm几种规格的支架。X线下有一定可视性，易于准确定位。后期推出的支架仍然使用了不锈钢材料，但是采用较为先进的激光切割技术成形、之后采用特殊的清洗和抛光等一系列处理程序制成，在支架的节段长度和节段数方面都做了相应的调整，因此，依然保留了该支架良好顺应性的特点。另外，该支架的网眼直径还能满足通过支架网眼对分支血管进行扩张和置入支架。因为这些优点，该直径常常被首选用于冠状动脉弯曲多、弯曲幅度大的病变和分叉病变。

2. BeStent 支架

BeStent支架是美敦力公司生产的一种管状支架。支架材料是316 L不锈钢，经激光雕刻而成。由于采用了多节结构，其顺应性好，可通过弯曲的冠状动脉到达病变。常用型号有：直径2.5 mm、3.0 mm、3.5 mm、4.0 mm、4.5 mm、5.0 mm和5.5 mm；长度15 mm、25 mm和35 mm。

BeStent支架的辐射支撑力较好；伸展后无缩短现象；支架两端各有一个金标志点，是准确定位支架的重要标志；其支架网眼也可满足对分支血管进行扩张或支架置入的操作。BeStent支架的缺点是使用前需要术者将支架捏装在球囊上，因此，降低了支架的顺应性，增加了支架的脱载率；此外，如果支架扩张不充分或者球囊有压迹，还需换用非顺应性高压球囊对支架未充分扩张部位进行后扩张。因为这些原因，临床上几乎不再使用该种支架。

3．XT 支架

XT 支架是由爱尔兰 BARD 公司生产的球囊扩张支架。1995 年 10 月用于临床，有非预装和预装球囊扩张支架两种。XT 支架结构与 AVE 支架类似的"Z"构造，每个"Z"圈由一根钢丝连接，用以增加支架的顺应性。支架在 X 透视下可视性较好，易于定位。

XT 支架的钢丝较粗，支撑力较好，但弹性回缩的程度也较大，需通过 7 F 指引导管输送。常用的型号有：直径有 2.5 mm、3.0 mm、3.5 mm 和 4.0 mm 四种；长度有 6 mm、11 mm、15 mm、19 mm、24 mm、30 mm 和 37 mm 七种。除严重钙化病变外，XT 支架可用于其他各类病变。

4．Gianturco-Roubin Ⅱ 支架

Gianturco-Roubin Ⅱ 支架（简称 GR Ⅱ 支架）是一种缠绕型球囊预装支架，对分支血流影响较小。与其前身 GR 支架相比，GR Ⅱ 具有重要改进：①由不锈钢圆柱体变成椭圆体，提高支架的顺应性，更容易通过弯曲血管；②各圈之间由长条钢丝焊连，防止在置入过程中因血管壁和球囊挤压而变形；③在支架两端增加 X 线识别标志，便于准确定位。常用型号有：直径 2.5 mm、3.0 mm、3.5 mm、4.0 mm、4.5 mm 和 5.0 mm 六种，长度为 20 ～ 40 mm。

5．Multi-Link 支架

Multil-Link 支架（又称为 Bronco ACS 支架），1993 年用于临床。材料为不锈钢，经激光雕刻制成。由于环与环之间的间隙较小，伸展后所支撑的血管内壁也较光滑，对血管壁夹层、血栓和内膜片等具有较好的覆盖和贴附作用。与其他支架相比，Multi-Link 支架的金属表面积有所降低，有利于减少血栓形成。

常用型号有：直径 2.5 ～ 4.0 mm，长度 15 mm、25 mm 和 35 mm 三种。支架伸展后其长度基本不缩短。由于外径较小和顺应性较好，这种支架可通过 6F 指引导管输送。

6．Nir 支架

Nir 支架由 Boston Scientific 公司生产，也是由不锈钢管经激光雕刻而成，支撑力适中，纵向弯曲性能好，可通过明显弯曲的血管到达远端病变，而且支架伸展后病变血管段仍然能保持原有的弯曲度。常用型号有：直径 2.5 ～ 5.0 mm，长度 9 mm、16 mm、25 mm 和 32 mm 四种。

Nir 支架的优点有：①外径小（＜ 1.0 mm）。②金属表面积小（11% ～ 18%），可通过 6 F 指引导管输入。③弹性回缩小于＜ 1%，支撑力适中，伸展后的缩短率＜ 3%。④适用于绝大多数类型和部位的狭窄性病变。

7．Palmaz-Schatz 支架

Palmaz-Schatz 支架（简称 PS 支架）是由美国 Cordis-Johnson&Johnson 公司生产管状支架，由不锈钢管经激光雕刻而成，具有较强的支撑能力。

同其他类型的支架相比，PS 支架的顺应性相对较差，通过弯曲度较大或角度较大的分支血管较为困难，常需使用支持力较强的指引导管，例如 Amplatz 指引导管。

PS 螺旋支架在 1994 年试用于临床，对原有 PS 支架做了很多改进：骨架厚度增加 60%，可达到 0.07 ～ 0.09 mm，支撑力增强，可透视性提高。有四种长度可供选择，分别为 8、10、15 和 20 mm。8 mm 支架为单节结构，中间无关节；10 mm 支架为双节，中间 1 个关节；15 mm 和 20 mm 支架为三节，中间有两个关节。这种设计提高了长支架的顺应性。

PS 支架多用于无明显弯曲的冠状动脉血管病变（如主干病变）、开口处病变和严重钙化的病变。此外，PS 支架在首次膨胀后，常需要再次使用非顺应性球囊进行高压扩张，使支架壁贴良好。

8．Wallstent 支架

Wallstent 支架是由瑞士的公司制造的自膨胀支架，也是第一种应用于临床的冠状动脉支架。支架由数根不锈钢丝编成，经压缩后固定在球囊上，支架外面包有二层反折膜，向后回拉支架包膜可使支架释放并自动膨胀。为了使支架扩张完全，多数情况下须采用球囊对支架进行辅助扩张，使支架贴壁更好，减少血栓发生率。常用型号：直径 2.5 ～ 6.0 mm，长度 15 ～ 50 mm。

1989 年以后出厂的 Wallstent 支架在其钢丝表面镀上了一层聚乙烯膜，目的是减少血栓形成。

Wallstent 自膨胀支架主要用于粗大、走行较直且无重要分支的血管病变，如右冠、大隐静脉桥等。

Wallstent 支架的禁忌证：①距左主干不到 10 mm 的病变，防止因 Wallstent 支架两端血管内膜增殖造成左主干狭窄。②漏斗状或锥形血管病变。③过度弯曲的病变。④病灶近端血管径 < 3.0 mm。

9. Wiktor 支架

Wiktor 支架是由美国 Medtronic 公司生产的一种球囊扩张支架。用钽丝交错弯曲织成，各个弯曲之间互不重叠，在扩张状态下结构疏松，按表面积算只覆盖很少一部分血管内壁（< 10%）。钽丝表面经过特殊电化学处理，能减少血栓形成。Wiktor 支架经压缩后预装在聚乙烯球囊上，支架扩张后缩短不明显。由于柔顺性较好，易于通过弯曲的血管段；在 X 线下可视性好，易于示踪和准确定位；但是该支架的支撑力略低于 PS 支架，与 GR 支架相似。

10. Tenax-X 支架

Tenax-X 支架是由德国 Biotronik 公司生产的 316 L 不锈钢支架，表面覆盖一层 0.08 μm 的 S-H 膜，在支架靠两端的两个单元骨架外表面还覆盖一层 7 μm 厚的金膜，透视下清晰可见。

此外，该公司还生产一种球囊和支架联体导管，球囊和支架呈串联方式排列在导管头端。主要设计目的是可以不必交换导管，就可以一次完成对病变的预扩张和支架置入。

11. CVD 支架

CVD 公司生产一种具有独特特点的冠状动脉内支架，即聚焦支架（focusstent）。特点是当球囊扩张支架时，球囊两端的非损伤性设计可以防止对病变近远端血管壁的过度扩张或撕裂，对预防血管夹层和术后再狭窄有益。

聚焦支架由于球囊压力相对集中于支架部位，因此，可采用高压力安全扩张病变，同时发生支架两端血管壁撕裂和夹层的危险性并不增加很多。这样，能更为完全地扩张病变，增加病变部位的最小管腔内径，减少血管弹性回缩，降低术后支架内再狭窄率（图 9-4，图 9-5）。

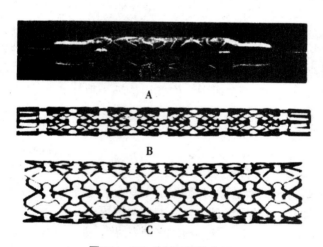

图 9-4　CVD 公司的聚焦支架

A. 球囊扩张时，张力主要集中在支架部分以及支架周围血管壁的病灶，对支架两端相对正常的血管壁损伤很小，能有效防止发生支架近远端血管撕裂或夹层；B. 呈球囊捆绑状态的聚焦支架；C. 完全扩张后，支架长度有所缩短

12. BiodivYsio 支架

BiodivYsio 公司生产的特征性支架有两种：①PC 涂层支架：这种支架的骨性结构表面涂有一层亲水涂层，能有效防止血小板的黏附和聚集，预防支架内血栓形成；②小血管支架：一般认为，直径 3.0 mm 以下的冠状动脉小血管置入金属支架的再狭窄率和支架内血栓发生率都很高，因此，临床上一直避免在这些小血管内置入支架，大多数公司在很长时间内也一直不生产直径 3.0 mm 以下的冠状动脉支架。自从 BiodivYsio 公司的亲水涂层支架获得满意的临床效果后，便开始向临床推广应用直径 ≤ 2.75 mm 的小血管支架。实际应用结果表明，支架内血栓和再狭窄的发生率与直径 3.0 mm 以上的支架相比没有显著差别。

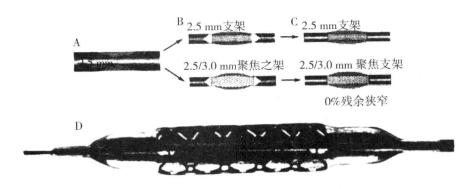

图 9-5 CVD 公司聚焦支架的病变扩张原理

A. 直径 2.5 mm 冠状动脉血管的局限性狭窄病变模式图；B. 采用不同的支架扩张病变，普通支架能达到支架外径：血管内径 1：1（上图），而聚焦支架则能扩张到支架外径：血管内径 1.2：1（下图）；C. 撤除球囊后，经普通支架扩张的病变将发生弹性回缩，留下不同程度的残余狭窄（上图），经聚焦支架扩张的病变虽然也存在弹性回缩，但可以不遗留残余狭窄（下图）；D. 聚焦支架扩张到标准外径时，支架两端的非损伤性设计使裸露的球囊部分不会过度扩张，有效减轻对支架两端临近血管的撕裂和损伤。

13. AMG 支架 Amg

GMBH 公司生产的冠状动脉内支架具有很好的柔顺性和血管跟随性，也容易通过支架网眼扩张被支架覆盖的血管分支。在高倍镜下观察，支架基本骨架结构表面非常的光滑，病变通过能力较强（图 9-6）。

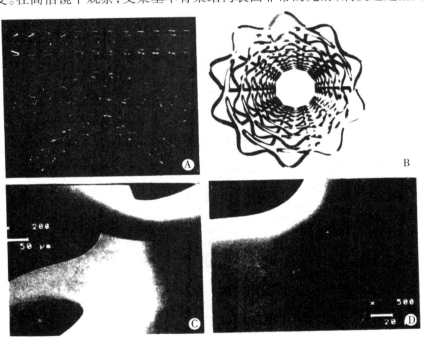

图 9-6 Amg GMBH 公司生产的冠状动脉内支架

A. 支架扩张后，具有很好的病变血管顺应性和弯曲血管跟随能力；B. 较为稀疏的支架网眼很容易通过导丝、扩张球囊和支架球囊，处理被支架覆盖的分支血管病变；C. 放大 200 倍观察，支架骨架结构表面光滑；D. 放大 500 倍观察，支架表面仍然很光滑

14. 国产微创支架

中国微创公司生产的 microport 冠状动脉内支架。为激光雕刻的 316 L 不锈钢支架，预装在 monorail 球囊导管上，价格相对便宜。

（二）药物洗脱支架及其特点

1. CypherTM 支架

CypherTM 支架是全球第一个药物洗脱支架。由强生公司生产制造，最早于 2000 年 8 月在欧洲进行了多中心人体试验研究（RAVEL 试验），该试验于 2001 年 8 月全部完成随访工作。该支架通过对 RPM 的可控性释放来抑制血管平滑肌细胞的增长，降低再狭窄的发生。心扉支架在 2003 年 4 月获得美国 FDA 认证，试验结果于 2001 年 9 月在斯德哥尔摩召开的欧洲心脏病学会议上公布。6 个月 QCA 分析：试验组（CypherTM 支架组）平均管腔直径减少（0.01±0.33）mm，再狭窄发生率 0，随访 1 年试验组 MACE 发生率 5.8%；对照组（裸支架组）平均管腔直径减少（0.80±0.53）mm，再狭窄发生率为 26%，随访 1 年试验组 MACE 发生率 28.8%。该支架以其神奇的抗再狭窄效果和较低的心脏事件率被誉为介入心脏病学领域的第三个里程碑，并荣登 2001 年 AHA 十大研究进展榜首，开创了冠心病介入治疗的新纪元。

CypherTM 的裸支架平台为闭环结构的 Bx VELOCITYTM，是经激光雕刻而成的 316 L 不锈钢支架，支架被三层不同的不可降解聚合物包被。其中，第一层（最里面的一层）为聚对二甲苯 –C，这一层不含有雷帕霉素；第二层为高分子的 PEVA 和 PBMA 聚合物和雷帕霉素的混合物，两种高分子材料为雷帕霉素的载体；第三层（最外面的一层）：是 PEVA 和 PBMA 两种高分子材料的混合物，作为控制层控制雷帕霉素的释放速度，这些聚合物在体内均不能降解。

随后，强生公司又开发出了 CypherTM 系列产品 Cypher-SelectTM 支架。二者的裸支架材料、涂层材料、所携载的药物和涂层工艺完全相同，只是改进了裸支架的结构，见图 9-7。

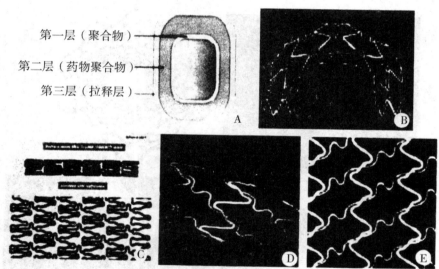

第一层（聚合物）
第二层（药物聚合物）
第三层（拉释层）

图 9-7　CypberTM 系列支架（图 A、B 和 C 是 CypherTM 支架；图 D 和 E 是 Cypher-SelectTM 支架）的结构及特点
　A. 支架撑杆的截面图，所示为涂层的三层结构示意图；B. 为支架展开的立体结构图，显示了支架顺应性和支架网眼情况；C. 支架展开前及展开的平面图；D. 支架展开的立体结构图，与 CypherTM 支架比较，在金属环的连接臂方面做了改进；E. 支架展开的平面图

2. TaxusTM 支架

TaxusTM 支架是波士顿科技公司制造的另一种药物洗脱支架，其裸支架平台是 Ex-press-2，所使用的药物是具有抗肿瘤作用的紫杉醇，通过聚合物将紫杉醇携载到裸支架上，其中的聚合物起到控制紫杉醇释放速度的作用，紫杉醇则通过多种途径抑制支架内平滑肌细胞过度增生而防止再狭窄。进入人体后药物的释放方式与 CypherTM 支架有所不同，最初的 48 h，药物以爆炸式的方式释放，随后 10 d 内缓慢释放，30 d 内，支架上药物释放完毕。2003 年 11 月获得美国 FDA 认证。随后在欧洲的许多国家、新加坡、中国香港、印度、南非、中东部分地区、墨西哥、阿根廷、土耳其、中国内地和巴西等国家和地区上市。

有 Taxus SRTM、Taxus MRTM、Taxus Express-2TM 和 Taxus LiberteTM 等几个品种的支架。Taxus LiberterTM 是针对弯曲度大、直径小的血管病变设计的，见图 9-8。

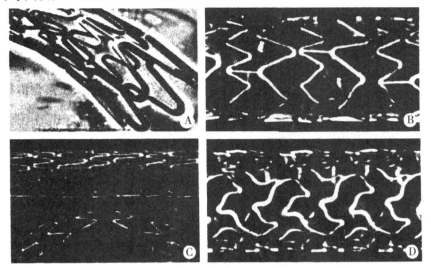

图 9-8　TaxusTM 系列支架的结构及特点

A. Taxus，TM 展开的立体结构图；B. Taxus Express-2TM 支架展开的立体结构图；C. Taxus Express-2TM 支架展开前及展开后的立体图；D. Taxus LiberteTM 支架展开的立体结构图

3. ChampionTM 支架

ChampionTM 支架是佳腾（Guidant）公司研制生产的药物洗脱支架，有两种不同的类型。两者的裸支架平台分别为不锈钢材料的 S- 支架和 ML Vision 支架，前者使用了可降解聚合物作为药物载体，后者使用了不可降解聚合物作为药物载体，但是二者所携载的药物都是雷帕霉素的衍生物（everolimus）。

4. EndeavorTM 支架

EndeavorTM 支架是美顿力（Medtronic）公司研制生产的，其裸支架平台是钴铬合金材料的 Driver 支架，使用的药物载体是磷酸胆碱，所携载的药物是一种平滑肌细胞抑制剂 ABT-578，与雷帕霉素的作用机制近似。该支架进入中国市场的时间较晚。

5. FirebirdTM 支架

FirebirdTM 支架 2003 年，国产第 1 个药物洗脱支架在上海微创医疗器械有限公司研制成功，2004年 10 月经国家食品药品监督管理总局（SFDA）批准上市。2008 年 1 月 16 d，该公司又研制出第二代药物洗脱支架也获得了 SFDA 的上市批准。

6. ExcelTM 支架

ExcelTM 支架是由吉威医疗制品有限公司率先开发和研制的第一个聚合物可降解药物洗脱支架。其生产商将其称为第三代药物洗脱支架，其裸支架平台是开环结构的不锈钢 S-Stent，使用的聚合物为可降解聚乳酸，聚合物所携载的药物为雷帕霉素。与其他的药物洗脱支架比，其突出的特点有：第一，载药聚合物为聚乳酸，在人体内最终可降解为 CO_2 和 H_2O；第二，单面涂层（也称为非对称涂层），仅在支架接触血管壁一侧的支架撑杆上涂一层聚合物和雷帕霉素的混合物；第三，现有的管状支架中，其顺应性和分支保护能力较好，易于通过成角病变、弯曲较多的血管到达病变，常用于成角和分叉病变。理论上，该支架除了具有抗再狭窄的作用外，可以克服以前的药物洗脱支架因为全面涂层导致的内皮化延迟和聚合物不降解所致的局部炎症反应的缺点，见图 9-9。

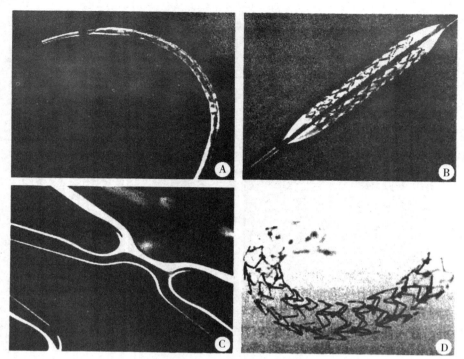

图 9-9 ExceITM 支架的结构及特点

A. 支架预装在球囊上，支架预装后整个输送系统的顺应性较好；B. 支架被充分扩张后，其缩短率较低；C. 涂层后的支架撑杆表面；D. 充分扩张后的支架，其顺应性较好

7. PartnerTM 支架

2005 年 12 月经国家食品药品监督管理总局（SFDA）批准上市，在支架材料、涂层材料和涂层工艺方面与 FirebirdTM 和 CypherTM 支架相似。

第二节　支架置入的术前准备与术后处理

一、患者术前准备

（一）一般准备

（1）术者要向患者及家属讲明手术的主要操作过程、危险性、措施（尤其临时起搏器和 IABP 置入等严重并发症的处理措施）。

（2）再次询问相关病史（是否有心肌梗死、糖尿病、肾脏病、间卧床等病史）。可能的并发症及其处理消化性溃疡及不能长时

（3）碘过敏试验。

（4）触诊双侧股动脉、足背动脉和双侧桡动脉搏动并听诊有无血管杂音，拟行桡动脉途径手术者，需做 Allen 试验并将结果记录在手术申请单上。

（5）深吸气、屏气、咳嗽及床上排尿、排便训练。

（6）双侧腹股沟区备皮（桡动脉途径的双上肢备皮）。

（7）对过度紧张焦虑的患者，术前一天晚上给适当镇静剂口服，保证休息。

（8）术前 6 h 禁食、禁水并建立静脉通道酌情补液。

（9）签署手术知情同意书。

（10）核实手术押金的落实情况。

（二）常规检查项目

（1）血、尿、粪常规及粪潜血。

（2）血生化（尤其肾功能、肝功能、电解质、心肌标志物）和血清学检查。

（3）检测血小板聚集功能，了解有无阿司匹林和 / 或氯吡格雷抵抗。

（4）心电图和 / 或 Holter 检查，以了解术前心肌缺血的部位、程度和有无影响手术安全的心律失常。

（5）心肌梗死或心功能不全的患者，术前行超声心动图检查，了解室壁运动、有无室壁瘤、左心室附壁血栓和左心室功能，以便判断靶病变部位和选择恰当的血运重建策略。

（三）药物准备

1. 阿司匹林

100 ~ 325 mg，每日 1 次，术前 3 ~ 5 d 开始至术后长期服用。

2. 氯吡格雷

术前 3 ~ 5 d 开始口服 75 mg，每日 1 次；如果急诊手术，则至少术前 6 h 顿服 300 mg；置入裸金属支架者术后继续口服至少 1 个月；置入药物洗脱支架者双联抗血小板治疗至少 1 年，但近年来随着对药物洗脱支架晚期血栓事件的关注和认识，国外一些学者建议对复杂病变和血栓形成风险高的患者置入药物洗脱支架（尤其是置入多支架）者，双联抗血小板治疗的时间应延长到患者不能耐受为止；但是随着药物支架的不断改进，支架术后的抗血小板治疗也将发生改变。

3. 在进行介入操作前，确认患者已经肝素化。

4. 糖蛋白 II b/ III a 受体阻断剂

该类药物的抗血小板效果和安全性已经被国外多个大规模临床试验证实。目前国产的盐酸替罗非班已经在临床上广泛应用，PCI 术中的使用方法：在导丝通过病变前，10 μg/kg 静脉注射 3 min 以上，之后 0.15 μg/（kg·min）持续静脉滴注 36 h；用药期间检测血小板数量和血小板聚集功能；对于年龄 > 75 岁以上者，术中肝素用量应减半。

5. 他汀类药物

对于急性冠状动脉综合征患者，其重要性不亚于抗血小板药物。

（四）特殊准备

（1）对术中急性闭塞风险高、心功能较差和高危左主干病变等患者，要事先通知心血管外科做急诊搭桥手术的准备。

（2）对术前肾功能异常（尤其肌酐清除率 < 30 mL/min）的患者，术前 6 ~ 12 h 至术后 12 h 持续静脉输入等渗生理盐水 1 ~ 1.5 mL/（kg·h）水化治疗，监测尿量，对左心功能不全者要监测血流动力学和合理使用利尿剂；术中使用等渗造影剂并严格控制造影剂用量。术前 1 d 口服乙酰半胱氨酸 600 mg，每日 2 次，对预防造影剂肾病更为有利。

二、术者的术前及术中准备

（1）参加术前讨论，全面了解患者的病情和主要病史。

（2）亲自核实患者各项术前准备的落实情况和结果。

（3）对曾经接受 PCI 治疗的患者，要仔细阅读其手术光盘以获取必要信息。

（4）对高危和病情复杂的患者应制订个体化的术前准备和手术方案，并通知手术班子成员做好手术设备（包括除颤器、IABP 和临时起搏器等）、器械、抢救药品和物品的准备。

（5）完成冠状动脉造影后，仔细分析病变特点，评价所选择的支架能否顺利通过并到达病变部位；对于需要预扩张的病变，确认进行了充分预扩张并借此了解病灶的可扩张性。

（6）检查并确认指引导丝稳定位于病变血管的最远端，能为支架置入提供必要的支撑力和轨道。

（7）检查指引导管与病变血管开口处处于稳定的同轴状态，不至于因为推送支架或在需要深插指引导管提供额外支撑力时，造成引起指引导管移位而损伤血管内膜。

（8）打开支架无菌包装前，再次核对包装上所标示的支架参数与所需要的参数一致。

（9）分析支架不能通过或到达病变时，为防止支架脱载所采取的撤出支架的措施的安全性和可能性。

（10）术者在术中要不断根据随时发生的情况，分析和判断支架置入后，通过支架处理远端血管严重夹层、冠状动脉穿孔、大的分支闭塞、无复流、再灌注心律失常、循环崩溃等紧急情况的可能性和具体方法。

三、患者的术后处理

（一）普通情况的处理

（1）返回病房即刻测血压、做心电图（病情不稳定者给予心电监护）、听诊心肺。

（2）患者转移到病床后，即刻查看血管穿刺部位有无出血、血肿；比较双侧肢体的皮肤温度、颜色、静脉回流及足背动脉（或桡动脉）搏动情况；之后 2 h 内，每 15 min 巡视上述情况 1 次，2 ~ 6 h 期间每 1 h 巡视 1 次，6 h 后常规巡视。

（3）术后 ACT < 180 s 即可拔除鞘管，在压迫止血过程中出现迷走反射者，可以静脉注射阿托品（0.5 ~ 1.0 mg/ 次）和 / 或多巴胺（5 ~ 20 mg/ 次），与此同时可适当加快补液的速度，使血压维持在 90/60 mmHg 以上、心率不低于 50 次 /min 为宜。

（4）股动脉穿刺部位的止血方法不同，术肢制动和平卧时间不同。缝合止血者卧床 4 ~ 6 h 后可床上活动（老年患者要适当延长卧床时间）；手工压迫止血者，弹力绷带加压包 12 h，之后改成非加压包扎，12 ~ 24 h 可以在床上活动，无血管并发症者 24 h 后可下床活动。

（5）对卧床期间排尿困难者，可在医生协助下在床上排尿，仍排尿困难者，应及时导尿，以免因为尿潴留引起心率、血压波动。

（6）置入药物洗脱支架者，术后双联抗血小板时间至少 12 个月（阿司匹林 100 ~ 325 mg，每日 1 次；氯吡格雷 75 mg，每日 1 次），之后阿司匹林长期服用；期间注意监测血小板数目、血小板聚集功能和有无消化道出血等情况；对于术后需要持续静脉输注 GP Ⅱ b/ Ⅲ a 受体拮抗剂者，要监测血小板聚集功能和血小板数目，防止致命性出血并发症的发生。

（7）监测心电图变化，术后 6 h 常规复查 CK、CK–MB 及肌钙蛋白的变化，了解有无术后新发心肌梗死。

（8）对于具有造影剂肾病高危因素的患者，术后 2 ~ 3 d 要及时复查肾功能。

（9）对于无并发症的患者，术后 72 h 可以出院。

（10）所有患者都应该接受冠心病危险因素的干预和预防。

（11）根据患者的具体情况，出院前制订未来的运动或体力劳动计划。

（12）出院前，详细告知患者随访时间、方式和随访内容。

（二）特殊情况的处理

（1）可疑腹膜后出血者，快速静脉补液，争取时间行超声和腹部 CT 检查明确诊断；对确诊腹膜后出血者，根据血压、血红蛋白（或红细胞比积）变化，快速补液或输血，如补液或输血中血压仍难维持者，急诊外科手术修补。

（2）发生动静脉瘘者，先保守治疗，无效者请外科手术修补。

（3）发生假性动脉瘤者，根据超声检查结果采取手工压迫、超声引导下压迫或者超声引导下瘤腔内注射凝血酶粉的方法消除瘤腔，之后理疗促进积血吸收。

（4）因卧床导致下肢深静脉血栓者，应及时发现，尽早给予抗凝或溶栓治疗，无效者请血管外科取栓或者放置下腔静脉滤器。

（5）术前存在肾功能损害者，术后继续水化治疗 12 h，600 mg 乙酰半胱氨酸每日 2 次口服，连服 1 ~ 2 d；监测血肌酐变化，必要时血滤或透析治疗，防止永久性肾功能不全发生。

（6）心绞痛复发且持续不缓解者，尤其伴有心电图缺血改变或较术前缺血加重者，应急诊复查冠状动脉造影了解是否发生了支架内血栓。

（7）对于发生了支架内血栓者，根据现有条件、患者血流动力学情况、靶血管供血范围、术者对手术成功的把握以及患者和家属的愿望，选择药物治疗（包括溶栓、抗血小板和抗凝治疗等）、再次PCI 或急诊冠状动脉旁路移植术。

第三节　冠状动脉支架置入的操作技术

无论是 Bail Out 还是 De Novo 支架置入，其操作步骤基本相同。在实际送入支架以前，首先要根据病变特征和病变所在血管的特征选择合适的支架。一旦支架选择妥当，即可按下述步骤进行置入操作。

一、支架置入前的准备工作

（一）药物准备

1. 阿司匹林

100 ~ 325 mg，每日 1 次，术前 3 ~ 5 d 开始至术后长期服用。

2. 氯吡格雷

术前 3 ~ 5 d 开始口服 75 mg，每日 1 次；如果急诊手术，则至少术前 6 h 顿服 300 mg；置入裸金属支架者术后继续口服至少 1 个月；置入药物洗脱支架者双联抗血小板治疗至少 1 年，但近年来随着对药物洗脱支架晚期血栓事件的关注和认识，国外一些学者建议对复杂病变和血栓形成风险高的患者置入药物洗脱支架（尤其是置入多支架）者，双联抗血小板治疗的时间应延长到患者不能耐受为止；但是随着药物支架的不断改进，支架术后的抗血小板治疗也将发生改变。

3. 在进行介入操作前，确认患者已经肝素化。

4. 糖蛋白 II b/ III a 受体阻断剂

该类药物的抗血小板效果和安全性已经被国外多个大规模临床试验证实。目前国产的盐酸替罗非班已经在临床上广泛应用，PCI 术中的使用方法：在导丝通过病变前，10 μg/kg 静脉注射 3 min 以上，之后 0.15 μg/（kg·min）持续静脉滴注 36 h；用药期间检测血小板数量和血小板聚集功能；对于年龄 > 75 岁以上者，术中肝素用量应减半。

5. 他汀类药物

对于急性冠状动脉综合征患者，其重要性不亚于抗血小板药物。

（二）仔细判读病变，对将要采取的支架置入策略心中有数

（1）首先分析判断所选择的支架能否顺利到达和通过病变：对于需要预扩张的病变，确认进行了充分预扩张（尤其是拟置入药物支架的病变）。对病变预扩张的目的是：①了解病变的可扩张性。球囊不能充分预扩张的钙化性病变不宜置入支架，以免支架被卡在病变处脱载或者支架伸展不理想，造成支架贴壁不良。②为送入支架建立通道。为达到这一目的，对于预扩张后有明显弹性回缩者，可考虑更换较大直径的球囊再次扩张。③了解患者对病变血管完全闭塞的反应，以便在置入支架前采取适当的预防措施。例如对于预扩张时出现严重心绞痛者，可进行抗心绞痛治疗；出现心动过缓者，放置临时起搏器；出现明显血压下降者要用升压药或考虑置入 IABP；出现心律失常者使用抗心律失常药物。

（2）检查导丝稳定位于病变血管的最远端，能为支架置入提供必要的支撑力和轨道。

（3）检查指引导管与病变血管开口处于稳定的同轴位置，不至于因为推送支架引起移位；当需要深插指引导管提供额外支撑力时，导管头端不至于引起血管壁损伤。

（4）评价如果支架不能到达或通过病变时，撤出支架的可能性、安全性和方法。

（5）评价支架扩张后，通过支架处理远端血管严重夹层的可能性和方法。

（三）支架和相关器械的准备

（1）再次核对无菌包装上的支架参数与所需要的参数一致。

（2）牢记将要扩张支架的命名压和球囊爆破压。

（3）不要浸泡、挤压、折叠、手捏或用纱布擦拭药物洗脱支架。

（4）不要预先负压抽吸预装支架的球囊。

（5）根据病变特点选择合适的导丝并对导丝头端进行塑形。

（6）检查压力泵并抽吸适量经过稀释的造影剂。

二、支架的输送和定位

目前使用的大多数球囊预装支架都采用端轨球囊导管。具体输送操作步骤如下：

（1）术者固定指引导管和导丝，助手将导丝尾端穿入球囊导管端轨开口并轻轻送至指引导管尾端附近并固定导丝。

（2）术者完全松开指引导管 Y 形接头的活瓣开口，轻柔、无阻力地向前推送支架，直至球囊导管的端轨结束，导丝和导管分开。

（3）拧紧 Y 形接头活瓣，松紧程度以既能顺利抽送导管又不出血为宜。

（4）此时助手松开导丝，术者一手固定指引导管和导丝，一手稳定向前推送支架。当到达导管尾部的两个标志处时，开始在透视下观察指引导管、导丝和支架的位置。

（5）在透视下前送支架，观察球囊标志的移动，直到支架到达指引导管开口处。

（6）造影确认指引导管和导丝的位置是否正常，留意病变周围的透视参照标志，以便帮助粗略地指导支架定位。

（7）在透视下前送指引导管，体会支架输送过程中的阻力，同时观察指引导管回缩和移位情况。一旦阻力过大或指引导管移位明显，应停止前送支架。

（8）调整好指引导管的位置，仔细查找阻力过大的原因。如果是由于指引导管的支撑力太小引起，可考虑深插指引导管增加其支撑力。

（9）当预计支架到达病变部位时，停止向前推送支架。推注造影剂以协助支架准确定位。必要时进行电影造影确认支架位置满意（图 9-10B）。

（10）术者固定指引导管、球囊导管和导丝，助手连接压力注射器，负压抽吸排空球囊，迅速充盈球囊使支架扩张。

对于经过较完全预扩张的病变，较容易将支架输送到位。但对于未能充分预扩张的钙化病变或严重弯曲的血管，在输送支架时如果阻力较大，不要勉强用力推送，以免造成支架脱载或嵌顿。一条重要的经验是：推送单纯球囊导管具有明显阻力的血管或病变，在输送支架时一定会非常困难。此时，应换用顺应性好的短支架或者采用耐高压球囊再次对病变进行充分预扩张。必要时可对支架进行适当的预成形，但这种操作只能由具有丰富经验的术者进行。

在定位支架时，应注意如下问题：①对于左主干开口和右冠开口的病变，由于主动脉壁肌肉丰富，弹性回缩明显，应使支架近端超出血管开口 1.0 ~ 2.0 mm（突出于主动脉腔内 1.0 ~ 2.0 mm），以便支架能发挥有效的支撑作用。此外，当支架扩张后，一定要用耐高压球囊对冠状动脉开口处或支架扩张不充分的部位进行高压后扩张，保证支架贴壁良好；②对于冠状动脉其他大分支开口处的病变（三叉病变），则不应使支架超过开口，以免影响分支血管的血流；③对夹层病变置入支架时，首先要保证支架远端能完全覆盖夹层，以便在支架偏短时能顺利地在支架近端置入第 2 枚支架，尽可能避免通过支架处理远端病变。

微信扫码
◆临床科研
◆医学前沿
◆临床资讯
◆临床笔记

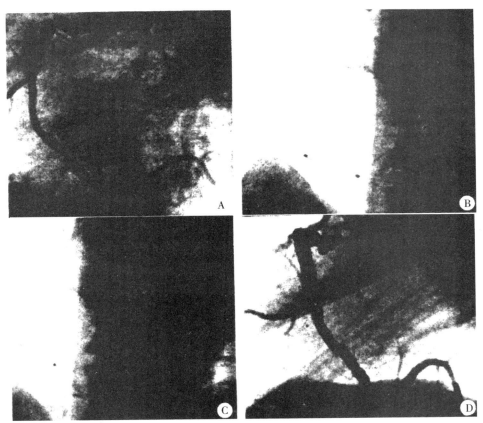

图 9-10　右冠状动脉中段病变内支架置入基本操作过程

　　A. 支架置入前右冠状动脉造影，评价需置入支架的病变特点，选择合适的支架参数；B. 将支架送至病变处完全覆盖病变，透视或造影评价支架定位准确；C. 在透视下观察球囊充盈情况；D. 撤除球囊导管后，造影评价支架扩张效果，仔细排除血管夹层、痉挛或血栓情况

三、支架的扩张和效果评价

　　（1）在透视下充盈支架球囊（图 9-10C），达到命名压力并保持 15 ～ 30 s 后排空球囊，如果扩张到命名压时球囊仍然存在切迹，可继续增加压力直到切迹消失或接近球囊爆破压。必要时换用耐高压球囊再次进行扩张，直到球囊切迹消失。此时，应谨慎地考虑到可能出现的支架近、远端严重夹层问题。在左主干内扩张支架时，每一次球囊扩张充盈时间不宜超过 10 s。

　　（2）有些术者习惯将球囊回撤 3 ～ 5 mm 后，在支架近端以略微增加的压力进行一次整形扩张，目的是确保支架贴壁良好。但是，大多数术者习惯先造影评价支架扩张效果（图 9-10D），然后决定是否进行高压后扩张；已有研究发现，药物洗脱支架的支架内血栓和再狭窄与支架贴壁不良密切相关，因此，建议对支架扩张不充分或者弹性回缩明显的部位一定要进行高压后扩张，确保支架贴壁良好。

　　（3）调整指引导管位置，将深插的指引导管回撤到冠状动脉开口处。

　　（4）将支架的球囊撤回到指引导管内，取两个以上体位造影，评价支架扩张效果和是否出现支架近远端夹层（图 9-10D）。

　　（5）根据造影结果，决定是否进行高压后扩张。理想的支架效果是：①支架贴壁良好，在两个以上造影体位上显示血管腔光滑，无残余狭窄；②无支架近远端夹层和支架内血栓；③前向血流 TIMI 3 级。

四、注意事项

　　（1）当准备置入支架的血管段存在大分支血管时，应选用支架网眼疏松的支架，以免影响分支血流；或者当分支血管因支架扩张导致血流受影响时，能通过支架网眼对分支血管扩张或置入支架。

（2）当输送球囊穿过支架网眼进入分支或从分支撤出球囊时，应谨慎操作，防止因此造成支架移位；当输送支架通过主支支架的网眼时，应非常谨慎，以防分支支架被卡在主支支架网眼上或造成支架脱载。

（3）对于支架置入后，支架近远端血管出现新的狭窄或支架远端无血流的情况，应冠状动脉内给硝酸甘油，以区别是否有血管痉挛、夹层、支架内血栓或残余狭窄，以便采取合适的处理措施。

具体处理方法是：①以不同体位进行冠状动脉造影，分析发生上述情况的原因；②如果鉴别困难，可向冠状动脉内注射硝酸甘油 $100 \sim 300 \mu g$。如果狭窄解除，远端血流恢复，表明是冠状动脉痉挛所致；如果注射硝酸甘油效果不明显，但又没有明显的血管夹层，可对狭窄血管段进行低压（< 4 atm）持续扩张整形（1 ~ 2 min），有利于消除严重的冠状动脉痉挛或急性血栓；③如果确定存在支架远端夹层，可先用球囊在夹层处持续低压贴靠性扩张（持续 1 ~ 2 min），如果扩张后夹层消失，前向血流正常，可不再做特殊处理。如果扩张后夹层持续存在且影响到前向血流，则置入支架处理；④通过支架向远端血管置入支架时，操作有一定难度，有可能造成支架嵌顿在已置入的支架上或支架脱载。因此，要充分估计发生支架嵌顿或脱载的风险，最好选择顺应性好、外径小、预装牢固的短支架解决这一问题。

（4）如果支架不能顺利到达病变部位，应尽早将支架撤出，查找原因并确认病变已被充分扩张后再次前送支架到位。注意：回撤支架时，应在持续透视监视下缓慢而轻柔地操作，如果支架在退入指引导管开口处遇到阻力，应避免强行回撤支架，以免造成支架脱载。正确的做法是将支架导管、指引导管和导丝一起撤出。

（5）一旦支架脱载，应尽量保证脱载的支架位于导丝上，以便使用圈套器或钳具将支架取出。

微信扫码
◆临床科研
◆医学前沿
◆临床资讯
◆临床笔记

第十章

心血管疾病的预防

心血管病是威胁人类生命和健康的最大公共卫生问题。据世界卫生组织报道，2011年全球因缺血性心脏病和脑卒中而死亡的人数分别高达700万和620万，位于所有死因的前两位。实践证明，心血管病是可以预防的。弗莱明翰心脏研究前负责人Kannel教授曾指出："心血管病事件的发生，与其说是治疗的开始，不如说是医疗的失败"。自20世纪60年代以来，西方发达国家心血管病的死亡率呈明显下降趋势，这主要归因于对心血管病事件预防的成功。心血管病的预防涉及范围非常广泛，本章我们首先将讨论心血管病预防的3个主要级别：零级预防（primordial prevention）、一级预防（primary prevention）和二级预防（secondary prevention）。其次，我们将分析心血管病预防的策略，强调人群策略（population-basedstrategy）与高危策略（high-risk strategy）的结合。最后，我们将展望未来心血管病预防的发展方向。

第一节　心血管疾病的三级预防

目前，心血管病领域对预防级别的最新定义是零级预防、一级预防和二级预防三个级别。零级预防指在人群中为预防心血管病危险因素的出现而采取的预防措施；一级预防是指针对已经具有心血管病危险因素的个体，为了预防不良心血管病事件的发生所采取的措施；二级预防是指针对已经发生了心血管病事件的患者，为了预防心血管病的复发和降低病死率所采取的措施。

上述心血管病的三级预防与传统流行病学领域对疾病三级预防的定义略有不同。流行病学教科书中一般将疾病的预防级别划分为一级预防、二级预防和三级预防：一级预防又称病因预防，是在疾病尚未发生时针对病因（或危险因素）所采取的措施；二级预防又称临床前期预防，即在疾病的临床前期做好早期发现、早期诊断、早期治疗的"三早"预防，以控制疾病的发展和恶化；三级预防又称临床预防，指对已患病者采取及时有效的治疗措施，防止病情恶化，预防并发症和伤残，促进功能恢复，提高生存质量，延长寿命。这种预防级别的划分是普遍针对所有类型的疾病，既包括传染病也包括慢性非传染性疾病。由于目前对心血管病和肿瘤等慢性非传染性疾病而言更加强调早期预防，其预防策略已提前至预防危险因素的发生，因此在传统的一级预防之前定义了零级预防；同时将传统的三级预防合并为二级预防，因为心血管病一旦出现，其干预措施贯穿了治疗过程的始终。可见，与传统流行病学对疾病预防级别的定义相比，对心血管病预防级别的划分更加突出了预防关口前移的宗旨。

一、零级预防

（一）零级预防的概念

零级预防的概念由世界卫生组织的Strasser教授于1978年首次提出，指在人群中为预防心血管病危险因素的出现而采取的预防措施，其主要目的是减少或消除有害于健康的不良环境，包括物理环境（如大气污染）和社会环境（如吸烟、过度饮酒、高脂高盐饮食、缺少运动和精神压力过大等）。与传统疾病预防中针对已经出现的危险因素的一级预防相比，零级预防强调在危险因素出现之前就采取措施，预防危险因素的发生，维持理想的健康状态。零级预防通常在全社会或社区的水平上开展宏观干预，通过政府机构、学术组织、医疗卫生机构、相关企业和个人之间的合作，从整体水平上改善人群的健康水平。

（二）心血管病领域的零级预防

政府部门制订的公共卫生政策、法规和防治规划面向整个社会,在零级预防中起着至关重要的作用。芬兰的"北卡莱利亚计划"就是一个以政策为主导的零级预防的成功典范。20世纪60年代,芬兰人群冠心病死亡率居世界首位。为了遏制过高的病死率,1972年芬兰启动了一项由政策主导的、以社区为基础的心血管病综合防治项目。该项目通过增加低脂食品的可及性和禁止在公共场所吸烟等政策措施,使当地居民的生活方式和膳食结构发生了明显变化,血胆固醇和吸烟等危险因素明显改善,冠心病病死率下降了80%。北卡计划的成功实施为世界各国的心血管病防治提供了重要的经验。

为遏制心血管病等慢性病发病率持续上升的趋势,我国也制订了专门的慢性病防治规划。2012年5月8日,卫健委等15部门联合发布实施了《中国慢性病防治工作规划（2012—2015年）》。《规划》构建了政府主导、部门合作的跨部门协调机制,明确了各级政府和各相关部门在慢性病防治工作中的职责,提出将健康融入各项公共政策的发展战略。《规划》按照三级预防策略,针对全人群、高风险人群和慢性病患者分别提出有效的防治措施,体现了预防为主,防治结合、关口前移、重心下沉的基本原则。在针对全人群的零级预防层面,《规划》强调要关口前移,深入推进全民健康生活方式。充分利用大众传媒,广泛宣传慢性病防治知识,寓慢性病预防于日常生活之中,促使人们自觉养成良好的健康行为和生活方式。此外,《规划》还提出科学指导合理膳食,积极开发推广低盐、低脂、低糖、低热量的健康食品;积极营造运动健身环境;切实加强烟草控制工作,履行世界卫生组织《烟草控制框架公约》。规划的制订和出台对提高各级政府重视,加强组织领导,完善部门协作机制和指导地方开展工作具有重要意义,对我国的心血管病防治将起到里程碑性的作用。

随着临床医师们对心血管病预防的重视程度逐步提高,防治指南对临床医师的指导作用在零级预防领域也变得越来越重要。虽然现已颁布的绝大多数国内外心血管病防治指南都是以个体水平的一级和二级预防为重点,但近来也有一些指南和专家共识开始从零级预防的角度倡导在社区水平上降低心血管病的危险。美国心脏协会（AHA）于2003年发布的《关于在社区水平改善心血管健康的指南》是迄今第一部专门面向公共卫生人员、医疗服务人员和健康政策制订者的、以零级预防为主要推荐内容的心血管病指南。指导包括3部分内容:确认哪些行为需要改变,确认哪些社区可以执行干预措施,确认需要提供哪些专项公共卫生服务。2013年,AHA对该指南进行了更新。指南强调虽然推荐的各种干预措施都具有重要的价值,但是最重要的应该是帮助领导者发现和弥补目前政策上的缺陷。

AHA于2004年发布的《空气污染和心血管疾病的专家共识》是另一部有关心血管病零级预防的重要指导性文件。《共识》汇总了空气污染与心血管病关系的最新证据,阐述了空气污染与心血管疾病相关的机制,并提出了尽量控制空气污染对心血管病影响的具体措施。空气污染包括环境中的有害气体如氮氧化物、二手烟草的烟雾,及能够渗入肺部的细小可吸入颗粒物等。这些污染物可能通过诱发急性血栓和心律失常、加剧血管收缩和系统性炎症反应、促进动脉粥样硬化的进展等机制而增加心血管疾病死亡的危险。2010年,AHA对该共识进行了更新,特别强调了颗粒污染物（particulate matter, PM）与心血管病的关系。共识指出人群暴露于PM 2.5（环境中空气动力学当量直径≤ 2.5 μm的颗粒物）超标的空气几小时到几周即可诱发心血管病相关的死亡或非致死性事件;长达几年的暴露进一步增加死亡和发病的危险。AHA认为应该严格实行空气质量标准,并建议当污染严重时启动健康预警,心血管病患者应该尽量减少活动。

除了空气污染外,膳食也是影响着每个人心血管健康的重要因素。企业行为可能在针对膳食健康的零级预防中发挥重要作用。食品企业可以通过提高健康产品的可及性,方便公众购买更健康的食品。美国的"国家减盐行动"就是一个社会企业广泛参与的零级预防项目。该行动由超过85个国家级或地区级别的卫生机构及州立卫生部门共同参与。该行动于2008年启动,由纽约市卫生和精神健康局组织协调,目标是到2014年将人群的钠摄入量降低20个百分点,将包装食品、加工食品和餐馆食品中的钠降低25%。通过分析营养和销售数据并征集企业的反馈,该行动计划于2014年使62种包装食品和25种餐馆食品达到上述减钠目标。目前,28个食品加工企业、连锁餐馆和超市已经公开承诺将实现行动目标。

（三）零级预防的优势和实施中的困难

与其他级别的预防相比，零级预防的优点是在心血管病危险因素及其不良后果出现之前施加干预，有助于从根本上预防动脉粥样硬化的发生发展和心血管病事件的发生。零级预防可能从整体上提高人群的健康水平，从而明显减少动脉粥样硬化终末期急性心血管病事件的负担。零级预防的另一个优越性是普遍适用于全体人群，因而在实施预防措施时不需要进行筛查来发现高危个体。

虽然零级预防存在上述优越性，但在实施过程中仍面临着一定的困难。由于零级预防策略主要是针对大规模人群的早期预防，因此它对于单个个体危险因素水平改善的作用通常甚小。鼓励看上去很健康的人改变行为生活方式是十分困难的，因为在较短时间内很难看到行为的改变所带来的效果。

二、一级预防

（一）一级预防的概念

一级预防是指针对已经具有心血管病危险因素的个体，通过采取各种措施防止心肌梗死和脑卒中等不良事件的发生。心血管病危险因素的概念最早由 Kannel 教授在 1961 年发表的首篇弗莱明翰心脏研究关于冠心病发病危险的文章中提出，目前认为心血管病的主要危险因素包括吸烟、高血压、高胆固醇和糖尿病，这些因素在动脉粥样硬化发生发展过程中的一个或多个环节发挥作用，并促进终末事件的发生。随着研究的深入，一些"新"的危险因素不断出现，包括 C 反应蛋白、脂蛋白（a）、纤维蛋白原和同型半胱氨酸等。由于尚缺乏干预这些"新"危险因素可以降低心血管病危险的直接证据，因此目前心血管病的一级预防仍着重于针对主要危险因素的干预。研究证实，60 年代以来美国、芬兰、新西兰等西方发达国家冠心病死亡的下降 44% ~ 76% 是由于对主要危险因素的控制所起的作用。

（二）心血管病领域的一级预防

心血管病一级预防的形式包括个体生活方式的干预（如膳食调整和体育锻炼），及降低危险因素水平的药物治疗。健康生活方式是心血管病一级预防的基石。为此，国内外都已颁布的专门的膳食和生活方式指南。针对高血压、高胆固醇和糖尿病等个体危险因素的预防措施在本书的相应章节也将有具体的介绍。这里需要强调的是心血管病是由多个危险因素共同作用的结果，因此心血管病的危险不仅取决于某一个危险因素的严重程度，更取决于个体同时具有的多个危险因素的共同作用。因此，确定心血管病的干预措施时不仅需考虑单个危险因素的水平，也需要综合考虑心血管病的总体危险。总体危险评估在心血管病防治中的作用主要体现在以下几个方面。

（1）总体危险评估是检出高危个体、确定干预目标人群的重要工具，有助于对心血管病进行早期预防和早期干预。

（2）总体危险评估有助于提高患者的预防意识和依从性，有助于对患者进行健康教育和健康管理，也有助于广大民众进行自我健康管理。

（3）总体危险评估是对患者进行危险分层，进而确定干预措施强度的重要依据。何时开始生活方式干预或药物治疗及治疗的强度和目标均取决于患者的总体危险水平，即总体危险越高，治疗强度应越大，治疗的目标值越低。

（4）总体危险评估有助于综合调整危险因素控制的方案：如果患者某一个危险因素不能控制在理想水平，可通过控制其他危险因素使患者的总体危险下降。

（5）总体危险评估有助于合理配置有限的医疗资源，最大限度地以最低花费挽救最多的生命。

总体危险评估已经越来越广泛地被国内外心血管病防治指南所采用。早期的总体危险评估主要是根据个体是否有并存的临床情况、靶器官损害和危险因素的个数对个体进行半定量的危险分层。此后，一些前瞻性队列研究，如美国的弗莱明翰心脏研究、欧洲的 SCORE 研究，及我国的"中国多省市心血管病队列研究"和"中美心肺疾病流行病学合作研究"都根据年龄、性别、血压、总胆固醇（或 LDL-C）、HDL-C 和糖尿病等主要危险因素建立了各自的心血管病总体危险预测模型，从而估算个体未来一段时间内（通常为 10 年）发生或死于一类心血管事件的概率，并在此基础上开发了积分或彩图等评估工具。虽然不同指南对危险的分层方法不尽相同，但 10 年风险大多被分为高危、中危和低危3类。例如，美国国家胆固醇教育计划 ATP Ⅲ 指南规定冠心病10年风险 > 20% 为高危，5% ~ 20% 为中危，< 5% 为低危；中危又进一步被分为较高危（10% ~ 20%）和中危（至少2个危险因素或风险为5% ~ 9%）。虽然10年的总体危险评估是近年来应用最为广泛的一种评估方法，但该方法也有一些局限性：首先，由于这些10年危险计算公式受到实际年龄的影响很大，导致年轻人的预测危险偏低，故而容易忽略对心血管病预防的重视；其次，在一般人群中预测为高危者所占的比例很低，低危者占大多数，不利于人群预防策略的实施；此外，这些危险预测模型的建立未考虑其他疾病（如癌症）的竞争性影响，可能高估事件的心血管病风险；最后，一级预防的目的是降低患者的终生风险，因而不应仅关注10年风险。为解决上述问题，终身风险评估被逐渐应用于心血管病领域。终身风险是指被观察个体在其死亡之前发生某类事件的绝对累积风险。1999年，Lloyd-Jones 等人首先采用修正的生存分析方法预测了美国人群冠心病的终身风险。之后，终身风险的评估受到越来越多的关注。美国《女性心血管病预防指南》和最新颁布的国际动脉粥样硬化协会（IAS）《全球血脂异常诊治建议》均已经采用了终身风险的概念，IAS 建议还具体推荐按照弗莱明翰计分法将80岁以下人群的动脉粥样硬化性心血管病的终身风险分为4级：高危（≥ 45%）、中高危（30% ~ 44%）、中危（15% ~ 29%）和低危（< 15%）。

（三）一级预防的优势和实施中的困难

一级预防的主要优势是在个体发展为心血管病事件之前实施干预措施。因为使用了个体化的干预方案，一级预防与零级预防相比，能够使个体的危险得到更大程度的降低，患者也更易于接受对危险因素的控制，特别是当他们对自己的心血管病风险有充分的认识时。

尽管如此，一级预防在实施中也存在一些困难。主要问题是一级预防需要识别哪些个体值得干预，即筛查高危个体。而目前的风险预测模型在识别高危个体方面还尚有不足，且筛查高危个体本身也是一个花费昂贵的过程。

三、二级预防

（一）二级预防的概念

二级预防是指对已经发生过临床动脉粥样硬化性心血管事件的患者，采取措施预防心血管病不良事件的复发并降低死亡率。二级预防通常包括个体化的生活方式干预、药物治疗及心脏康复。

（二）心血管病领域的二级预防

二级预防通常以来自随机临床试验的证据为指导。随着大规模临床试验证据的积累，国内外多个学术组织都制订了以循证医学证据为基础的心血管病二级预防指南。具体的二级预防措施将在本书的专门章节详细介绍。既往研究显示不同人群中冠心病死亡率下降的23% ~ 47% 可以归因于对冠心病的治疗。以对1980—2000年美国冠心病死亡率下降原因的分析为例，其中心梗后的二级预防可解释11%，急性冠脉综合征的初始治疗可解释10%，对心衰的治疗可解释9%，慢性稳定型心绞痛的血运重建可解释5%，其他措施解释12%。

虽然循证医学证据显示二级预防的措施是有效的，但无论在发达国家还是发展中国家，二级预防有效措施在实践中的应用与指南推荐相比都存在巨大差距。最新发表的 PURE 研究（前瞻性城乡流行病学研究）显示，中国心脑血管病患者抗血小板药物使用率为18.6%，ACEI 或 ARB 类药物的使用率只有8.6%，他汀的使用率仅为1.7%。可见，缩小实践与指南的差距是目前我国心血管病二级预防领域需要应对的一个重要挑战。

（三）二级预防的优势和实施中的问题

二级预防的主要优势是能够在较短的时间内使相对危险获得较大幅度的降低。总体来说，治疗风险越高的患者避免一例事件所需的"需治疗人数（NNT）"越少。对于适当的患者，这种治疗可以产生更高的费用效益。那些曾得过心血管病的人，特别是症状还在持续的患者，对生活方式改变和药物治疗的依从性也是最好的。

然而，把主要关注点放在二级预防上也存在一些不足。尽管治疗方法很多，心血管病的复发率仍然很高。而且，单纯的二级预防花费巨大。如果没有零级预防和一级预防来减少危险因素的负担，二级预防在一个危险因素日益增加、人口老龄化的人群中所需的巨额花费可能是难以承受的。当首发心血管病事件导致患者出现不可逆的残疾，二级预防的经济负担将会进一步加重。

四、心血管病预防级别的交叉

上述心血管病预防的 3 个级别是依据危险因素和疾病的状态人为划分的。虽然看起来区别明显，但是在实践中不同级别之间可能存在着交叉和互换的情况，特别是在临床指南更新了诊断切点的情况下。例如，根据 1997 年颁布的我国《血脂异常防治建议》，血清总胆固醇 ≥ 5.7 mmol/L（220 mg/dL）定义为高胆固醇血症。2007 年颁布的《中国成人血脂异常防治指南》上调了此标准，即总胆固醇 ≥ 6.2mmol/L（240 mg/dL）才定义为高胆固醇血症。这就可能使一个血清总胆固醇为 5.9 mmol/L（230 mg/dL）左右的个体在 2006 年还被认为患有高胆固醇血症，属于一级预防的对象，而在第 2 年新指南颁布后就被认为是胆固醇"边缘升高"，属于零级预防的对象。同理，1997 年美国糖尿病协会将糖尿病的定义从空腹血糖 ≥ 7.8 mmol/L（140 mg/dL）下调到 ≥ 7.0 mmol/L（126 mg/dL）。这就可能使一个空腹血糖为 7.2 mmol/L（130 mg/dL）的个体在 1996 年还被告知没有糖尿病，然而，即使血糖水平不变，到第 2 年就会被诊断为糖尿病，从而被重新划分到需要一级预防的范畴，治疗措施也会随之改变。

这种预防级别的交叉现象可能会造成临床医生和患者的混淆。临床医生不应简单地根据某个特定的切点来判定正常或异常，而应该认识到危险因素水平是连续性变量，与之相关的心血管病风险也通常是连续性的，而不是一个简单的"是"或"否"的问题。随着人们对疾病认识的不断深入，诊断的切点有可能还会改变。一般来说，某个危险因素的切点下调将减少零级预防的人数，同时增加一级预防的人数；而切点上调将增加零级预防的人数，同时减少一级预防的人数。类似地，通过辅助检查而被发现患有亚临床动脉粥样硬化的患者会被从原来的一级预防范畴重新划分为二级预防的范畴。这种预防级别的重新划分从人群的角度看会减少一级预防的人数，同时增加二级预防的人数；从个体的角度看会带来干预强度和干预目标的改变，相应的是干预的费用也会明显增加。

第二节 人群策略和高危策略的结合

要成功实现对心血管病的预防，首先应该明确要采取什么样的预防策略来实现预防的目标。所谓策略，就是为了实现某一特定目标而制订的引领全局的指导思想和行动方针。对于心血管病的预防而言，预防策略首先需要明确哪些人是预防的目标人群。最理想的策略是以最少的资源使最多的人获益。遗憾的是所需资源的多少和目标人群的大小很难实现两全。因此，目前针对心血管病的预防出现了两种策略：一种是以全人群为基础的策略；另一种是以高危个体为基础的策略。虽然两种策略难以同时实施，但是两种策略的合理结合是可行的。

一、人群策略

心血管病预防策略的选择取决于心血管病危险因素在人群中的分布特征及其与心血管病风险和死亡的关系。心血管病主要危险因素在人群中通常呈正态分布或右偏态分布（图 10-1）。虽然心血管病的相对风险随着危险因素水平的升高而升高，但危险极高的人在总人群中所占的比例毕竟较小，大多数的死亡其实来自危险因素处于中低水平的人群。这就是所谓的"风险悖论"，即大部分的心血管病事件或死亡来自低或中等危险因素水平的人群，仅小部分病例来自高暴露、高风险人群。分布曲线中段的大部分人仅暴露于小幅增加的风险，但是相比那些位于分布尾端、风险很高的小部分人，前者贡献的病例更多。这也是基于人群的预防策略提出的基础。

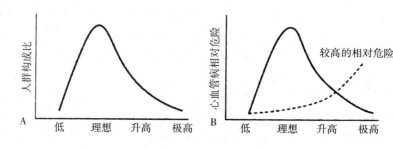

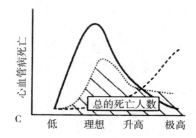

图 10-1 危险因素的人群分布与心血管病风险和死亡人数的关系

A. 危险因素的人群分布；B. 危险因素与心血管病风险；C. 危险因素与死亡人数

人群策略是以公共卫生思维为导向的预防策略，旨在通过降低整个人群有害暴露的水平，尤其是那些个体难以觉察或控制的暴露因素，进而降低总人群的心血管病负担。例如，在人群中广泛推广减盐策略，有望能把人群血压的分布曲线左移。这种全人群中血压水平的微小变化将导致心血管病负担的巨大变化。

人群策略的优点首先体现在不需要在大规模人群中筛查高危个体。其次，全人群策略是在动脉粥样硬化自然病程发展的早期即开始干预，可能从源头预防危险因素的出现及其导致的心血管病不良事件。此外，这种以人群为基础的干预措施有望实现社会文化和行为方式的变革，从而带来巨大的长期效益。全人群的策略也存在几个重要的缺陷。其中最重要的是，这种策略通常需要政府的支持，具体措施的制订需要大量的前期工作，且推广实施也是一个漫长的过程。倡导表面"健康"的人改变生活方式很难得到该人群的广泛支持。事实上，广泛的人群干预在总体水平上的收益较大，但是在个体水平却收效较小，这就是所谓的"预防悖论"。

二、高危策略

高危策略也被称为以个体为基础的策略。该策略提出的依据是干预发病风险最高的个体能够使相对危险降低的程度最大。为了有效地实施该策略，首先需要通过总体危险评估来识别需要干预的目标人群，也就是筛查高危个体。如前所述，10 年的心血管病发病／死亡总体危险评估是近年来应用最为广泛的评估方法。然而，近年来终身风险的评估也日益受到关注，逐渐被临床防治指南所采用。

高危预防策略最突出的优点是针对性强，可以为那些危险极高的人提供相对个体化的医疗服务，而且这些高危个体的依从性一般较好。第二、高危策略优先考虑那些最有可能受益或可能受益最多的群体，更符合成本效益原则。第三、高危策略具体措施的提出通常有临床试验结果为依据，因此比较容易量化其获益。

该策略在实际应用中存在的最大的问题是临床试验中观察到的获益很少能在真实世界中被重现，其原因一部分可能是由于以循证医学为基础的措施在实践中并未被充分应用，一部分可能是由于在真实世界中患者往往不会像临床试验的研究对象那样具有高度选择性。此外，筛选高危个体的危险评估工具尚需进一步改进，使之能够更加准确地预测个体的心血管病风险，同时能够容易被医生和患者理解，便于临床应用。最后需要强调的是高危策略针对的少数风险极高的个体通常已处于动脉粥样硬化病变发展的晚期，干预措施只能在一定程度上延缓病变的进展，预防并发症和死亡，但无法从根本上预防心血管病。

参考文献

［1］马长生，霍勇. 介入心脏病学［M］. 北京：人民卫生出版社，2016.

［2］石翔，王福军. 老年心血管病用药手册［M］. 北京：人民军医出版社，2016.

［3］曾和松，汪道文. 心血管内科疾病诊疗指南［M］. 北京：科学出版社，2016.

［4］樊新生. 实用内科学［M］. 北京：科学出版社，2015.

［5］布艾加尔·哈斯木. 继发性心血管病［M］. 北京：人民卫生出版社，2015.

［6］顾复生. 临床实用心血管病学［M］. 北京：大学医学出版社，2015.

［7］王志敬. 心内科诊疗精萃［M］. 上海：复旦大学出版社，2015.

［8］游桂英，方进博. 心血管内科护理手册［M］. 北京：科学出版社，2015.

［9］丁淑贞，姜秋红. 心内科护理学［M］. 北京：中国协和医科大学出版社，2015.

［10］黄振文，邱春光，张菲斐. 心血管病诊疗手册［M］. 郑州：郑州大学出版社，2015.

［11］唐发宽，李俊峡，曹雪滨. 心血管疾病介入技术［M］. 北京：人民军医出版社，2015.

［12］沈卫峰，张瑞岩. 心血管疾病新理论新技术［M］. 北京：人民军医出版社，2015.

［13］何胜虎. 心血管内科简明治疗手册［M］. 武汉：华中科技大学出版社，2015.

［14］李艳芳，聂绍平，王春梅. ACC/ESC 心血管疾病研究进展［M］. 北京：人民军医出版社，2015.

［15］任卫东. 心血管畸形胚胎学基础与超声诊断［M］. 北京：人民卫生出版社，2015.

［16］顾复生. 临床实用心血管病学［M］. 北京：大学医学出版社，2015.

［17］葛均波. 心血管系统疾病［M］. 北京：人民卫生出版社，2015.

［18］葛均波，方唯一，沈卫峰. 现代心脏病学进展［M］. 上海：复旦大学出版社，2013.